U0746300

药店品管圈管理与实务

王淑玲　主编

中国健康传媒集团

中国医药科技出版社

内 容 提 要

本书介绍了药品零售概述，药店品管圈的概念、起源与发展态势，相关的质量管理理论基础；药店如何导入与推行品管圈的相关理论和方法以及药店品管圈的工具与手法，如何利用传统的七大质量管理手法和工具、现代品管圈手法和工具以及质量管理的其他工具与手法；详细介绍了开展药店品管圈活动步骤的具体操作和实施注意事项，并对步骤的重要环节进行了实例解析。通过对药店品管圈优秀案例的解读、评价与激励，彰显了药店品管圈使用过程中众多评价方法和不同的激励理论合理运用的组合效应。不仅可以指导药店品管圈的导入与推广，而且可以助推药店经营水平，快速提升药店品牌知名度。

本书重在提升药品零售领域从业者的科学管理思维和有效管理方法，具有很强的实用性、指导性和可操作性，非常适合于药店从业人员，包括药店管理者和现场营业工作者；也可供药事管理研究者参考。

图书在版编目（CIP）数据

药店品管圈管理与实务 / 王淑玲主编 . —北京：中国医药科技出版社，2017.6
 ISBN 978 – 7 – 5067 – 9382 – 7

 Ⅰ . ①药… Ⅱ . ①王… Ⅲ . ①药品 – 专业商店 – 药品管理 Ⅳ . ①R954

中国版本图书馆 CIP 数据核字（2017）第 130254 号

美术编辑　陈君杞
版式设计　张　璐

出版　中国医药科技出版社
地址　北京市海淀区文慧园北路甲 22 号
邮编　100082
电话　发行：010 – 62227427　邮购：010 – 62236938
网址　www.cmstp.com
规格　787×1092mm ⅟₁₆
印张　23 ¾
字数　414 千字
版次　2017 年 6 月第 1 版
印次　2017 年 6 月第 1 次印刷
印刷　北京市密东印刷有限公司
经销　全国各地新华书店
书号　ISBN 978 – 7 – 5067 – 9382 – 7
定价　**89.00 元**

编 委 会

序

发展，认识、适应、应对新常态，是我国当代经济的大逻辑。

我国经济的飞速发展、我国人口结构的老龄化、人们价值观的转变，都促使人们对健康有着新的认识与需求。我国消费结构和产业结构不断升级，医药行业的市场环境也在发生着变化，自2009年开始实行医疗卫生体制改革以来，为保证医药行业健康有序的发展，推动医药领域的技术创新，新的医药行业格局正在形成。而医药行业本身，时刻追求更高的科研技术和管理水平，以保证医疗产品的质量和行业的健康前行。经济全球化使得多元文化进一步融合，也使组织的经营和投融资活动面临更多的规制管理，实践与理论的碰撞，催生了管理学科不断创新发展，使得管理理念进一步升华。

医药行业是公认的世界经济产业，在我国的产业体系和经济增长中起着举足轻重的作用。纵观医药行业的发展，管理学科始终成为推动行业发展的强有力手段。我国不断地完善和推行相关医改政策，在技术支持和质量控制方面大举投入，有效地推动着医疗卫生事业的改革。我国经济正朝着形态更高级、分工更复杂、结构更合理的阶段迈进，医药行业在生产、研发、销售等各个领域都处于科学有效的管理体制的转型中，不断运用先进、科学的管理理念，促进质量的改善与进步，必定使整个医药行业在时代发展的潮流中稳步前行。

品管圈，作为一种提高组织质量的工具，目前正在被医药行业导入和推行。随着品管圈活动成果的日益显著，特别是2015年中国药学会药事管理专业委员会和中国药品监督管理研究会药品流通监管研究专业委员会联合召开"药学品管圈国际研讨会"以来，品管圈项目的推广应用得到了药品零售企业的高度重视和欢迎。经过几轮筹划，组合了众多资源优势，成立了以药店品管圈专家、连锁药店实战专家、高校学者、企业管理者等各领域的专业人员为主的《药店品管圈管理与实务》编委会，在中国药学会药事管理专业委员会和中国药品监督管理研究会药品流通监管研究专业委员会的指导下，由沈阳药科大学工商管理学院王淑玲老师带领的团队精心策划，共同努力完成了《药店品管圈管理与实务》一书。

该书具有科学性、实用性、指导性和可操作性，首次全面系统地构建了药店品管圈理论与实务的完整体系，介绍了药店品管圈的导入和推行方法，活动步骤和实施方法，独特的评价方法和激励体系，重在使药品零售企业管理者和现场营业工作者形成药店的品管圈管理思维，推动药品零售业呈现出新的发展生机。该书既展望了品管圈理论在药学领域发展应用的前景，又将引领药品零售企业走向规范合规经营管理的新阶段。

该书可以作为药店从业者自我学习的参考书。读者可以通过在现实工作中运用品管圈方法，提高自我解决问题的能力，建立创造性学习氛围，加强团结协作意识，使品管圈活动从点到面，逐步提高药店从业者的职业素养，为药品零售业的发展提供强大的人力资源基础，从而进一步提升药店服务质量，提高药店的综合竞争力，保障老百姓安全用药、放心用药。

黄志禄

2017 年 5 月

前　　言

在医药市场政策不断更新和流通格局快速变化的背景下，我国药品零售市场集中度在提高，市场竞争在加剧，药店由价格竞争向大健康竞争转型，药店的药学服务水平、药物警戒监测、经营业绩等方面的提升迫在眉睫，而行之有效的品管圈管理思维和管理方式，将全面且有效地提高连锁药店的综合竞争力。药店品管圈旨在不断提升药店的经营质量管理，完善药店的管理模式，使连锁药店管理体系得到进一步提升，从而保障老百姓的安全用药、放心用药。

本书在框架结构上，从药品零售的发展现状开始，介绍药店品管圈概念，品管圈的起源与发展态势，相关的质量管理理论基础，药店如何导入与推行品管圈的相关理论和方法以及药店品管圈的工具与手法，如何利用传统的七大质量管理手法和工具、现代的品管圈手法和工具以及质量管理的其他工具与手法；详细介绍了开展药店品管圈活动步骤的具体操作和实施，并对步骤的重要环节进行了实例解析。通过对药店品管圈实际运用案例的解读、评价与激励，彰显了药店品管圈使用过程中众多评价方法和不同的激励理论合理运用的组合效应，并对其进行真实的解析与评价。

本书在编写过程中力求突出以下几点，并具有科学性、针对性和可操作性。

1. 理论先进，思维独到　本书首次将药店品管圈理论全面系统地引入我国，将其与药店运营巧妙结合，形成独特的管理思维。

2. 案例实用，借鉴性强　本书对药店药学服务、客流量提升和提高会员占比和合规等品管圈的典型圈做出详细叙述和详细分析。

3. 手法工具，科学运用　本书涉及七大手法工具的交叉运用，诸如柏拉图、雷达图、推移图、关联图等，从中可以汲取丰富营养并使之有机融合。

4. 十大步骤，成果显著　本书提供品管的十大步骤，快速解决总部和门店工作现场问题，提升药店服务质量。

任何科学研究的进步，都是一代又一代人持续传承与创新的结果，我们的研究，得益于前人的足迹、国内外同行的经验，但在我国药品零售领域品管圈研究只是开端，还有很长的路要走。感谢一路给予支持与指导的中国药学会药事管理专业委员会和中国药品监督管理研究会药品流通监管研究专业委员会的专家与同仁，感谢我们的编写团队。但尽管我们力求尽责，本书仍有不足之处，望广大读者不吝赐教。

王淑玲

2017 年 4 月

目　录

第一章　药品零售概述

第一节　药店概述

一、认识药品零售

1. 药品零售的定义

"零售"一词源自法语动词"retailler"，意思是"切碎（cut up）"，是指一种基本零售活动，即大批量买进并小批量卖出。《中华人民共和国药品管理法实施条例》中零售是指"将小批量产品直接销售给最终消费者"。药品零售是指将药品和服务直接销售给最终消费者，从而实现药品和服务价值的一种商业活动。

药品零售是一个经济活动领域。药品零售业也是我们所处社会经济中重要处产业之一。随着生产力的发展、科学技术的进步和人们生活水平的提高，药品零售业中的药品零售企业面对不断变化的消费需求和日益加剧的竞争，正经历着引人注目的变革。

2. 药品零售的要点

（1）药品零售是对最终消费者的活动。药品零售活动与医药生产企业和批发商的活动相比，有不同的对象。医药生产企业和批发商活动的对象主要是生产者和转售者，他们购买药品的目的是生产加工和再出售，而药品零售是向最终消费者出售药品，最终消费者购买药品的目的是自己消费。

（2）药品零售向最终消费者不仅出售有形的药品，同时也出售服务。药品零售伴随着药品的出售还提供劳务，如送货、用药咨询等。

（3）最终消费者是指购买药品或服务的具体消费者，包括个人及社会集团。

（4）药品零售是药品流通的最后一个环节，药品一旦出售就表明药品离开了流通领域，进入了消费领域。

3. 药品零售的范围

人们通常认为药品零售只是在药店中出售有形的药品，其实也包括出售服务。这里的服务，可能是随着出售有形的药品而发生，如药师为病人进行的用药咨询等。

并非所有的药品零售都是在药店中进行的，换句话说，没有药店，或不在药店里也能出售药品和服务。无店铺药品零售的例子也有，如自动化药房、网上药店等。

药品零售不仅由药品零售企业进行，当医疗机构、进出口商和批发商将药品和服务出售给最终消费者时，也起着药品零售企业的作用，执行着药品零售企业的职能。

4. 药品零售的特点

（1）**交易次数多，每笔交易金额小** 由于药品零售主要面对的是数量众多的个人消费者，在一定时间内交易次数比较多，但每次的需求量少，平均每笔交易金额有限。因而药品零售企业要批量购进，零散售出。而医药生产企业和批发商的活动则是批量购进，批量售出。药品零售活动的这一特点，要求药品零售企业对进货和每一笔交易中涉及的费用，如采购、仓储、运输、送货等，都要进行严格的控制。

（2）**当面挑选，现货交易** 消费者通过到药店现场选购，能够一次性完成交易。而医药生产企业和批发商的活动多为看样订货，期货交易。药品零售的这一特点，要求药品零售企业必须重视和做好市场需求预测，购进适销对路的，最好是畅销的药品，否则会造成药品积压。

（3）**交易中消费者自主性强** 消费者去药店时，一般情况下有明确的购药目的，但事先已确定购买某品牌药品的消费者只占一定比例。在很多情况下购买意向明确的是购买所对症适应证的药品，至于购买哪个医药生产企业生产的药品意向不明确，多为即兴购买。这就要求药品零售企业要重视店面风格、药品区域布局、药品陈列和营业环境等方面的设计。而医药生产企业和批发商的交易活动则是严格按计划交易的。

（4）**药品品种多，有广度和深度** 当今市场变化快，消费者的需求呈多样化、个性化和层次化，因此，面对这一特点，药品零售企业为满足变化中的消费者的不同需求，经营的药品种类既要有综合性，同时，畅销的药品品种又要多。即药品零售企业应视市场的供求变化，提供具有一定广度的药品种类，具有一定深度的药品品种。而医药生产企业和批发商多为专业化的药品生产者和经营者，一般只向用户提供单一的或数量有限的药品种类或品种。

（5）**药品零售途径多** 药品零售可以在店铺内进行，也可以不在店铺进行。这一特点使得药品零售企业可以利用现代营销手段降低成本，适应各种需求。而医药生产企业的生产活动须要有厂房、设备等，批发商必须有仓储设施、药品样品室等。

二、药品零售理论

1. 零售轮转理论

零售轮转（wheel of retailing）这一理论由美国哈佛商学院零售学权威 M·麦克奈尔教授于 1958 年提出，他认为零售企业的变革具有周期性，像车轮似地不断进行着从低利润的大量廉价销售，至高利润、高服务销售的反复循环。很多新的药店初期进入市场时都采用"低成本、低价格、低毛利"的经营策略。（图 1-1-1）

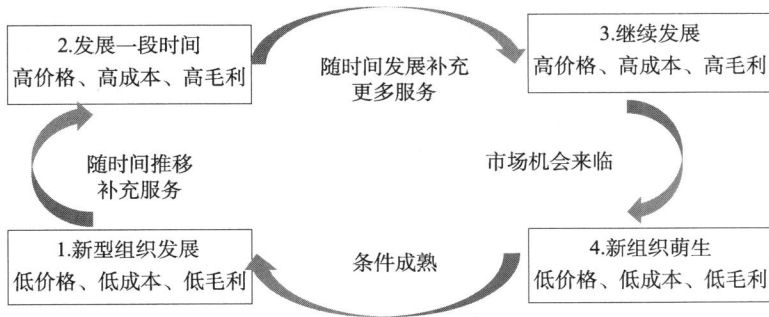

图 1-1-1 零售轮转理论

如 2002 年左右，陆续开办的"老百姓""开心人"等药品连锁零售企业都采用这种方式成功地进入市场，从而引起潜在进入者的效仿，结果导致这些零售企业改善设施，营造良好的购物环境，提供更好的服务。由于加大了投入，从而增加了企业的运营成本，所以经营转入"高成本、高价格、低毛利"的不利局面。与此同时，又有新的药店采用"低成本、低价格、低毛利"的经营策略进入市场，开启了零售"轮子"的转动。该理论强调新产生的"低价"策略的经营者进入市场获得成功，已转化为"高价"策略的老牌经营者被革新者取代。

2. 商品攀升理论

商品攀升（scnambled merchandising）理论可以说明零售企业增加其商品组合宽度的规律。当零售企业增加互不关联的或与企业原业务范围无关的产品或服务时，即发生了商品攀升。在药品零售市场，药店增加卖得快、毛利高的药品和服务，可以提高自己企业的竞争力。有时为了迎合消费者的购买需求，减少扩增规模带来的损失，药店会增加一些与药品无关的商品，例如玩具、礼品、贺卡、毛巾等来增加组合的宽度，以达到吸引更多新的消费者的目的，这就是商品攀升。但商品攀升往往会导致多元化经营的风险。例如，使自己药品经营范围界限模糊，因专业知识的匮乏而造成经营失败，增加了分销成本等。

3. 零售生命周期理论

零售生命周期（retail life cycle）理论与产品生命周期理论颇为相似，零售企业像他们销售的产品一样，也存在明显可变的生命周期阶段：创新、发展、成熟和衰退四个阶段。零售企业在创新阶段，成本相对较高，利润较低，市场占有率增速大，处于飞速发展的阶段。在发展阶段，销售额和利润都快速增长，业态快速普及。在成熟阶段，市场占有率增速放慢，接近饱和，此时零售企业致力于打造自己的品牌。在衰退阶段，销售额和利润持续下降，很多零售企业开始寻求新的业态。这种理论还预测到零售业态的生命周期在逐渐缩短。

4. 手风琴理论

手风琴（accordion）理论认为，零售企业的发展可用由宽到窄、再由窄到宽的变化来解释，而商品组合的扩大和缩小必须反映不同时期的市场需求与竞争格局的变化。零售业的发展是从杂货店（宽组合）—专业店（窄组合）—百货店（宽组合）—超级市场（次窄组合）—商业街（宽组合）。这一理论诠释了零售业态的发展如何顺应消费者特征、技术生产力、社会经济的发展等环境因素的变化。

5. 辩证发展理论

辩证发展理论（dialectic theory）由 R. R. 吉斯特于 1968 年提出，他利用德国哲学家黑格尔的辩证学说来说明零售业态的出现过程，认为任何事物的最终发展都会走向自己的反面，即否定之否定。该理论认为，两种截然不同的零售业态因竞争因素可以相互混合形成了综合两者特点的新形态。例如专业店和百货店是相互对立的两种业态，把两者结合在一起，就形成了购物中心这种新的业态形式，前者具有商品组合窄而深的特点，后者则具有宽而广的特点，将专业店嵌入百货店里面。由实证辩证思想产生的融合相互对立业态而创造出的混合型新业态取得了最迅速的发展。

三、药店与连锁药店

1. 什么是药店

药品零售企业俗称药店，作为药品供应链下游的终端环节，是保障人民群众用药安全的最后一道"守护神"，药店在提供药学服务、保障合理用药方面发挥着越来越重要的作用。

药店在辞海里的解释是"出售药品的商店"。古代也称为销售药材的店铺。药店是人们日常生活中对药品零售企业的俗称，以下将药品零售企业统称为药店。全国人大2001 年 12 月 1 日颁布的《中华人民共和国药品管理法》中将药品经营企业定义为"经营药品的专营企业或者兼营企业"，并分为药品批发企业（pharmaceutical wholesale enterprises）和药品零售企业（pharmaceutical retail enterprises）两类。2016 年新修改的《中华人民共和国药品管理法实施条例》中进一步将两类做出定义：药品批发企业是指将购进的药品销售给药品生产企业、药品经营企业、医疗机构的药品经营企业；药品零售企业是指将购进的药品直接销售给消费者的药品经营企业。

2. 什么是连锁药店

根据国家食品药品监督管理总局令第 13 号 2015 年 6 月 25 日实施的《药品经营质量管理规范》（简称 GSP）。连锁药店就是指 GSP 中的药品零售连锁企业，即实行连锁模式经营的药品零售企业，以下统称连锁药店。连锁药店具体是指连锁总部统一管辖，具有共同的管理理念、利益诉求、服务管理规范的众多药店，以统一进货或授权特许等方式连接起来，实现统一标准化经营，共享规模效益的一种组织形式。

四、我国药店起源与发展现状

1. 药店的历史渊源

我国民间的药店起源于先秦时期，隋唐以后逐渐发展，宋金元时期出现各种特色的药铺，到明清时期，民间医药商业已经发展到一定规模，有些药店历经数百年而不衰，成为著名的老字号。

早在春秋战国时期已经有了民间医生。西周时期，周天子以医行仁政，曾经派巫官去民间救济贫困交加的百姓，即将巫医下放到民间，为民施医药。东周时期，民间出现了一批早期的杰出医生，如扁鹊，他们行医于乡间，造福民间百姓。

秦汉时期，民间药铺得到发展，药材也形成专门的卖售渠道。

宋朝时期（公元1076年）药店得到长足的发展，王安石在北宋都城东京（开封）批准开办了我国中医史上第一个政府售药机构——熟药所，也是世界上第一个国家药局。

明清时期，民间药铺逐渐形成，形成一些著名老字号，如北京鹤年堂、同仁堂。清朝不仅较大的乡镇开设了药铺，穷乡僻壤都设有小药铺。

到了民国时期，我国的中药行业大致可以分为三类：药材行、中药店、参燕业。

综上所述，药店的历史渊源可以总结为以下几个特点：历史悠久，医药不分家，师徒相传，讲求信誉，经营有方，历经百年而不衰。

2. 现代化药店的兴起

改革开放以后，我国医药产业结构发生了调整，药品零售企业地位提高，作为流通渠道的批发商环节减少，生产与零售的距离缩短，零售企业的比重大幅度增加。20世纪80年代中期以后，药店份额逐步扩大，2000年由原来的5%升至15%，甚至部分经济发达地区的药店占据了医药市场份额的30%。2013年商务部的统计数据显示，北京、上海、江苏、广东、浙江五省市的药品销售总额为3953亿元，占全国总量的41.7%，2014年上海、广东、湖南、云南、北京和重庆几个省市药品销售总额占全国总量的63.71%，2015年上海、广东、湖南、云南、重庆、北京几个省市药品销售总额占全国总量的65.11%，可以说这些地方是医疗集中的药品消耗省份。据国家食品药品监督管理总局统计，截至2015年11月份，全国共有药品批发企业13508家；零售药店门店总数448057家。

3. 连锁药店的快速发展

20世纪90年代中期，连锁药店率先在广州出现，连锁药店的发展可大致概括为药品零售连锁的起步期、以直营连锁为主的初步发展期、以加盟连锁为主的快速发展期、以直营连锁和 PTO 为主的缓慢调整期和新医改背景下的转型期五个阶段。

（1）药品零售连锁的起步期　药品零售连锁的起步期为 1995～1998 年。1995 年 5 月，中联大药房的成立标志我国开启了药品连锁药店连锁经营的新纪元。在中联大药房的带动下，深圳一致药业股份有限公司和中国海王星辰连锁药店股份有限公司等也逐步开展连锁形式经营。连锁药店是统一进货、批量采购，议价能力和话语权得到很大提升，很大程度上降低了成本输出；连锁药店使用统一标识，有助于形成统一的连锁品牌。

（2）以直营连锁为主的初步发展期　以直营连锁为主的初步发展期为 1998～2000 年。1998 年，深圳中联大药房在武汉开办湖北六渡桥门店，成为国内第一家跨地区发展的连锁企业。根据中国医药商业协会连锁企业分会统计，1999 年，全国连锁企业已达约 7 万家。1998～2000 年，由于民营资本的进入，以及药品批发企业整合所属的零售窗口，使得连锁药店有了较快的发展。

（3）以加盟连锁为主的快速发展期　以加盟连锁为主的快速发展期为 2000～2004 年。2000 年 8 月，全国确定了首批 41 家准许跨省连锁经营的药品连锁药店，国家鼓励连锁药店发展连锁经营。在政策的鼓励下，不少大企业开始进军药品零售连锁业，继而推动我国药品连锁药店快速发展。这时期连锁企业扩张的方式主要是采取加盟店的形式，以期快速争抢市场占有率，带来了药品零售业的快速发展，直营连锁形式也一直在发展，但相对于加盟来说，直营发展速度相对缓慢了许多。

（4）以直营连锁和 PTO 为主的缓慢调整期　以直营连锁和 PTO 为主的缓慢调整期为 2004～2008 年。PTO 吸纳全国各区域药品零售业中最具竞争力和成长型的企业，由医药行业最专业的经营团队操作，合小为大，以管理输出、联合采购和信息分享为主要业务，帮助会员成为各区域最赢利和最具竞争优势的连锁药店。随着门店的增多，加盟店的管理难度明显加大；随着连锁的扩大，盟主对加盟店的控制管理能力没有同步提高，即使拥有再多的门店、再高的销售额也转化不成自身的核心竞争优势，这时直营发展模式的魅力再次显现。

（5）新医改背景下的经营转型期　2009 年至今的新医改背景下经营转型期主要是向服务、向大健康和医药电商方面的转变。2009 月 4 月，中共中央、国务院发布《关于深化医药卫生体制改革的意见》和《医药卫生体制改革近期重点实施方案（2009—2011 年）》等文件，从而开始了新一轮医药卫生体制改革。随着新医改的发展，医疗、用药环节中的关系调整，药店的传统优势和目标人群发生着变化，传统优势的消失促使药店要从销售药品逐渐向服务咨询进行转型。在保持原有药店经营药品的基础上，开始适当添加新特药品、地方特色药品、民族特色药品、化妆品等经营品种；此外，还有为消费者提供舒适的购物环境，进行免费健康咨询，建立客户健康档案等，增进客户关系，致力于向消费者提供高质量的药学服务。

随着互联网在医药领域的渗透，我国人民的生活已经进入了快捷获取大数据的时代，药品零售和电商已经具有不可分割的关系。医药 O2O 模式异军突起，成为医药电商的销售新模式，网络药店在销售终端的接入与实现，已成为新兴的产业趋势，购药便捷与价格优惠成为消费者强烈追求的欲望。

五、其他国家药店发展现状

1. 美国药店的发展现状

美国是医药分开的国家，医院只设住院药房，不设门诊药房。

美国连锁药店（被美国连锁药店协会定义为拥有 4 家以上药店的企业）出现在 20 世纪初，主要有两种模式：一种是产品及商标的连锁加盟店（product and tradename franchising），这是一种传统的加盟形态，总公司只供应产品给加盟店，加盟店则借用总公司的商标，加盟主有较大的自主性。另一种是全套经营模式连锁加盟店（business format franchising）：这是一种改良型的加盟形态。总公司将全套的经营模式，即商标、产品、管理、营销、财会授权给加盟主并负责人员培训，组织管理、营销规划等，每个点的规模较大，品种繁多。

据美国连锁药店协会（National Association of Chain Drug Stores，NACDS）统计，从1997 年开始，美国医药市场竞争日趋激烈，美国药店总数量有所减少，而连锁化的药店、综合卖场和超市却有所增加。美国药品零售业"集中化、大而全、一店足够（one stop shop）的经营理念愈加突出。

2. 日本药店的发展现状

日本药店的经营模式大体分为两种："调剂药局"和"连锁药店"。

日本药店的连锁系统源自美国，但又经自身发展成为独特的连锁系统。据日本连锁药店协会（Japan Association of Chain Drug Stores，JACDS）调查显示，日本目前拥有590 家连锁药店，其门店数量达到 12.558 万家。日本连锁药店中多元化经营超过美国连锁药店，在美国，连锁药店多元化经营的占 45%～55%，而日本连锁药店多元化经营的比例为 68.8%。

3. 德国药店的发展现状

德国药店不允许连锁，单体药店以职责分类和服务重点来划分，可分为商业区药店和社区药店。

在德国药店行业中，职能最重要及所占比例最大的是社区药店。其主要功能如下：

（1）与社区内医院和医生紧密联系，根据病人的自身情况，为顾客制订严格的给药方案和进行严密的用药监护，特别是对一些特殊药品、特殊人员、特殊条件下用药的全程监控，如麻醉类药品，老人及儿童用药量的计算，服药后不良反应预防及处理方法。

（2）明确服务目标的定位，尤其注重社区内人群需要，为社区常住居民建立健康档案和用药档案，特别是对药物过敏者，长期使用药品记录的登记及适时补配，在服务对象健康特殊时期，如孕产期、更年期等时期给予保健用药指导等。

（3）根据社区内人群特点，有系统、有计划地定期与医疗单位及医药企业联合开展连续性健康讲座和咨询，制定、培训和实施社区急救、急援方案。

（4）监管制造商在传媒和任何广告里的过分宣传和恶意竞争现象，提醒顾客理智选择用药。

（5）对某些新特药品的推荐及贵重医疗设备的购买和租赁服务。

第二节 药店分类与组织管理

一、药店分类

1. 按照所有制分类

不同药店之间的一个重要区别即在于其所有权，即投资所有权。药店所有权的最主要的形式有：拥有单个药店的独立企业、法人药品零售（连锁）企业、获取特许经销权（franchise）的企业。

（1）拥有单个药店的独立企业　独立药店只拥有一个零售单元，故又称单体药店，一般是只经营药品，满足消费者对药品多样性需求的一种零售形态。单体药店是药品零售业传统的经营方式之一，其数量众多，这与原来的药品零售市场不需要进行 GSP 认证，容易进入市场有关。

（2）法人药品零售（连锁）企业　一个药品零售（连锁）企业是由共同所有权下的多种多样的零售单元所组成，也俗称连锁药店。通常是连锁药店总部负责资金投入、经营管理、所有权归属、损益评估、产品采购、人员管理等，并在做出界定和贯彻其战略方面的决策时具有某种程度的集权。

（3）获得特许经销权的企业　特许经销权是指在特许权给予者和获得者之间所达成的合同中规定的一种一致约定。它允许特许权获得者去经营一个拥有由特许权给予者所开发和支持的名称和形式的批发零售企业。

2. 按照服务零售分类

服务是相对于有形的药品而言的，随着药品零售业中商品攀升的扩展，消费者对服务的兴趣增加，需要了解涉及服务和与药品结合的服务战略组合之间的差距。

零售服务是指企业或个人对最终消费者的一种交易，但该交易中消费者并未购买或获取有形产品的所有权。而药品销售则集中于有形药品的销售。对以产品为基础的药店，服务能带来与竞争者无法比拟的优势。但是服务零售与药品零售有很大的差异，所以在制定药品零售战略时必须考虑两者的区别和联系。

按照服务零售分类可以把市场上的药店分为"药品 + 无偿的医疗服务"零售和"药品 + 有偿的医疗服务"零售两种形式。

3. 按照有无店铺分类

按照有无店铺，将药品零售分为有店铺药品零售和无店铺药品零售。当药店使用不依赖于店铺的药品零售战略组合来接触消费者，完成交易的目的时，属于无店铺药品零售，包括直复营销、直接销售及自动售货机三种形式。这些新型方式正在影响目前店铺药品零售的战略选择。

4. 按照经营形态分类

按经营业态划分的标准主要是"不同要素组合"。"要素组合"是划分业态的主要标准，依据对药品零售业态划分的要素，将我国药品零售业大致可划分为社区药店、大型综合药店、开架销售药店、专业药店、网上药店等主要业态。

二、连锁药店总部与门店的功能

连锁药店的显著特点：统一管理，统一进货，统一价格，统一核算，统一店名标识，统一装修装饰，统一广告宣传，统一服务规范。

1. 连锁药店总部的功能

连锁药店的快速发展可以通过强化总部的功能，增强其组织力度和推进力度来实现。总部有三大功能：总部直接营运的业务功能，与业务活动相关的管理功能，对加盟店的服务功能。这三种功能相互配合、相互作用。

（1）总部的营运功能 直接运作各项业务，整个药品零售企业的业务中心就是连锁企业的总部。总部本身的业务活动主要是物流、资金流、信息流。

配送中心的规模和配送能力要与门店的发展规模和销售能力相适应，可以适当超出门店的销售能力，界定配送中心为门店服务的标准，如配送次数、配送数量、配送时间等。

（2）总部的管理功能 总部的管理功能是保证连锁药店健康稳步发展的关键，包括制定药品零售企业战略方向，管理药品零售业务组合，建设企业文化，建立企业共同的愿景和价值观，确定并实施重要的投资并购活动，创建共同的运作政策、标准和流程，培育药品零售企业核心竞争力。（表1－2－1）

表 1-2-1　总部对门店管理的关键要素

	总　部	门　店
形象	统一标志	店名
设施	①设备装置；②维修	①高效布置，节能；②定期检查
产品	①产品分类管理；②重点品种销量趋势；③储存、订货、配货	①销售产品；②科学数据；③计算机应用，少批量订货；④节省仓储费用
经营管理	①培训；②促销；③长期化操作；④竞争策略	①系统指导；②总部提供宣传；③兼职轮流工作；④执行策略
会计与信息管理	①会计；②支付工作；③数据管理	①总部指导；②由总部完成；③由总部提供
资金	①建设资金；②工作资金	①由总店提供；②由总店安排
人员	①整体人员规划；②人事政策的制定	①业绩评定和奖励；②内部职员的管理和奖励

（3）总部的服务功能　为连锁药店运营提供服务和专家支持，包括提供各种共享服务、信息技术支持、质量标准、保险、养老金管理、人事财务处理、政策咨询、教育与培训、国外服务。

总部功能的未来变化趋势：一是总部的服务功能将大量外包，以提高总部的成本效率；二是部分总部的功能将更加强化，如高管人员的选拔和培养、经验交流和战略规划；三是强化对客户管理功能，使之更加贴近市场；四是通过整合内、外部资源，为下属门店提供更多的服务；五是强化总部的影响力，即总部在提高整体管理水平的同时，应给下属门店带来更多的附加价值。总起来说，连锁药店总部的功能定位越来越从原来的以"管控"为导向的角色向以"提供附加价值"为导向的角色转变。

2. 门店的基本功能

门店是连锁药店的营运管理单元，必须贯彻连锁企业的经营方针、策略；执行各项规章制度；加强顾客沟通与周边协调；运用总部营运工作经验，不断提高门店营运管理水平，最大限度地获得顾客满意，努力创造良好的经营绩效，包括八个方面的基本功能。

（1）销售功能　①向顾客提供所需药品；②完成连锁药店总部下达的营业计划；③进行销售流程的实施与改进。

（2）展示功能　①作为连锁药店主力药品的展示；②为供应商提供药品展示。

（3）顾客服务功能　①为顾客提供优质的礼仪服务；②为顾客提供高质量的医药专业服务；③为顾客提供尽量多的便利服务。

（4）顾客关系维护　①通过各种社区推广活动，不断地开发新顾客；②培养忠诚顾客。

（5）信息收集　①收集商圈内顾客需求信息；②向连锁药店提供竞争对手信息。

（6）企业形象宣传　①通过员工的介绍及身体力行，宣传药品零售企业文化；②通过门店 CI 媒介的体现，展示药店文化；③通过门店的宣传媒介，传播连锁药店总部的经营理念，宣传药店文化。

（7）渠道附加值提升　①通过为顾客提供其需求的优质药品和服务，提高聚客力；②通过门店推介药品资源的开发与维护，增加对供应商的吸引力；③努力提高门店的营业利润。

（8）人员训练　①提供对新员工和技能待提高员工的训练场；②提供各级管理人员进行能力锻炼及测试的场所。

3. 总部与门店功能的比较

总部的功能可以从两个层面定位：指挥和服务。

在指挥层面，总部需要制定药品零售企业整体发展战略，明确各项大政方针，充当下属门店的“司令部”。围绕药品零售企业战略目标，总部还肩负培育和巩固竞争优势，为新业务创造新能力的功能，控制各项战略资源，敦促门店执行总部决策。必要时，总部还需要亲自推动关键项目；对门店的执行情况和单位负责人的尽职情况进行绩效考评。

在服务层面，则要求药品零售企业总部的协同整合功能，充当下属门店的“客服部”。这要求总部利用协同效应整合门店的价值链，搭建统一的人力资源平台。在信息整合方面充分挖掘信息资源的内在潜力，分享可供借鉴的管理方法、经验和案例；通过品牌组合管理来提升整体的品牌资产、创建品牌优势。

门店的功能及其与总店的功能比较见表 1 - 2 - 2。

表 1 - 2 - 2　总部与门店的功能比较

总　部	门　店
从各方面服务和支持加盟店	服务顾客和管理药店
加盟店开张的准备工作	遵守总部的服务宗旨和原则
建立储备网络的订货系统	维护和促进总部的形象
准备产品展示手册	员工管理和员工培训
新产品开发	汇集管理信息和销售利润
产品配送	产品销售工作
会计服务	费用管理
存货资金支持	遵守加盟合同规定
定期盘点库存	
管理咨询、指导、建议	
整体销售宣传	

三、连锁药店总部的职能

需要各种管理制度：如采购制度、人才制度、财务制度、加盟制度、培训制度、业务督导制度、奖励制度等，需要制定标准化作业流程，如门店开发流程、门店配送流程、计算机作业流程等。连锁药店总部具有政策制定、门店开发、产品管理、运营管理、人才培训等基本职能。

1. 政策制定

（1）组织政策 组织政策是连锁药店最基本的政策，见表1-2-3。

表1-2-3 连锁药店总部制定的政策内容

政策项目	包括的形式	选 项
经营业态	超市形式药店	
	社区便利药店	
	专业药店	
	店中店	
识别系统	理念识别	
	行为识别	
	视觉识别	
组织系统	小型、区域性连锁，直接管理门店	
	大型、全国、国际连锁，总部管理区域分部	
连锁形式	直营店	
	自由连锁药店	
	特许加盟药店	
配送模式	社会配送	
	单一药品配送中心	
	多个药品配送中心	

（2）门店开发政策 门店开发政策要解决的是开什么样的门店，在什么地方开，以什么方式销售等，见表1-2-4。

表1-2-4 门店开发政策

项 目	内 容	备 注
区域选择	商业街，医院附近，社区，郊外	
楼层选择	结合业态	
开店目标	以店养店，有盈余再开新店求生存方式	
	抢占网点，提高市场占有率求发展方式	
	只求快速赚钱的求效益方式	
门店店面的取得形式	租赁店面（单独、附属）；购买房屋产权	
销售方式	以开架销售为主；柜台式销售；全自动销售	

（3）**药品价格政策** 连锁药店一般实行统一定价政策，产品价格由总部统一制定，集中管理，门店一般不能自行定价。但是连锁运营统一定价也不是绝对的统一，为了增加产品价格的适应性和竞争力，门店可以向总部提供当地产品价格信息，在总部的许可下自行定价。

（4）**购销政策** 连锁经营购销分离，总部负责采购产品，门店负责产品销售，购销分离的经营体制要求总部与门店实行"互惠互利"，采购产品要"以销定进"。

（5）**人力资源政策** 经营管理过程中人是根本，人事政策直接影响连锁企业的兴衰，要制定各岗位的任用标准，用人做到"公正、公平、公开"，要具有一套提拔人才、使用人才的合理机制。主要包括以下主要内容：①人事制度的制定与执行；②员工福利制度的制定与执行；③企业奖惩制度的制定与执行；④人员招聘与培训；⑤企业保安制度的制定与执行；⑥企业形象的宣传及广告促销。

2. 门店开发

连锁药店经营的基础是门店开发，总部必须制定一套门店开发的操作规范。

（1）开店流程

①店址寻找 按照连锁药店总部制定的标准，通过各种途径寻找备选店址。

②区域调查 在备选店址的区域内，对未来有可能影响经营效果的因素进行调查，并预测销售额。

③资产评估 对备选店进行投资预算和损益平衡分析，交企业总部决策部门。

④门店购租 商议门店租赁和购买事宜，签订合同，办理"药品经营许可证"和"营业执照"。

⑤门店规划 按标准的门店规划或实际情况进行门店设计，实施工程发包，进行工程管理与工程验收。

⑥营业准备 将资金、人员、设备和设施、药品、营业计划落实到位，做好开业准备。

⑦开业评估 开业后，申领药品经营管理规范认证证书，并评估营业情况，改善经营。

（2）职责分工 药品零售连锁企业开发部的主要职责是门店开发，在开发门店的过程中，其他部门要积极配合，做好本职工作。

①营业部职责 作业手册实施，作业工具准备，药品陈列，POP策划，安全应变对策等。

②人力资源部职责 人员招聘、岗前培训和技能培训。

③药品部职责 药品结构和品种选定，配送范围、路线、时间的确定。

④市场营销部 开发市场，竞争店调查，销售政策的制定。

⑤行政部职责　与加盟者签订合同，各种证照申领，负责与政府部分的公共关系。

3. 药品管理

（1）药品效期的含义　药品的效期，系指药品在一定的贮存条件下，能够保持质量的期限。药品必须在到期之前使用。门店工作人员必须始终对到期或快到期的商品保持警惕。验收、上货、理货、盘点时，核查商品的有效期。

（2）销售有效期　销售有效期是指顾客购买时所能接受的商品效期。

（3）效期管理的目的　①保证商品的安全、有效；②提高对商品效期的控制能力；③保证企业的合法性。

（4）商品效期的界定　①有标示的商品，正确解读；②无标示的商品，企业规定、门店调整。

（5）效期商品处理程序（图1-2-1）

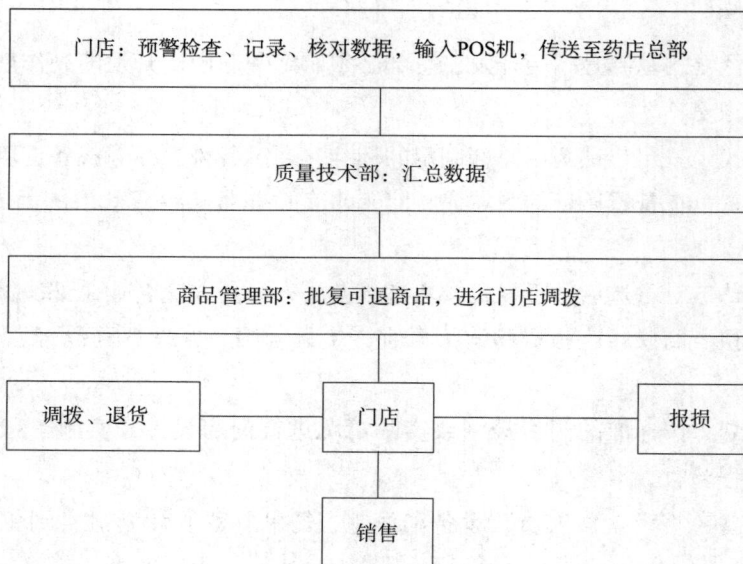

```
┌─────────────────────────────────────────────────────┐
│ 门店：预警检查、记录、核对数据，输入POS机，传送至药店总部 │
└─────────────────────────────────────────────────────┘
                         │
┌─────────────────────────────────────────────────────┐
│ 质量技术部：汇总数据                                    │
└─────────────────────────────────────────────────────┘
                         │
┌─────────────────────────────────────────────────────┐
│ 商品管理部：批复可退商品，进行门店调拨                  │
└─────────────────────────────────────────────────────┘
                         │
┌──────────┐      ┌──────────┐      ┌──────────┐
│ 调拨、退货 │──────│   门店    │──────│   报损    │
└──────────┘      └──────────┘      └──────────┘
                         │
                   ┌──────────┐
                   │   销售    │
                   └──────────┘
```

图1-2-1　效期商品处理程序图

（6）效期商品的预警　如6个月以内的近效期商品，每月填报效期预警。①驻店药师（店经理、医师）指导员工，分区检查商品；②检查、记录重点为批号、效期、数量、进销退存变化；③每月盘点时对盘点表内容进行核对；④盘点表每季度更新一次。

（7）效期药品的销售和处理　各店对近效期的商品需给予关注，积极销售。①进行有效的陈列；②熟练掌握有关商品知识；③近效期商品，争取退货；④实行先产先出、近期先出的原则；⑤灵活运用价格调整手段。

4. 运营管理

连锁总部制定出一系列运营规章后，对门店标准化执行及服务品质要检查指导，并策划安排促销活动。

（1）门店督导　督导人员对门店每周进行巡视，一个督导人员平均负责的门店数量由企业根据情况决定，一般以 3 ~ 6 个门店为宜。督导人员是总部与门店的桥梁，基本任务是贯彻总部的政策和规范，指导和监督门店的业务运作。将总部信息及时准确地传达到加盟店和直营店，也将加盟店、直营店经营情况或市场情报及时传回总部。根据总部制定的运作标准规范，查核门店执行情况。

（2）促销　总部要策划和安排促销活动，以达到门店增加销售的目的。营销部要根据年度计划和各个门店区域消费需求变化、季节变化、竞争变化、竞争店动态等拟定促销方案。

四、连锁药店连锁形式的类型

1. 直营连锁店

直营连锁店（regular chain，RC）是由连锁药店总部自己经营，完全地掌握。具体指连锁药店自己直接经营的连锁店，即由企业总部直接经营投资管理各个零售店的经营形态，此连锁型态是企业总部采取纵深的管理方式，直接下令掌管所有的零售店，零售店必须完全接受企业总部的指挥。直营连锁的主要任务在"渠道经营"，是指通过经营渠道的拓展从消费者手中获取利润。因此，直营连锁实际上是一种"管理产业"。

2. 自愿加盟店

自愿加盟店（voluntary chain，VC）是指加盟主自愿加盟企业连锁系统。由于加盟店在未加盟前早已存在，为求良好形象商标及低进货成本才加入连锁系统。

自愿连锁在名称上可以有别于特许加盟店。自愿加盟体系中，商品所有权是属于自愿连锁的店主所有，而系统运作技术及企业品牌的专有信息则归企业持有。所以自愿连锁体系的运作虽维系在各个连锁店对"命运共同体"认同所产生的团结力量上，但同时也兼顾"生命共同体"合作发展的前提，另一方面，自愿连锁企业保持自主性的运作，所以，自愿连锁实际可称为"信息共享的产业"。意义着重于两者间的沟通，以达到观念一致为首要合作目标。

3. 特许加盟店

特许加盟店（franchise chain，FC）是指药品零售企业授权加盟主使用商标、店名并传授加盟主经营方法，使其在统一形象下，销售药品，并拥有策划的营销活动。具体指由拥有技术和管理经验的企业总部，指导、传授连锁店各项经营的技术经验，并收取一定比例的费用，此种契约关系即为特许连锁。特许连锁企业总部必须拥有一套完整有效的运作技术优势，从而转移指导，让连锁店能很快地运作，同时从中获取利益，连锁网络才能日益壮大。因此，经营技术如何传承，则是特许经营的关键所在。

特许企业总部向连锁者提供经营商品、经验、品牌、信息等支持，连锁者以有偿的方式购买特许权。与传统不同的是：特许企业对连锁者既有控制力，但又不妨碍各自的自主性。特许经营比过于松散的自由连锁合作紧密，但又不像直营连锁那样死板。国内品牌有"同仁堂"，国外品牌有"美信医药连锁"，新兴力量有北京金象大药房医药连锁有限责任公司、辽宁成大方圆医药连锁有限公司等药品零售企业等，这既是相关医药政策催生的结果，也是竞争不断加剧背景下的市场选择。

4. 委托加盟店

委托加盟店属于特许加盟之一，详见表 1 - 2 - 5。自愿加盟店和特许加盟店最大的差别在于自愿加盟店有独立自主权，特许加盟店则受限制。

表 1 - 2 - 5   各种类型连锁店比较

类型	指标			
	直营店	自愿加盟店	特许加盟店	委托加盟店
决策	企业总部	参考企业总部，但加盟主有自主权	企业总部	企业总部
经营权	企业总部	加盟主	加盟主	加盟主
资金	企业总部100%	加盟主	企业总部负责部分，其余由加盟主负责	加盟主负责店租、人事营销，企业总部负责设备装潢
利润	企业总部100%	加盟主100%	加盟主60% 企业总部40%	加盟主35%～40% 企业总部65%～55%
药品供应	企业总部供应	企业总部和加盟主可自行进货	企业总部	企业总部
促销活动	企业总部统一实施	随加盟主意愿	企业总部统一实施	企业总部统一实施
培训	企业总部全权负责	根据加盟主意愿，企业总部派员培训	企业总部全权负责	企业总部全权负责
外在形象	统一	大致统一，部分可修改	统一	统一
价格政策	统一	部分药品加盟主调整	统一	统一

五、药店发展态势

在"十三五"规划中，国家开始构建完善的医保体系，使百姓在药店刷医保卡具有普遍性，使药店具有组织预防、保健、营养、康复等功能。依据目前环境，我国药店未来的发展大致有以下特点。

1. 药店地域发展不均衡

近年来，随着我国药品零售业的迅猛发展，零售药店的数量迅速增长。但是，在给人民带来便利和实惠的同时，也随之带来了一系列问题。我国幅员辽阔，各地区在政治、经济、人口、技术、教育等环境方面存在较大差异。同时，国家对于药店监督管理的法律法规还未形成完善的体系，可操作性较差，各地监督管理部门的实施有前有后。众多因素造成我国药店的布局存在两个问题：① 城市药店非常多，农村偏少；② 繁华地带药店密集，而偏僻地区、交通状况差的地方偏少。此外，各地区不仅是药店数量上不均衡，而且药店零售规模和实力也存在较大差距。连锁药店大多在东南沿海等经济比较发达的地区，而经济比较落后的中西部地区则很少，这种分布进一步加剧了我国零售药店发展的不均衡性。

2. 药店的行业集中度不断提高

2016 年，新修订的《药品经营质量规范》（GSP）在药店全面推行，鼓励单体药店走向连锁化、集中化，实现药店内部管理的一体化、规范化，并树立企业形象，提升多元化经营水平，更好满足人民群众日益提高的健康需求。我国单体药店不断地走向连锁化、集中化，一方面可以提高医药零售企业的市场地位，有利于其未来走向国际化；另一方面，产生规模效应，可以争取更有利的市场空间与上游资源，降低经营成本，提高盈利率。因此，单体药店集中化和连锁化必将成为我国药店未来发展的一大趋势。

第三节　连锁药店经营管理方法

一、经营管理目标、流程与原则

1. 经营管理目标

连锁药店的经营管理，简单地讲，就是拟定数字与状态目标，然后努力加以达成。

（1）"形象目标"的经营管理　由于连锁药店的门店分散于各地，而营运上需使每家门店都必须维持整体的形象，如何让每家门店外在形象和内部作业都一致化、标准化？这便需要"形象目标"的经营管理。

（2）"数字目标"的经营管理　连锁药店总部会对每家门店拟定周目标额、月目标额，若为加盟店，加盟店主也可能自拟目标额。如何让门店业绩 100% 达成，甚至超过原定目标额？这就是"数字"目标的经营管理。

2. 经营管理的流程

目标、计划、执行、考核是药品零售企业经营管理的流程。药品零售企业管理者（management）为达成所设定的目标，需预先拟定一系列经营计划，而计划在拟定前，需先经一系列的调查，包括企业定位、消费市场、潜在市场、消费习性、消费群购买力等各方面，在准备充分之后再拟定促销计划。

促销计划拟定后，便开始探讨以何种媒体来宣传其促销活动，在考虑及执行时也需注意什么时间做宣传活动的问题。

计划执行间、执行后，都必须考核其效果。如何进行适时地改善？结果能否作为下次计划的参考或者下次目标的修正依据？

目标、计划、执行、考核，是一种循环性的一系列相关而必需的经营管理流程。

3. 连锁经营 3S 原则

连锁药店的经营管理中，强调的是 3S 原则：简单化、标准化、专业化。

（1）简单化　简单化（simplification），指作业流程及作业简单化。免去不必要的复杂流程，让作业简单得使任何人皆可从事任何工作。这样，门店经理（或店长）能明确抓住重点，员工不致浪费太多心力在复杂流程上，而产生很累、很烦的心态，以免除员工产生懈怠，造成员工任务无法完成，而且使员工流动率增高，间接影响营运绩效的后果。

（2）标准化　标准化（standardization）为连锁药店最基本、最重要的经营原则，也是连锁药店的经营特色之一。所谓标准化扩大，是指系统的统一。何为系统？大凡连锁药店的制度、组织及结构本质等自然形成的习惯或惯例皆是。标准化主要表现在作业的标准化及企业整体形象的标准化，诸如统一采购、广告、店招、外观、装潢、陈列、售价、制服等。标准化后方能拓展门店，教育训练。

（3）专业化　专业化（specialization）指将工作细分并专业化，产品则指"差异化"的强调。随着连锁药店的发展，分工将更细，产品更强调其差异化，个人职务也越趋专业化。例如美工人员专写宣传材料的设计制作（印刷品、彩页、展板等），陈列人员专门负责陈列，采购人员专司采购，营业人员专心负责店的营业。"专业化"其实为"标准化"的更彻底实施！

（4）"3S"原则的具体实施——手册化　在连锁药店的"3S"原则中，其目的是使任何人均可从事任何工作，不致因某人离、调职，而发生无人会办理其业务的情况，同时也防止偏离总店经营制度等情况发生。

实施手册化的几个方面：要实施手册化，首先需将简单化、标准化、专业化的流程作业制成手册，用以作为实施的依据。以连锁药店而言，主要需手册化的方面有：

①人事管理体制，员工守则、薪资、福利、奖惩、考核等；②企业管理，人员、药品、安全、管理、各种表格管理；③作业流程，进货、收货、订货、退货；④销售管理，营业状况、各种绩效分析、促销活动；⑤财会管理，会计报表、经营费用摊分、基准利润的计算表格；⑥顾客管理，顾客抱怨之处理、顾客需求调查、与顾客的沟通技巧、强化服务等；⑦门店管理，岗位职责、日常作业、销售和服务、药品管理、奖惩制度、财务和促销管理等。

不采取手册化管理易产生的问题：连锁药店若无手册化，易产生①组织散漫，没有凝聚力；②操作不正确，命令不正确执行；③营运效率大打折扣，业绩不佳；④浪费时间，吃力不讨好。因此，在连锁药店的经营上，所有作业都应制成手册，作为管理的工具。

二、部门类别管理

1. 部门类别管理的程序

部门类别管理（departmental management）的程序如下：①实施盘点库存，以便进行毛利率的核算；②固定费用后摊提（摊是待摊，提是预提，是待摊费用与预提费用的简称），根据销售额毛利、面积分配到各门店或各部门；③制表，是将各门店与各部门的预估业绩、实际业绩、达成率、去年同期与业界水平、预估的毛利率、产品损失率、单位面积、单位人员平均利润制成表格，并填上相关的经营效率数值；④填入实际数值，和经营效率数值做比较，观察有问题的数值，分析其原因；⑤到现场调查确认，分析其原因，以便掌握真正状况；⑥拟定对策；⑦指定专人专案负责；⑧改善效果的衡量；⑨定期反复实施此项部门管理，以求能达到预估计划与实际绩效一致。

2. 部门类别管理中的管理人员角色

部门管理中，最重要的莫过于观察分析，拟定对策，专人专案负责改善的步骤。因此，管理人员的观察、分析、判断需具有敏锐度，且拟定对策，不可因"不可能改善"的心态而退缩。应列出：①立即改善方案；②需教育训练后才能改善的方案；③现阶段无法改善，需长期对策的方案；④整体经营策略必须更改的方案；⑤门店无法独立完成，需连锁药店总部配合的方案，由专人专案改善。

3. 部门类别管理中心数据比较

在部门管理中，所有的数值都反映出一种比较性的结果及经营效率。

（1）和上月做比较 若和上月经营数值比较结果，有所进步，即使其本月业绩值不高，也反映越来越进步，经营越来越上轨道的迹象。

（2）和去年同期做比较　若只和上月业绩做比较，实际上并不客观，因为可能涉及节假日、促销活动的举办与否；所以必须和去年同期做比较，如今年的 10 月和去年 10 月比较，是否业绩提升，且必须考虑整体经济成长率，若增加的业绩不及整体经济成长率的话，那么业绩并未成长。

（3）和同规模的企业做比较　和自己去年同期及上月做比较，尚不够客观，应该再和同规模、同业态的药店做比较。而和同规模的药店比较，又不能单指一家店而言，而是要和业界同规模药店大概的平均值做比较。如果药店本身的业绩在进步，但业绩仍在平均的水准之下，那仍须努力！

（4）营业面积效率——坪效　坪效是衡量药店的重要指标，表示其以面积衡量的经营效率，坪效越高越好。

所谓坪效，是指单位面积的销售额，反映出营业面积与营业额之间的关系。

$$坪效 = \frac{总营业额}{总营业面积（平方米）}$$

坪效是考核营业面积经营业绩的重要指标。基本上，营业场所越大，其营业额就应该越大，否则即为经营不善，效率不高。

①门店整体的营业效率　要想知道营业面积的效率如何，可以先算出门店的坪效，然后和去年同期、上月同业同规模店，或与药店其他门店做比较。

②药品类别的营业场所效率　同样地，也可推算出药店内各药品品种的坪效。了解各类坪效的意义在于适当地调整其药品结构及药品陈列。前面提到的坪效公式，也可变成：营业额 = 坪效 × 营业面积。

营业面积是固定的，因此提高坪效是提升营业额的唯一方法。

（5）营业面积效率——坪毛利额

坪毛利额也是营业效率指标。和坪效不同的是，坪毛利额是以毛利额和营业面积做比较：

$$坪毛利额 = \frac{毛利额}{营业面积（坪）}$$

同样，坪毛利额也要和上月、去年同期及同业同规模水平，与连锁系统的其他门店做比较。坪毛利额所代表的是一种更实际的指数，因为药店的生存与否取决于毛利额。要精确地算出毛利额，必须做好以下工作：①掌握部门营业额——利用 GSP 规范进行分类；②掌握部门类别的成本——毛利额的算法。

$$毛利额 = 期间总销售额 - 期间总成本额$$

$$期间成本 = （期初盘点额 + 期间进货额 - 期末盘点额）× 成本率$$

特别应注意的是，要掌握部门类别毛利额得实际从事盘点，掌握确实的毛利额，切勿只从账面上的数字加加减减！因为药品必定会有所耗损！

③掌握变价——毛利额外负担减少的原因。"变价不掌握"也是很重要的因素。经营过程中促销是绝对必需的，促销就会产生价差，一有变价出现，则须做变价手续，以免因价格变动而导致毛利额虚增或减少。

三、数字管理

数字管理即"数字目标"的经营管理。连锁药店总部会对每家门店拟定周目标额、月目标额，若为加盟店，加盟店主也可能自拟目标额。如何让门店业绩100%达成，甚至超过原定目标额？这就是"数字目标"的经营管理。要实现"数字目标"，就要细化数字管理中的项目。

1. 销售量

销售量是最简单、最容易判断药品销售好坏的数据。

2. 回转率

回转率是指在某一定期间内，药品的销售额与存货额之间的关系，可用下列公式表示：回转率 $= \dfrac{\text{平均销售额}}{\text{平均存货额}} \times 100\%$ 。

由药品回转率的高低可判断其销售的好坏。而不同的药品有不同的回转率。分析回转率时要注意：对专业药店，分析药品类别的回转率；对多元化经营的药店，要分析部门类别的产品回转率。

3. 门店类别的药品回转率

药品回转率只是数字管理的方法之一，但需配合"销售量"及下一个问题"交叉比率"进行比较。如果单凭此来判断药品经营绩效，那么减价促销也能提高回转率，但其毛利额减少，对整体经营效率而言，并未提高。通过表1-3-1至表1-3-5的演示，说明数字管理对提高业绩很有必要。

表1-3-1　药品类别的回转率表

药品名称	药品销售额（元）	药品存货额（元）	回转率
A	2000	500	4
B	5000	1000	5
C	1000	500	2
合计	8000	2000	4

表1-3-2　部门类别的产品回转率

部门名称	部门类别产品销售额 （百元）	部门类别产品存货额 （百元）	回转率
A	15000	500	3
B	2500	500	5
C	2000	1000	2
合计	6000	2000	3

表1-3-3　连锁药店门店的药品回转率

门店名称	销售金额（百元）	存货金额（百元）	回转率
门店一	1600	400	4
门店二	5000	1000	5
门店三	8000	2000	4
门店四	6000	600	10
合　计	20600	4000	5

4. 交叉比率

$$交叉比率 = 毛利率 \times 回转率$$

以交叉比率衡量药品销售的好坏，是基于药品对整体贡献的多少，其同时考虑两个因素——毛利率高低及销售快慢，是一种比较客观的评估方法。

由表1-3-4、表1-3-5得知 E 药品在交叉比率、回转率都是最差，毛利率虽不错，但整体而言，仍为考虑更换的产品。

表1-3-4　药品交叉比率分析表

药品	毛利率	回转率	交叉比率
A	15%	5	75%
B	20%	4	80%
C	10%	10	100%
D	30%	4	120%
E	25%	2	50%

表1-3-5　数字管理分析

药品	销售额	构成比	毛利	毛利率	药品回转率	交叉比率	评估
A	800	11%	240	30%	4	120%	
B	1500	21%	300	20%	5	100%	
C	2400	34%	288	12%	8	96%	

续表

药品	销售额	构成比	毛利	毛利率	药品回转率	交叉比率	评估
D	600	8%	150	25%	6	150%	
E	1800	26%	324	18%	3	54%	
合计	7100	100%					

四、定位管理

连锁药店的经营中，标准化是相当重要的，药品的陈列位置也需标准化。让卖场的药品按照陈列图陈列，以创造最佳的业绩。做好药品定位管理对进、销、存管理及分析都有益处。否则，药品四处为家，不但影响订货，更易造成缺货情形，或数量不确定的情况，造成分析失真。

1. 药品配制表与药品定位管理

（1）**药品配制表是药品定位管理的核心** 药品定位管理的核心是制定药品配置表，药品配置表是指把药品摆放在货架或柜台上做最有效的分配，以书面表格的形式画出来。经营中药品陈列位置的标准化是经营中的重要内容。让药品按照营业场所配置（layout）及药品陈列表（facing list）规定陈列，可以创造最佳的业绩。药品的位置好比药品的住址，做好药品定位管理工作对进、销、存管理及药品销售情况分析都有很大的帮助。规范的药品陈列要用药品配置表来进行管理的，尽管药店经营着数千种药品，按照药品配置表来管理货架上的药品，使每种药品都各在其"位"，标签要让人一目了然。

（2）**谁拥有药品配制表制作的权利** 谁拥有药品定位管理的权利，是由货架管理的主体决定的，即货架上卖什么药品是谁说了算。不同的管理主体涉及由谁来制作药品配置表，以及与供应商之间的合作形式和利润分配。目前药品零售业对货架管理的方式主要可以归纳为三种情况：一是连锁药店总部统一负责管理货架；二是由连锁药店的门店自主负责管理货架；三是连锁药店总部与门店共同管理货架。相应的药品定位管理也形成三种类型，即药品配置表由总部制定、门店自主制定、总部与门店共同制定。

（3）**药品定位管理的作用** 运用好药品定位管理方法，可以从多方面提高绩效。

①**有效控制药品数目** 每一个门店的卖场面积是有限的，所能陈列的药品数目也是有限的，为此就要有效地控制药品种类，使用配置表，可以有效地控制效果，使营业效率得以正常发挥。

②**达到有序排列药品** 确定药品在卖场中的陈列方位和在货架上的陈列位置，是营业现场管理的重要工作，如不事先规划好药品配置表，就无法保证药品的有序有效的定位陈列。

③提高药品陈列排面管理　陈列排面管理就是规划好药品陈列的有效货架空间范围。有的药品销售量很大，有的则很小，因此可用配置表来安排药品的排面数，即根据药品销售量的多少，来决定药品的排面数，畅销药品给予多的排面数，也就是占的陈列空间大，药品陈列的排面管理对提高药店的销售效率，具有很大的作用。

④药品销售利润的控制管理　药店的药品有高、低利润之分，每一个经营者都希望把利润高的药品放在好的陈列位置上销售，而把利润低的药品配置在差一点的位置上销售，以此来控制药品的销售结构，以保证药品供应的齐全性。这种药品利润控制的管理法，就需要依靠药品配置表来给予各种药品妥当贴切的配置陈列，以达到提高药店整个利润水平的目的。

⑤促进标准化经营管理进程　连锁企业拥有众多的门店，达到各门店药品陈列的一致性，是标准化管理的重要内容，有了一套标准的药品配置表来进行统一的陈列管理，整个连锁体系内的陈列管理就比较易于开展，同时，有利于药品陈列的调整和新药品的增设等工作的统一执行。

2. 药品配制表的制作程序

由具有货架管理支配权归属部门来决定药品配置表的制作权，药品配置表的制作是药品定位管理的关键。新开店的药品配置表的制作，是一个新的卖场内药品管理全新内容的开始，一般遵循以下程序：商圈与消费者调查——→药品经营类别的确定——→药品单品的决定——→药品配置表的制作。

（1）商圈与消费者调查　商圈调查主要是弄清新开门店的市场容量、潜力和竞争者状况。消费者调查主要是掌握商圈内消费者的收入水平、家庭规模结构、购买习惯、对药品与服务的需求内容等。经过这两项调查，新开门店的经营者就可开始构思要经营哪些药品，是否根据消费者目标市场的特点，形成自身药品组合的特色，如经营针对某一类疾病的药品，即集中策略。

（2）药品经营类别的确定　对消费者调查后，就要提出新开门店所要经营的药品类别。首先是进行一级分类：方法一是可以划分处方药（Rx）和非处方药（OTC）两大类；方法二是划分为注射剂、外用药、内服药等大类，大类别确定后，要敲定每类所占的营业面积及配置位置，并制定出大类药品配置图。其次，在药品的大类及配置完成后，在一级分类的基础上进行二级分类：方法一可以按照用途以及储存要求划分为消化系统、呼吸系统、循环系统、泌尿系统等药品货架或专柜；方法二是对注射剂、外用药、内服药等大类再进行处方药与非处方药的二级分类。采购人员将每一个二级分类药品安置到各自归属的大类药品配置图中去。

（3）药品单品的决定　完成了药品大类和二级分类的药品配置图之后（有时需要进行三级、四级分类），最后是决定单一药品如何导入卖场。此项工作分三个步骤：一是收集每一个分类内可能出售的一种药品资料；二是对这些药品进行逐一选择，并列出药品台账；三是把这些单品做一个陈列面安排，并与周围的药店做出一个比较优势的分析，在分析的基础上对单品规药品做必要的调整。

（4）药品配置表的制作 药品配置表是决定单品规药品在货架上的排面数，这一项工作必须遵循有关药品陈列的原则，运用好药品陈列的多种技术，进行有效的组合应用。药品配置表的制作是一项复杂的工作，也是一项实践性和操作性很强的工作，需要采购人员认真钻研，所以在制作药品配置表时，采购人员应先做货架的实验配置，达到满意效果后，才最后制作药品配置表，所以采购部门要有自己的实验货架。由采购部门制作的药品配置表下发至新开设的门店后，门店将依据这些表格来订货、陈列，尤其对经验不足的营业人员很重要。

3. 药品配置表制作的技术要领

开价自选的药品超市与传统的柜台零售不同，消费者选购药品时药品超市中营业场所的布局和货架的陈列，无论从视觉上还是心理上对消费者的影响程度远远大于传统的柜台式零售，因此，药品配制表的制作水平与销售额直接相关，在药品配置表的制作要掌握技术性特点，尤其是药品超市使用的配制表，制作中所要求的技术含量更高。

（1）决定每一个分类药品的陈列排面 药店在规划整个大类药品的配置时，如先确定了注射剂、外用药、内服药等大类的营业面积后，再确定每个大类内划分处方药（Rx）和非处方药（OTC）中分类所占的营业面积，在每个二级类别里进一步分配营业面积和陈列排面数，以此类推，只有层层确定了配制面积，才能进行单品规的药品配置。

（2）药品陈列货架的标准化 药店所使用的陈列货架应尽量标准化，这对连锁药店尤为重要。使用标准统一的陈列货架；在对所有门店每一分类的药品进行配置规划时，只要一种至多2~3种药品配置表就可进行全部的药品配置与陈列管理，不至于出现一个门店一种配置的现象。

（3）单品规药品的资料卡设立 每一个单品规药品都要设立资料卡，如药品的名称、产地、规格、进价、售价等，这些资料对制作药品配置表相当重要。

（4）设置药品配置实验架 药品配置表的制作必须要有一个实验阶段，即采购人员在制作药品配置表时，应先在实验货架上进行试验性的陈列，从排面上来观察形状是否协调，对顾客是否具有吸引力等。用特殊陈列工具配置药店，可以适当增强卖场的活性，以改变药店药品配置和陈列的单调感和死板感。

（5）药品配置表的设计 药品配置表是以一组货架为制作基础，一般一张配置表代表一组货架，货架的标准视每个连锁药店的经营理念而定。连锁药店的货架一般情况下都是统一的，只需明确货架的标准来设计药品配置表的格式，再把药品的名称、产地、规格、编码、排面数、售价表注在表格上即可。也有的把药品的形状画到表格上，但这些必须借助计算机来设计，工作难度相对较大。

4. 有效运用和改进药品配置表

药品配制表不是一劳永逸的，任何一家店新开后，药品的配置并不是永久不变的，必须根据市场和药品的变化做调整，这种调整就是对原来的药品配置表进行修正。药品配置表的修正一般是定期进行，可以是一个季度修正一次，但不宜随意进行修正，因为随意进行修正会出现药品配置凌乱和不易控制的现象。药品配置表的定期修正可按如下程序进行。

（1）销售情况的统计分析　不管是单体店、加盟店还是直属门店必须每月对药品的销售情况进行统计分析，统计的目的是要找出哪些药品畅销，哪些药品滞销，配备POS系统的药品超市会快速统计出药品的销售情况。没有配备POS系统的药店则要从药品的进货量和库存量中去进行统计。

（2）滞销药品的淘汰　经销售统计可确定出滞销药品，但药品滞销的原因很多，可能是药品知名度不高，也可能是受销售淡季的影响，或者是药品价格不当和药品陈列不好，更有可能是供应商的合作形式和促销配合不当等原因。当药品滞销的原因清楚后，要确定滞销的状况是否可能改善，不能让滞销品占住货架的黄金陈列段而不产生效益。

（3）滞销药品的调整和首营药品的导入　对畅销药品的调整，一是可以增加其陈列的排面，二是可以调整其位置及其在货架上的段位。对于淘汰滞销药品而空出的货架排面，应立即导入首营药品，以保证货架陈列的丰满。

（4）药品配置表的最后修正　确定了滞销药品的淘汰，畅销药品的调整和首营药品导入之后，这些修正必须以首营药品配置表的制定来完成。新的药品配置表的下发，是门店进行药品调整的依据。

五、ABC分析——三七原理

ABC分析是将药品按照GSP要求进行科学分类，主要是依据其销售业绩，然后依据分类进行调整。整个分析表面上看是抓主流，抓主要业绩，即用30%的药品谋求70%的销售额，故也称三七原理。

1. ABC分析的原理

ABC分析是将药品分为A、B、C三个等级，见表1-3-6，其等级属性如下。

表1-3-6　药品ABC分类

类　别	属　性
A类药品	主力药品、重点药品、成熟性药品
B类药品	成长期药品、衰退期药品
C类药品	滞销药品、更换品、附属品

以药品的生命周期而言，分为五个阶段：研发、导入、成长、成熟、衰退。ABC分析与药品生命周期结合，见图1-3-1。将药品销售额百分比由高而低排列：①销售额前70%的药品——A类药品；②销售额百分比为70%~95%的药品——B类药品；③其余5%的药品——C类药品。

A类药品为管理重点，C类药品则为考虑更换的药品。

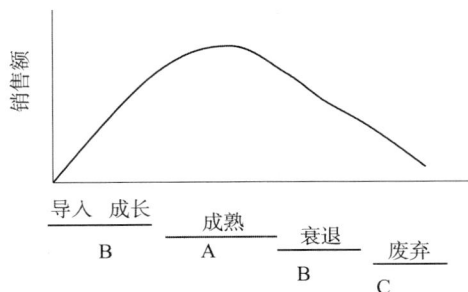

图1-3-1　销售额与药品的生命周期

2. ABC分析的步骤

ABC分析步骤如下：①将药品营业额依高低顺序排列；②算出各种药品的营业额构成比；③累计各药品的构成比；④画出$x-y$图。其中，y为销售额累计构成百分比。x为药品名（占比%）。⑤在y轴70%、95%、100%作线，连接x轴相应比率，将图形分成A、B、C三部分。

3. ABC分析的类型

由ABC分析步骤画出的ABC分析图大致有下述几种类型。

（1）分散型　分散型所呈现的曲线随着45°角向上延伸，见图1-3-2。销售额累计前70%的A类药品，其占比率较大，形成"重点药品一大堆，却抓不住重点药品"的困扰，因此在药品管理上，不仅抓不住重点药品，而且无法做有效率的重点促销或加强陈列；同时，进货时也会有哪种药品进多些，哪种药品进少些的困惑。

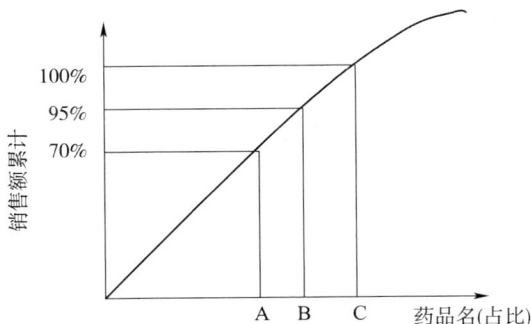

图1-3-2　分散型图

分散型是一种不好的 ABC 分析图，经营者要迅速调整产品结构。

（2）集中型　集中型所呈现的曲线，几乎是 90% 的垂直曲线，见图 1 - 3 - 3。此种集中型，显示出销售额累计前 70% 的药品占比极小，极少数的药品，其销售数量比较大，只靠这些少数药品就可达到 70% 的销售额。

此种图形的好处在于，极易抓住重点药品，在管理、陈列、促销、进货时都很容易抓住重点，不足是会过多依赖少数 A 类药品，一旦 A 类药品的销售量下降时，业绩便可能直线下降。

此种图形变动性很强，不够稳定，也是一种不佳的药品管理。因此，应尽快加强 B 类药品的管理，使其能加入 A 类药品，扩大 A 类药品所占比例，这样同时降低目前对 A 类药品的关注程度。

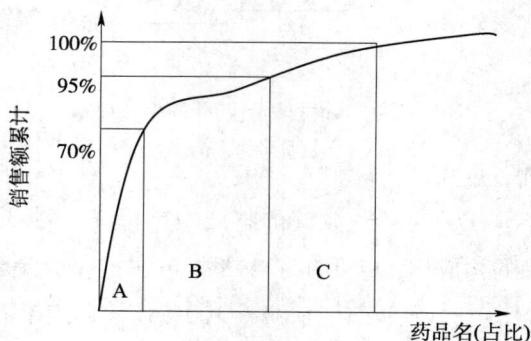

图 1 - 3 - 3　集中型图

（3）标准型　标准型呈扇状曲线，是三种图形中最理想的，见图 1 - 3 - 4。标准型中销售额累计前 70% 的药品占比约 30%，符合"三七原理"，30% 的药品占 70% 的销售总额。因此各类药品的销售管理很明确，在药品管理、进货、陈列重点、促销都很容易抓住重点。

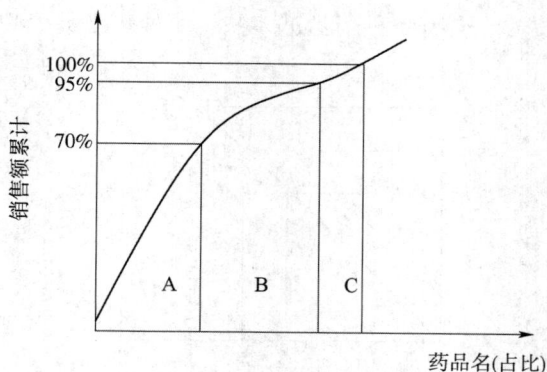

图 1 - 3 - 4　标准型图

4. ABC 分析在毛利额和库存管理中的应用

ABC 分析除了上述用于销售额分析外，也适用于毛利额分析、库存管理分析。

毛利额的 ABC 分析通常用来和销售额的 ABC 分析一并评估。毛利额和销售额分析，最好的情况是一致！即销售额的 A 级品，最好也是毛利额的 A 类药品；若销售额的 A 类药品，在毛利额分析上是 C 类药品的话，即表示该药品零售企业销售最好的药品利润太薄，可考虑做利润的调整。

库存管理的 ABC 分析，可用来削减不当库存，严格控制库存额，切忌回转率太低的药品，有过高的库存额。ABC 分析可告诉经营管理者何种产品畅销，何种滞销；何种产品利润高，何种利润低；何种产品需做库存调整。在进、销、存、促销活动、陈列方面可做适当调整！

ABC 分析对于产品管理可发挥极大的功效，但若使用不当也可能带来反效果，比如，销售额分析后，决定淘汰更换 C 类药品，但忽略某些 C 类药品其毛利率很高，若贸然更换，则对整体利润而言不太妥当！同时，在做淘汰更换时，若不适时引进新品和替代品，可能会造成产品的广度及深度不足。因此，做 ABC 分析，要做系统分析，如交叉分析销售额与毛利率，见表 1 – 3 – 7。在空格内填入药品，就可以清楚地知道淘汰和更换的药品。

表 1 – 3 – 7　ABC 分析表

毛利率	营业额		
	A	B	C
A			
B			
C			

六、周别管理

周别管理（weekly management），实则是部门类别管理的细分，是以 1 周为单位的部门类别管理。具体内容见表 1 – 3 – 8。

表 1 – 3 – 8　××门店××年度准备工作重要日程表

项次	准备工作	完成日期	备注
	整理门店保留的存货		
	盘存卷宗		
	完成货架编号		
	完成预计初稿交计算机室		

项次	准备工作	完成日期	备注
	完成盘存表		
	门店盘存当天营业额数据		

　　连锁药店营运绩效不能靠直觉来判断，因为加盟店的扩展比率较一般企业快速，竞争也比一般企业剧烈，所以在经营绩效评估方面，更为注重效率化及规格化的要求。把各种经营绩效的项目及程序规格化、标准化，不但可以迅速分辨出所属门店的绩效高低，降低开店失败率，也可以根据绩效评估的结果进行改进，减少浪费，增加利润。

第二章 质量管理与药店品管圈

第一节 质量管理理论基础

一、质量管理理论代表人物与发展简介

（一）质量管理理论代表人物

1. 泰勒——科学管理之父

弗雷德里克·温斯洛·泰勒（F. W. Taylor）（1856~1915）出生于美国费城杰曼顿一个富有的律师家庭。泰勒是美国古典管理学家，科学管理的创始人，被管理界誉为科学管理之父。在泰勒看来，科学管理的实质在于劳资双方的"思想革命"，即通过增加财富总量而不是改变分配方式来实现共同富裕，以及用科学的管理方法来取代经验的管理方法。泰勒的科学管理理论对当代的管理实践和管理理论产生了极为深远的影响。

2. 戴明——PDCA 循环

PDCA 由美国质量管理专家戴明博士在 20 世纪 50 年代提出，故称戴明法。该管理办法由四部分组成：P（plan）—计划；D（do）—执行；C（check）—检查；A（act）—处理，即对成功的经验加以肯定并适当推广、标准化，对失败的教训加以总结，未解决的问题放到下一个 PDCA 循环里。PDCA 循环是全面质量管理应遵循的科学程序，不是运行一次就结束，也不是在原地周而复始运转，而是像爬楼梯那样，经过一次循环，解决了一批问题，而未解决的问题进入下一个循环，每一循环又有新的目标和内容。

3. 朱兰——全过程管理

约瑟夫·M·朱兰（Joseph M. Juran，1904~2008）博士是举世公认的现代质量管理的领军人物。朱兰在 82 岁高龄时发表了一篇著名论文《质量三部曲》，其副标题为"一种普遍适用的质量管理方法"，这就是被世界各国广为推崇的"朱兰三部曲"，即质量计划、质量控制和质量改进三个过程组成的质量管理，每个过程都由一套固定的

执行程序来实现。

4. 费根堡姆——全面质量控制

著名质量专家费根堡姆（Armand V. Feigenbaum，1919 年）是全面质量控制的创始人。他提出的全面质量管理理论和一系列学术观点在国际质量界产生了广泛、深远和持久的影响。他以定义术语的方法，创造性地提出自己理论的核心观点，从而有力地推动了以后质量科学发展的进程。

5. 石川馨——质量管理小组之父

作为日本质量革命的先驱者石川馨始终是日本质量界中最重要的人物，作为《现场质量管理》杂志的编委会委员以及日本科技联盟 IB 本部的委员长，影响了全员参与、自下而上的质量管理运动的进程，成为了日本式质量管理的标志。同时，取得管理者关注并使他们认识到质量控制对于最终成功来说是必不可少的，进一步推动了从管理者领导到一线全体员工的更广泛参与，减少了对质量专家和质量部门的依赖。他主张运用简单直观的工具来收集和分析数据和发挥团队精神。

6. 赤尾洋二和水野滋——新七种工具

质量功能展开起源于20世纪70年代初日本的三菱重工业股份有限公司，由日本质量管理大师赤尾洋二（YojiAkao）和水野滋（ShigeruMizuno）提出，旨在时刻确保产品设计满足顾客需求和价值。质量功能展开是一种在设计阶段应用的系统方法，它采用一定的方法保证将来自顾客或市场的需求精确无误地转移到产品寿命循环每个阶段的有关技术和措施中去。

7. 克劳斯比——零缺陷管理

菲利普·克劳斯比（PhilipB. Crosby）在他的职业生涯确立了两点：一是要挑战当时流行的 AQLs 观念；二是意识到需要明确质量的定义。他试图建立一套指导整个公司的质量体系，同时建立培训机构"质量学院"，在20世纪60年代初提出"零缺陷"思想，并在美国推行零缺陷运动。后来，零缺陷的思想传至日本，在日本制造业中得到了全面推广，使日本制造业的产品质量得到迅速提高，并且领先于世界水平，继而进一步扩大到工商业所有领域。

8. 杰克·韦尔奇——六西格玛管理

被誉为全球第一 CEO 杰克·韦尔奇从 1981 年入主通用电气公司（GE），便推行4个增长创新举措——全球化经营、六西格玛管理、产品服务化、电子商务，几乎重新定义了现代企业。可以说，自从接受了六西格玛管理的思想后，韦尔奇从不掩饰对六西格玛管理的赞誉，并期望它能在 21 世纪给通用电气公司带来更大的利益。

（二）质量管理发展历程

1875 年以前，放任管理阶段（质量工作由工人自己控制）。

1875 年，泰勒制是科学管理的开端（定标准的作业方法、定标准的作业时间、定标准的日工作量）检验活动与其他职能分离，专职检验人员及检验部门。

1925 年，休哈特提出统计过程控制，应用统计技术对生产过程进行监控，以减少对检验的依赖。

1930 年，道明和罗奇提出统计抽样的检验方法。

1940 年，美国贝尔电话公司应用统计质量技术取得成效；美国军方物资供应商推进统计质量控制方法；美国军方制定战时标准，最初的质量管理标准（以休哈特、道明、罗奇的理论为基础）。

1950 年，戴明提出质量改进的观点（休哈特之后系统提出利用统计技术进行质量和生产力的持续改进；大部分的质量问题是生产和经营系统的问题；强调最高管理者对质量管理的责任，提出戴明 14 法）。开始开发提高可靠性的专门方法——可靠性工程开始形成。

1958 年，美国军方制定了 MIL – Q –9858A 等系列军用质量管理标准——在 MIL – Q –9858A 中提出了"质量保证"的概念，在西方工业社会产生了影响。

1960 年，朱兰、费根堡姆提出全面质量管理的观念，强调对覆盖所有职能部门的质量活动的策划。戴明、朱兰、费根堡姆的质量管理理论在日本被普遍接受，日本企业创造了全面质量控制，特别是 QC7 种方法，广泛用于质量改进。

20 世纪 60 年代，北大西洋公约组织制定了 AQAP 质量管理系列标准，它以 MIL – Q –9858A 为蓝本，增加了设计质量控制的要求。

20 世纪 70 年代，TQC 使日本的企业竞争力极大提高，日本企业的成功，使全面质量管理理论在世界范围内产生了巨大的影响。产生了石川馨、田口玄一等世界著名质量管理专家（JIT – 准时制、KANBEN – 看板生产、KAIZEN – 质量改进、QFD – 质量功能展开、田口方法、新 QC7 种工具）

1979 年，英国制定了国家质量管理标准 BS 5750。

1980 年，菲利浦·克劳斯比提出零缺陷的概念。许多国家设立国家质量管理奖（激励），企业管理者重视管理，全面质量管理作为一种战略管理模式进入企业。

1987 年，ISO 9000 系列国际质量管理标准问世，基于 BS 5750，开始对世界范围内经济活动和贸易产生影响。

1994 年，ISO 9000 标准改版，第三方质量认证普遍开展。

20 世纪 90 年代末，全面质量管理（TQM）成为许多"世界级"企业的成功经验，证明是一种使企业获得核心竞争力的管理战略，质量的概念也从狭义的符合规范发展到以"顾客满意"为目标。

21 世纪，知识创新和管理创新极大地促进质量的提高（6Sigma，ERP）。

二、PDCA 循环

1. PDCA 循环的定义

PDCA 循环又名戴明循环，是一个质量持续改进模型，是美国质量管理专家休哈特博士首先提出，由戴明采纳、宣传，获得普及。它包括持续改进和不断学习的四个循环反复步骤。PDCA 是英语单词 plan（策划）、do（实施）、check（检查）和 act（处理）的第一个字母，PDCA 循环就是按照这样的顺序进行。

（1）P（plan）策划　根据顾客的要求和组织的方针，为提供结果建立必要的目标和过程。

（2）D（do）实施　目标和计划实施过程。

（3）C（check）检查　根据方针、目标和产品要求，对过程和产品进行监视和测量，并报告结果。

（4）A（act）处理　采取措施，以持续改进过程绩效。对于没有解决的问题，应提交给下一个 PDCA 循环中去解决。

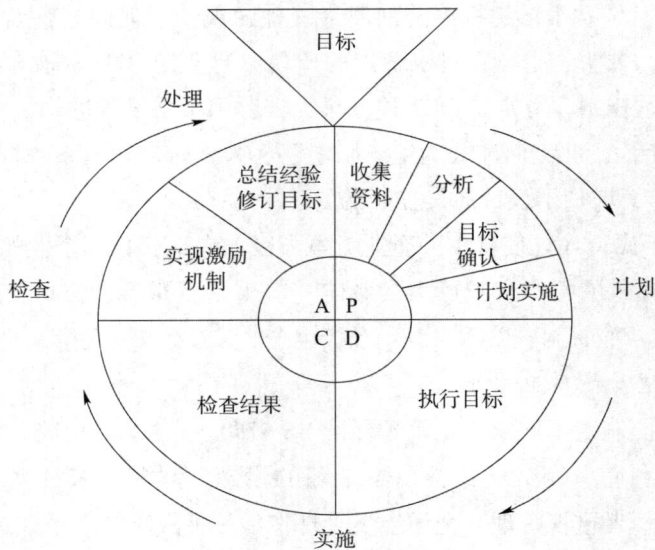

图 2 - 1 - 1　PDCA 示意图

图 2 - 1 - 1 中四个过程不是运行一次就结束，而是周而复始地进行，一个循环完成解决了一些问题，未解决的问题进入下一个循环，这样阶梯式上升。PDCA 循环是全面质量管理应遵循的科学程序。全面质量管理活动的全部过程，就是质量计划的制订和组织实现的过程，这个过程就是按照 PDCA 循环，周而复始地运转。PDCA 循环不仅在质量管理体系中运用，也适用于一切循序渐进的管理工作。

2. 戴明十四条要点的应用

戴明博士在 PDCA 循环中提出了对企业全员的要求，使企业质量管理的水平进入一个新阶段。在连锁药店经营管理活动中，如何应用戴明博士十四条要点对管理者要求，利用品管圈的管理理念，主要有以下几点。

（1）进行长远的药店规划　药店的管理者必须从短期目标的迷途中归返，转回到长远建设的正确方向。药店质量管理是持续性活动，其结果的未知性很强，管理者要在对质量管理的深刻认识上对品管圈活动的结果进行长远规划。

（2）采纳新的管理观念　药店管理者要采用先进的品质管理工具新观念，不能低估改变思想观念的艰难性。连锁药店迫切需要一种科学的管理工具对药店进行不断改革，品管圈理念无疑是适合药店创新管理的选择。

（3）停止依靠大规模检查来达到药店审核标准　药店管理者应明白，质量水平的提高不是来自检查，而是来自植入的源头，系统过程的改进。检查是非常有限的工具，药店品管圈的运用很好地弥补这个缺陷，它不仅有利于提高员工积极性，更是在源头上提高了员工的达成审核标准率。

（4）结束只以药店业绩为基础的单一决策习惯　业绩对一个追求长远发展的药店本身意义并不大，对连锁药店而言，没有好品质管理手法而获得的业绩决策代价往往极高。

（5）持之以恒地改进药店药学服务系统　改进质量水平及提高改进能力，做到可持续地减少成本开支。明确只想改进结果，而不改进系统是在骗自己；控制图和统计过程控制学是药店经营管理中两个重要的手段，前者是强大的系统管理和改进工具，后者是系统管理和改进的钥匙。

（6）建立现代的药店岗位职能培训　培训必须是有计划的，且必须是建立在可接受的工作标准上。对药店员工进行先进知识和管理方法的培训，运用品管圈活动、结合统计方法来衡量培训工作是否奏效，对药店的发展锦上添花。药店管理者必须要改变的重要观点是员工的职能培训不是在制造额外开支。

（7）建立药店领导力管理　领导者的工作不是监督，尤其面对门店区域分散的特点，主要是用领导力来领导。管理的目标是帮助人、环境和设备做更好的工作。要清楚改进是每一个药店领导的重任，品管圈活动的灵魂是团队精神，是一个药店改进的关键变量。

（8）让每一个员工排除恐惧，都可以为药店有效地工作　恐惧感越强，药店员工的工作效率就越差，极度的恐惧感会对药店或社会造成十分不良的后果。品管圈活动要求药店管理者的管理工作所营造的氛围是使员工有胆量去发问，提出问题，或表达意见。

（9）打破门店之间和部门之间的障碍　门店之间和部门之间要用合作代替竞争，推倒围墙。每一门店都不应只顾独善其身，而需要发挥团队精神。跨部门和跨门店的品管圈活动有助于改善设计、服务、质量及成本。

（10）消除打击员工工作情感的考评　药店管理人员的责任必须从单纯的数字目标转化到效率，这意味着要把年度个人目标或绩效考核排名与目标管理等进行适当调整。因为顾客所购买的是更好的产品和服务，一个想要长久发展的药店追求的不仅是利润，更多的是为了服务、健康大众。

（11）鼓励员工学习和自我提高　由于药店发展和结构改善会导致部分工作岗位数目的改变，学习是员工和药店生存的保障，因此所有员工都要不断接受新的训练及持续的再培训。

（12）采取行动，实行转变　药店管理者的另一个职能是号召与带领药店的每一个员工在工作中实现转变。转变不是一件容易的事，药店最高管理层在实现转变中扮演着决定性作用，因为他们比任何人更有影响力。

3. PDCA 循环的特点

PDCA 循环可以使我们的思想方法和工作步骤更加条理化、系统化、图像化和科学化。

PDCA 循环有如下两个特点：

（1）大环带小环，小环推大环，相辅相成　如果把整个连锁药店的工作作为一个大的 PDCA 循环，那么各个门店、部门还有各自小的 PDCA 循环，就像一个行星轮系一样，大环带动小环，一级带一级，有机地构成一个运转的体系。PCDA 循环通过各个小循环的不断运转，推动上一级循环直至整个循环持续运转起来，从而把连锁药店的管理工作有机地结合在一起，如图 2-1-2 所示。

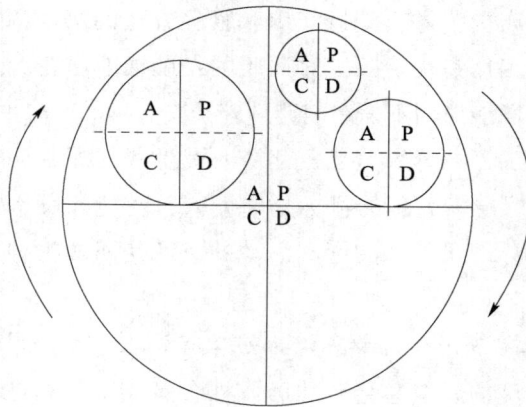

图 2-1-2　大循环

（2）阶梯式上升 PDCA循环不是在同一水平上循环，每循环一次，就解决一部分问题，取得一部分成果，工作就前进一步，连锁药店的管理水平就提高一步，就像在"爬楼梯"一样，每转动一周就上升一个台阶。到了下一次循环，又有了新的目标和内容，更上一层楼。每经过一次循环，一些问题就会得到解决，质量管理水平就会上升到一个新的高度，便会产生新的更高的目标，在新的基础上继续PDCA循环。如此循环，连锁药店经营质量管理问题就会不断得到解决，连锁药店的管理与绩效水平就不断得到改进和提高。图2-1-3表示了这个阶梯式上升的过程。

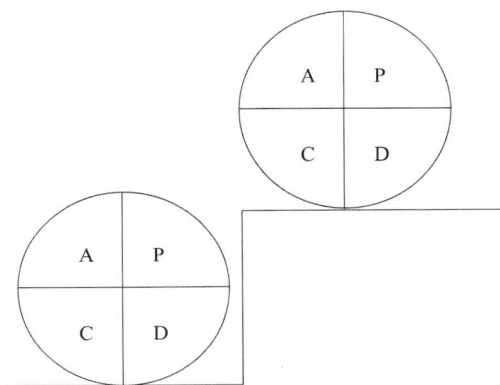

图2-1-3 小循环

三、朱兰质量管理理论

朱兰提出"20世纪是生产率的世纪，21世纪是质量的世纪"。他所倡导的质量管理理念和方法始终深刻影响着世界企业界以及世界质量管理的发展，是举世公认的现代质量管理的领军人物。

（一）大质量观念

朱兰大质量的定义是对标准化生产中"符合性"质量定义的突破，也是对小农经济社会中"适用性"质量定义的创新。"大质量"概念的提出，把"质量"从狭义的产品质量，扩展到包括设计质量、符合性质量、有效性和服务等方面在内的广义质量。

（二）80/20原则

朱兰博士的80/20原则指出：质量问题有80%出于领导责任，只有20%是由于工人的原因造成的。由此可见，管理不善是造成质量问题的主要原因，在进行质量改进时不仅仅是针对产品质量问题，更要针对管理人员的知识、能力和思想观念的变化而改进管理，这样才能收到事半功倍的成效。

（三）质量三部曲

20 世纪 70 年代，被世界各国广为推崇的朱兰"质量三部曲"，即质量计划、质量控制和质量改进，并且每一个过程都有一个固定的程序来实现。

1. 质量计划

质量计划从认知质量差距切入开始。看不到差距就无法确定目标。而这种差距的定位要从顾客的满意度入手。现实中存在的质量差距，主要有以下四方面：第一类差距是理解差距，也就是对顾客的需要缺乏调查理解，提供者对顾客需要的理解与顾客真实需要不一样；第二类差距是设计差距，即使完全了解到顾客的需要和感知，很多组织还是不能设计出与了解到的顾客需要完全一致的产品或服务；第三类差距是过程差距，由于创造有形产品或提供无形服务的过程不能达到与设计初衷完全相符合，使许多优秀的设计遭遇失败，这种过程能力控制的缺乏是各种质量差距中最持久、最难以解决的问题；第四类差距是运作差距，也就是用来运作和控制过程的各种手段在最终产品或服务的提供中会产生副作用。（图 2-1-4）

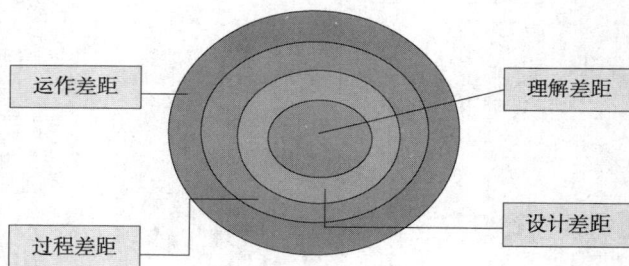

图 2-1-4　四类认知质量差距

2. 质量控制

"质量控制"这一概念的出现将质量实现的方式由"事后检测"逐步扭转为"事前预防"，它包括质量的策划、质量的工具、质量的改进等。朱兰将质量控制定义为：制定和运用一定的操作方法，以确保各项工作过程按原设计方案进行并最终达到目标。质量控制并不是优化一个过程（优化表现在质量计划和质量改进之中，如果控制中需要优化，就必须回过头去调整计划，或者转入质量改进），而是对计划的执行。图 2-1-5 是质量控制的七个步骤。

3. 质量改进

质量改进是朱兰质量三部曲的核心思想，它是指管理者通过打破旧的平稳状态而达到新的管理水平。从图 2-1-6 可以看出，"三部曲"的起点是质量计划，用计划来创建一个能满足既定目标，并在作业条件下运行的过程。计划完成质量改进与质量控制性质完全不一样。质量控制是要严格实施计划，而质量改进是要突破计划。通过质量改进达到前所未有的质量性能水平，最终结果是以明显优于计划的质量水平进行经营活动。质量改进有助于发现更好的管理工作方式。

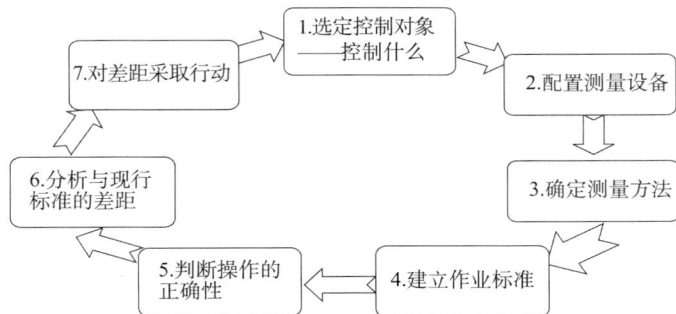

图 2 - 1 - 5　质量控制的七个步骤

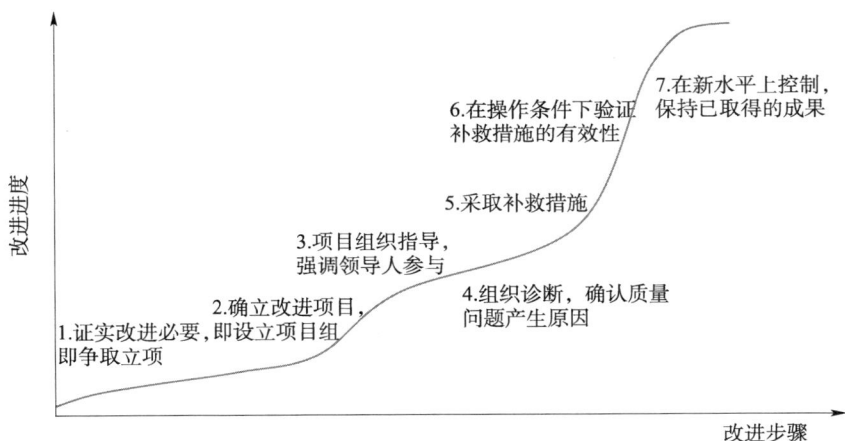

图 2 - 1 - 6　质量改进的七大步骤

朱兰认为，美国存在质量危机的根源之一，就是忽视了"质量改进"而一味强调"质量控制"，这样就会使企业的质量标准固定在原有的水平上。而日本却不同，他们在重视"质量控制"的同时更重视"质量改进"。立足于日复一日、年复一年的不断改进，就可以使日本人使用与美国人相同的设备材料和同样的生产过程，却生产出了更多更好的产品。

四、全面质量控制理论与质量管理小组

（一）全面质量控制理论

1. 全面质量控制理论的形成与发展（表 2 - 1 - 1）

表 2 - 1 - 1　费根堡姆全面质量管理理论思想形成过程

时间	著作	中心思想	历史作用
1951 年	《质量控制：原则、实践和管理》（第一版）	把"质量控制"概念从原先的技术方法提升为管理方法；强调从管理观念出发，将人员关系作为质量控制活动的基本问题；把统计技术看作是全面质量控制计划的一个部分	创造性地提出自己理论的核心观点，从而有力地推动了以后质量科学发展的进程
1961 年	《全面质量控制》（第二版）	1951 年版著作的扩充和发展，"质量控制"（QC）演变为"全面质量控制"（TQC）的系统梳理	成为质量发展史上第一个使用 TQC 术语的学者
1983 年	《全面质量控制》（第三版）	以经济学、工业工程和管理科学为基础，结合当时已经存在的统计和管理方法，应用系统理论开发了一种新的质量方法。总意图是要引导企业的质量管理从"局部"（partial）转变到"全面"（total）	美国质量界 50 年的主流学术思想的一次重大突破在管理方面探索新方向，起到了关键的承上启下作用
1991 年	《全面质量控制》（第四版）	在原先 6 个部分的基础上，增加了第七部分，其内容是：经过长达 40 年质量运动经验证明的"基本原则和方法"；"90 年代 TQC 必须履行的职责"；90 年代全面质量管理十个"目标"；全面质量管理四项基本原理	进一步明确和重申 TQC 效果和长期坚持的关系。"TQC"原理传播给更广泛的管理者和读者，将一部分领先企业的经验总结上升为原理，以满足 90 年代市场竞争的需求
2006 年	《全面质量控制》（第五版）	在总结质量事业发展规律时，他认为质量专业的发展具有螺旋式上升的特点。"十点观念"基础上增加两条：现代质量不再是仅仅关注减少缺陷，而是强调要提升顾客价值；要管理创新	他用质量方法改进传统的国民经济发展模式，具有关系学科建设和国计民生的重大意义

1951 年费根堡姆发表著作《质量控制：原则、实践和管理》（Quality Control：Principles，Practice and Administration）；把"质量控制"概念从原先的技术方法提升为管理方法；强调从管理观念出发，将人员关系作为质量控制活动的基本问题，把统计技术看作是全面质量控制计划的一个部分。他提出的全面质量管理理论和一系列学术观点在国际质量界产生了广泛、深远和持久的影响。他将研究客体抽象成一系列概念，用科学方法定义与指称，把术语作为质量学科领域内表达和限定概念的手段，形成质量理论研究的前提和学术交流的载体。

2. 全面质量控制理论的主要内容

（1）质量思想的出发点　用顾客满意的视角综合、全面定义"质量"。质量应该有多种水平，而不是只有"可接受"和"不可接受"两种；由于顾客的需求和期望是变化的，所以质量是动态的。鉴于这样的认识，管理者的关键任务是在产品发展的不同阶段，确认顾客关于质量定义的演变。因此，改进质量的投入是取得最有效回报的一种明智选择。

（2）质量思想的基本理念 长期倡导、坚持以质量为核心的道德伦理和社会价值。质量工作者应该追求美好、理想的境界，要求专业人员将这些观念传播给企业每个员工，覆盖到企业全范围，贯彻在经营和服务的全过程。要取得顾客完全满意，就要寻找优秀供应商和合作伙伴，实现质量数据有效性，通过质量成本管理扩大销售和增加赢利。质量是由顾客决定，质量是取得投资最大回报的最重要途径和机会，它需要个人和团队的忘我热情工作。现代质量不再是仅仅关注减少缺陷，而是强调要提升顾客价值，要有管理创新，在成功的基础上关注、建立、引导和维护顾客价值。

（二）质量管理小组

1. 质量管理小组的定义与类型

质量管理小组的简称是 QC 小组，是指"在生产或工作岗位上从事各种劳动的职工，围绕企业的经营战略方针目标和现场存在的问题，以改进质量、降低消耗、提高人的素质和经济效益为目的组织起来，运用质量管理的理论和方法开展活动的小组"，是企业全面质量管理工作的重要部分。

2. 质量管理小组的组建及活动程序

QC 小组组建大致有自下而上、自上而下、上下结合三种。为便于自主开展现场改善活动，小组人数一般以 3～10 人为宜。QC 小组活动遵循计划（P）、执行（D）、检查（C）、处理（A）循环程序，实施八个步骤（找出要解决的主要问题、分析产生问题的各种原因、找出主要原因、制定对策、按照制定的对策实施、检查所取得的效果、制定巩固措施，防止问题再发生、提出遗留问题及下一步打算）。（图 2 - 1 - 7）

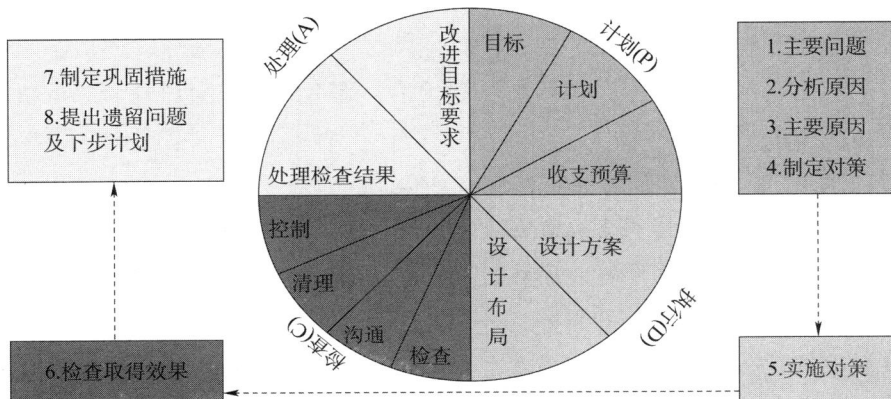

图 2 - 1 - 7 QC 小组活动的 4 个阶段和 8 个步骤

五、质量管理理论和全面质量控制理论在连锁药店的应用

（一）质量管理理论在连锁药店的应用

1. 组织内部管理流程的科学化

当今国内许多连锁药店仍会出现采购成本过高、资金周转缓慢、生产技术落后等局面，大大制约了企业经济效益的进一步提高。所以，必须借助科学管理的手段和方法，抓住内部管理流程的各个环节，实施合理的方案，提高流程的科学化程度。只有技术发展了，管理科学化了，才能更好地提供资源，创下公众好口碑；才能更好地建立起企业的信誉。连锁药店只有在保障产品质量的前提下，不断提高自身的药学服务水平赢取公众的口碑，才能获得经济效益和社会效益双丰收。

2. 员工职能职责分工的人性化

随着现代对于药学服务需求的日益提高，企业内员工各个岗位的需求比例也发生了很大程度的调整和变化。需要更多具有专业药学知识的人才投身到药学服务创新中来，提高和扩大药店的知名度和影响力。所以，企业应该更合理地安排人员，既能做到有效地提高劳动生产率，也能很好地实现员工的自我价值。

3. 药店培训工作的规范化、常态化

药店应该适时地进行员工培训，一方面可以增强员工的技术，另一方面又可以为药店效力，提高竞争力，这也是一个无形的资本。可是当今的很多中小药店，管理者不舍得花钱开培训班，培训的投入严重不足，或者即使展开了培训，员工们也敷衍了事，没能真正落实成效。导致整个企业的培训热情不高，而且缺乏竞争力。

4. 管理者与员工工作精神的创新化

精神是行动的最高领导者，只有在精神上确认了奋斗的方向，才会有动力事半功倍。就一个大型连锁药店而言，如果管理者和员工没有达成一致的目标方向，管理者只关心企业的盈利和发展，不关心员工的具体情况，盲目下达命令，而员工则不顾组织的总体，只为实现自身的生存需要和自我价值，那么组织就会出现公关危机，处理不当还会令企业关门倒闭。

5. 激励制度执行方式的广泛化

当今企业为了鼓励员工按时按量或超额超标完成工作，制定了相应的激励措施。但是制定激励措施也不是随便就能成功且取得预想效果的。我们必须注意措施是否符合公司的利益、是否满足员工的需要、是否实际可行等，这项工作的实施在第三方教育机构比较普遍，在企业内部，其最大特点就是激励措施非常正规。激励制度性的举措，可以让员工有工作的动力，愿意表现得最好，拿到最优秀团体的称号和奖金。所以当制定了一个适合的激励机制，员工就会保持高度的热情和积极性，继而企业也会

因此而受惠，得到更好的发展。

（二）全面质量控制理论在连锁药店中的应用

1. 以顾客为中心，切实确立为顾客创造价值的营销观

（1）提升顾客让渡价值，顾客让渡价值是指顾客总价值与顾客总成本之间的差额。顾客总价值指顾客购买某一药品与服务所期望获得的一组利益，它包括产品价值、服务价值、人员价值和形象价值等，因为消费者看重的不仅是价格，更多的是顾客的让渡价值。

（2）药品作为特殊商品，要注重与用户间的双向沟通，建立顾客信息反馈系统、顾客期望管理系统、快速响应机制等，将顾客从简单的外部型影响元素转化为经营的内部基础。

2. 连锁药店的管理者和员工都树立服务内部顾客的意识

管理者把员工看作是自己的顾客，重视员工需求，积极地与员工沟通，调动员工积极性并通过互相协调的方法促使企业内部员工为顾客更好地服务，最终达到全员参与的目的。日本学者金井正明指出：顾客导向包括外部及内部顾客导向，也正是说明了两者的一致性。把员工当作企业发展动力的真正源头，在企业内部营造一种尊重人、信任人、关心人、理解人的氛围，把员工的发展作为企业经营管理的重要目标，这体现的就是内部营销意识。

3. 最终业绩考核与营销过程考核相结合的考评机制

把员工参与度纳入营销考核的核心。员工要具有主动性、责任心，在工作中能够表现出高度的想象力和创造力。员工不应该仅是企业被动的营销参与者，而应成为企业主动的营销主体、政策的共同制定者和执行者。在营销考评中可将员工参与度纳入考评范围，可建立员工营销信息反应的激励机制，每个员工每年或者每季度都对企业的营销活动发表自己的看法，无论对错，都应得到企业的感谢与鼓励，形成一种"人人重视营销问题"的氛围。

第二节 品管圈概述

一、品管圈的概念与要点

（一）品管圈的含义

品管圈（quality control circle，QCC）就是由在相同、相近或互补之工作场所的人们自动自发组成数人一组的小圈团体，然后全体成员合作、集思广益，按照一定的活动顺序，以 PDCA 管理循环为基础，解决工作现场管理、企业文化等方面所发生的问题，不断改善当前状况的品管形式。

品管圈由日本石川馨博士于 1962 年创立，其倡导以一线部门为中心，组成质量改善圈，共同学习和运用品管方法，讨论、发现、解决工作中存在的问题，最终形成自动自发、自上而下、卓有成效的质量持续改善机制。合理地定义、理解品管圈会使人深刻地认识并灵活运用品管圈，但是如果对品管圈的定义理解不准确，便造成日后实施和推行上的困难，故对品管圈的定义必须把握要点。

（二）品管圈的要点

1. 小团队

品管圈是由工作性质相同或相近的基层人员组成，圈组成员以 6～10 人为宜，若人员过少，头脑风暴法等管理工具则缺少合理施用的环境；而人员太多，众口难调，缺少效率，将会影响讨论的质量。

2. 作为全面品质管理的一环

全面品质管理的范围很广，除了基层员工的品管圈活动外，尚有中层干部的日常管理、高级经营者的方针管理等。不可否认，品管圈活动只是全面品质管理的一环，然而，要做好全面品质管理，品管圈活动是很重要的工具。

3. 自动自发、相互启发

品管圈活动提倡以自动自发的精神，结合所有圈员的智慧，达成圈会课题。在活动中最珍贵，也是最难做到的一点便是圈员们的自动自发精神，如果圈员们是被动或由上到下地督促，则必使品管圈活动的效果大打折扣。品管圈并不是几个人组成一个圈就会很自然地提出构想，改善问题，必须给予相互启发，如购买相关的书籍、杂志或刊物让员工阅读、研讨或轮读、报告等，前期对圈员的培训是必不可少的。

4. 活用品管手法

工欲善其事必先利其器。如没有工具，或不懂得用工具，便无法做好事情。品管圈活动的维持和改善，同样必须用到一些工具，此工具就是手法。手法有很多，对于初学者而言，最常用的是传统七大手法，即查检表、层别法、柏拉图、特性要因图、推移图、散布图及直方图，如果有必要，也可以使用管制图及一些新的方式。

5. 品管圈具有持续性

品管圈活动并不是为了解决某一问题而组圈，当问题解决了就把圈解散。企业的品质管理精髓在于长期管理，形成持续性的品质改进，将不断改进作为最根本的企业文化宗旨，方能达到不断进步的目的。品管圈属于常设性质，长期存在。因为工作的问题无限多，因此必须将问题一个一个地、不断地、持续地解决与改善。

6. 自己的工作场所

品管圈活动所要发掘与解决的问题是以自己的工作场所为主，即以自我检讨、自主管理为重点。不同现场或工作性质截然不同的员工最好不要组成一个圈，因为在讨论问题时将会造成困难。但经过数期活动后，有时候单独一个圈没办法解决问题，而且所谈问题容易牵涉其他部门时，如财务部的圈与营销部的圈互有关联，此时可合并两个圈一起讨论，称之为联合圈。

7. 全员参与，通过团队力量，灵活运用品质管理

企业要获利，并永续经营，实施品质管理是不二选择。实施品管圈活动时，必须有全圈的成员共同参与，共同讨论，才能产生集思广益的效果，因此圈长的任务之一就是要求全体圈员都能参与，全员发言。

二、品管圈的特点

品管圈的特点有很多，主要有普遍性、自愿性、目的性、科学性、民主性、改进性、经济性、发展性以及激励性。

品管圈是全体员工的活动，鼓励所有员工自动自发地参与其中，员工以自愿参加为前提，自我管理，不受行政政策的约束。品管圈利用企业管理科学的统计技术和工具，以解决经营管理过程中存在的问题为目的，涉及的人员主要是企业内部的工作人员，开展的时间主要是工作中的空闲时间，通过集体思考提出解决方案，持续地改进，促进企业的发展。

品管圈是鼓励员工自动自发地参与其中，相互启发、相互鼓励，发现企业经营过程中存在的问题，圈员各抒己见，畅所欲言，提出员工自己的意见建议，在自由民主的前提下向既定的目标前进。

对于员工而言，在品管圈的发展过程中，积极性和能动性得到发挥，在成果的发布过程中，成果被肯定，员工的自信心得到增强，随之的奖励更是提高了员工的积极性，增强了药店的凝聚力，营造了良好的工作氛围。比如在提高顾客到店率的问题上，圈员们看到自己讨论出的结果真正在企业经营过程中贯彻实施，员工会产生自豪感，自然这种自豪感会作用在员工的工作态度上，工作积极，效率得到极大提高，既解决企业经营过程中的问题，又促进品管圈的发展，还增加员工的归属感，形成良性循环。

三、品管圈的起源与发展

品管圈起源于 1950 年 Deming（戴明）教授的统计方法课程，以及 1954 年 Juran（朱兰）教授的质量管理课程。QCC 之父石川馨博士曾说：有人的地方就适合实施品管圈活动，无论是什么行业，什么部门，因为品管圈活动完全符合人的需求。

（一）品管圈在日本的沿革

日本人不只是训练工程师与主管阶层而已，而且是有计划地提高生产力。品管部在美国是很大的部门，成员包括品管工程师、统计工程师和其他领域的专家；而在日本采用的是广泛教导各领域经理品管的方法后，缩减庞大的品管部门以及专门的工程师。

1962 年 4 月，日本石川馨博士在《现场与 QC》杂志创刊词中提倡为激发现场人员自发阅读兴趣，以现场的领班、班长为中心，组成包括自己及下属在内的作业小组，轮流阅读，相互讨论，并使用品管这个质量持续改进的工具应用于现场问题的发掘与解决，其效率与成果十分显著，遂取名为"品管圈"。

1962～1966 年，品管圈风靡整个日本，超过 10000 个品管圈建立并成熟，且展现如下特点：①每圈平均节省费用 3000 美金；②日本整体的质量改善总共达到 3 亿美金的效益；③经理和工程师没有花费多余时间处理跨部门与管理者的营运计划；④分析很多突发的问题，降低变异性与预防突发事件；⑤工作场所运用了很多很棒的管理手法。

（二）品管圈在世界的发展

继日本以后，我国台湾、韩国、东南亚、欧美等 70 多个国家和地区开展了品管圈活动，并形成了国际潮流。为促进世界各地品管技术的均衡发展，提高品管圈活动水准，并获得互相交流的机会，多国举行了世界品管圈交流大会。1976 年 4 月，第一届国际品管圈大会在韩国汉城举行，我国台湾、日本、韩国选派优秀圈参加。1977 年 6 月，第二届国际品管圈大会在我国台湾举办，我国台湾、日本、韩国均派圈参加。1978 年 10 月，在日本东京举行的国际品管圈大会，除我国台湾及日本、韩国外，更有新加坡、巴西、马来西亚及美国的品管圈参加，足见品管圈活动是一种被世界公认为有效的现场人员的改善活动。1983 年 9 月，在台北举行了第八届国际品管圈大会。在本届大会上，除我国台湾、日本、韩国外，我国香港、新加坡、马来西亚、菲律宾、印度、泰国等国家和地区的品管圈总部亦签名，决定加入并具有日后轮流举办国际品管圈大会的举办权。至 2001 年 10 月，由我国台湾主办的国际品管圈大会在台北国际会议中心举行，共计有来自世界 15 个国家和地区的千余位国际友人参加。

1. 品管圈在我国台湾地区的应用与发展

台湾日光公司在 1968 年率先推行品管圈活动，其后中南纺织厂也积极参加推行活动。1970 年 8 月，先锋企业管理发展中心聘请石川馨、狩野纪昭与先锋企管中心董事长钟朝嵩等，同时在台北、高雄举办台湾第一届品管圈成果发表大会。"问对问题，找到真因，用对方法，通过团队力量和智慧，把最简单的事做到极致；成年累月下来，大家都能变成专家。"这句话对台湾企业持续推动团结圈活动的精神做出了最佳诠释。

品管圈活动在台湾经历了一个适应发展的漫长过程，1971～2015 年，台湾的品管圈活动经历了萌芽期、成长期、茁壮期与成熟期。如今为配合台湾产业发展趋势，除有更多新兴电子产业外，行政机关、服务业与科研院校单位也开始导入，并不断提升服务质量。

2. 品管圈在我国大陆的应用与发展

20 世纪 70 年代，北京内燃机总厂在学习日本全面品质管理经验后，诞生了我国第一个"质量管理小组"。我国于 1978 年开始有计划、长期地开展全国性品管圈活动，经"中国质量协会"推动，于次年开始进行每年一次的全国性质量小组发表大会。至 2004 年共计 128 万圈，1000 多万名职工参加，累计至 2003 年，为企业创造可计算的经济效益高达 3884 亿元。在天津、浙江、海南、江苏等省市的品管小组活动收到很好的成效，调动了医务人员主动进行质量管理和控制的积极性，达到了持续改善医疗服务质量的目的。

1978 年我国开始有计划、长期地展开全国性品管圈活动，其活动名称定为"质量小组"。

1979 年我国成立了质量管理协会，成立后积极推进小组活动。在"中国质量协会"的推动下，每年举行一次全国性质量小组发表大会。

1987 年五部委颁发了《小组活动管理办法》。1997 年我国大陆约有 1500 万大中型企业职工经过 QC 的培训，约占国有大中型企业 5000 万职工的 30%。进入 21 世纪，为使小组活动深化，加强了技术指导，专门培训了初、中、高三级活动诊断师，提供咨询、指导与评价，使活动更加科学、严谨与有效。

2006 年提出《开展"创新型"课题小组活动实施指导意见》。全国从 1980 年至 2010 年，累计注册小组达 3101 万个。

2010 年中国质量协会修订了《全面质量管理（第三版）》，2013 年编写了《质量管理小组理论与方法》，提供了最新的培训教材。在科学的品管圈活动管理中，我国的多个企业不仅提高了整体基层管理素质，而且取得了改善工作效益、降低时间成本、预防突发问题等成绩。

（三）品管圈在医疗领域的应用

我国台湾地区是引入品管圈的先行者，20 世纪 90 年代中期，我国台湾地区的医疗卫生机构开始逐步引入品管圈活动，1999 年，台湾"财团法人医院评鉴暨医疗品质策进会"筹备了第一届"医品圈发表暨竞赛活动"，2000 年竞赛活动正式进行，此后，台湾地区医疗界品管圈活动盛行开来，定期举办医疗质量圈比赛。台湾医疗产业投入不遗余力，其医疗质量得到了大幅度改善，同时相关的从业人员管理素质也得到一定程度的提高。

1993 年开始，我国大陆有少量医院开始在护理部门尝试进行品管圈活动。

2004 年海南省首先在全省二级以上医疗机构内部普遍开展品管圈活动，取得了明显的成效，刘庭芳大力推行品管圈在医院的应用，部分医院开始品管圈应用，至 2009 年海南省开展了 1000 多个品管圈活动，数量为当时全国品管圈活动的两倍，并取得了较为醒目的成绩。而后海南省将品管圈活动推向所有二级、三级综合医院，专科医院，民营医疗机构等，同时将开展品管圈活动列入全省医院评审标准。由此推动了国家对于品管圈活动的重视，国家卫生行政部门将现代的管理工具以及追踪方法一起写进了医院评审评价标准中。2011 年，卫生部将"应用现代管理方法与工具改进医疗质量"写进了我国医院评审标准。目前，越来越多的医院加入到品管圈的行列，从最先的护理质量改进到药事管理、手术室及医院质量相关管理，应用范围日益扩大。

2013 年由清华大学主办、清华大学医院管理研究院承办的"首届全国医院品管圈大赛"在北京举行，全国 21 个省市的医疗机构组圈参赛，通过多种形式，全面展示了品管圈活动的成效，并借此机会成立了"中国医院品管圈联盟"，深入研究品管圈活动中的症结及难点，扩大品管圈的数量和质量，为医药事业的发展保驾护航。2014 年，上海举办了"第二届全国医院品管圈大赛"，参加的圈数和人数较第一年有增无减，场面较为壮观。截至 2016 年 6 月，通过中国知网等查阅到品管圈研究始于 1981 年，在前几年研究并不是太多，但从 2008 年开始逐渐引起重视，并逐年增长，2015 年已达到 1985 份文献研究数量，见图 2 - 2 - 1。

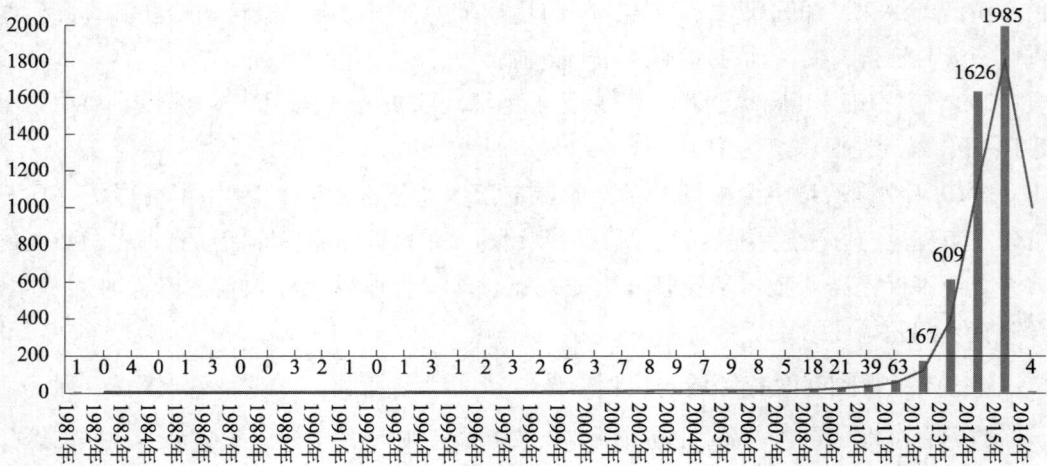

图 2 - 2 - 1　品管圈研究历年文献数量变化情况汇总

随着对品管圈研究的深入，品管圈相关研究点已形成了庞大的研究领域，涉及面越来越广，研究内容见表 2 - 2 - 1。而且品管圈的跨学科研究发展迅猛，已深入到公共卫生与预防医学，药学等多个学科，并衍生出多个交叉学科主题，多个渗透学科及对应的研究主题见表 2 - 2 - 2。可以看出，品管圈研究涉及面很广，门诊药房、药学服务等都得到重视，从文献综合情况看来，这些医院均取得显著效果，明显促进了质量和效率的提高。实际上，提供药学服务的主体为社会药店的执业药师，但这方面的研究是个空白，如何加强连锁药店的品管圈管理成为一个值得探讨的话题。

表 2 - 2 - 1　品管圈研究相关点启动时间与数量汇总

研究内容	研究起止年份	最热年份（发表文献量）
品管圈活动	2008 ~ 2016	2015（202）
护理质量	2011 ~ 2015	2015（91）
满意度	2009 ~ 2015	2015（68）
健康教育	2010 ~ 2015	2014（65）
护理管理	2009 ~ 2015	2015（62）
依从性	2011 ~ 2015	2015（70）
质量管理	2001 ~ 2015	2014（45）
手术室	2009 ~ 2015	2015（53）
住院病人	2012 ~ 2015	2014（43）
门诊药房	2008 ~ 2015	2014（22）

表 2 - 2 - 2　品管圈研究领域主题统计表

学科	交叉学科主题
临床医学	护理质量、依从性、手术室、住院病人、护理人员、非计划性拔管
公共卫生与预防医学	品管圈活动、满意度、健康教育、护理管理、手卫生、知晓率
药学	门诊药房、药学服务、住院药房、口服药、静脉药物配置中心、静脉调配中心
应用经济学	持续改进、风险管理、服务质量、全面质量管理、管理研究院、工作现场
建筑学	质量管理、质量控制、安全管理、现场管理
教育学	健康宣教、自我管理、管理模式

　　2015 年 11 月 8 日，中国药学会药事管理专业委员会和中国药品监督研究会药品流通监管研究专业委员会联合在厦门举办"第一届药学品管圈研讨会"，来自我国、美国和台湾地区的众多专家在国际性研讨会上针对药学领域如何开展品管圈活动进行了系列研究，首次提出了"药学品管圈"概念。

　　药学品管圈研究内容涵盖了药学学科领域，包括药品研发、药品生产、药品流通和药品使用等与药品活动相关的众多环节。中国药学会药事管理专业委员会和中国药品监督研究会药品流通监管研究专业委员会联合于 2015 年 11 月 8 日在厦门召开第一届药学品管圈研讨会，参加人员 150 人；2015 年 12 月 25 ~ 26 日在沈阳召开第二届药学品管圈研讨会，2016 年 5 月 14 ~ 15 日在天津召开第三届药学品管圈研讨会，2016 年 8 月 6 日在乌鲁木齐召开第四届药学品管圈研讨会，2016 年 10 月 22 ~ 23 日在济南召开第五届药学品管圈研讨会，共计 1300 多人参会。药学品管圈研讨会，每届人数处于不断上升趋势，参会人员包括生产企业、流通企业、医院和高等院校等。2016 年 12 月 24 日在哈尔滨举办了第六届药学品管圈研讨会，会上评选出五个优秀品管圈案例，十个优秀组织奖。2017 年 3 月 31 日在北京召开了第七届药学品管圈研讨会。

第三节　药店品管圈概述

一、什么是药店品管圈

1. 药店品管圈的含义

药店品管圈（drugstore quality control circle，DQCC）就是由工作相同、相近或互补的药店从业人员自动自发组成数人改进工作质量的团体。一般由 6～12 人组成圈，全体圈成员合作、集思广益，按照活动程序，活用品管手法，解决药店营业运营中发生的问题和完成药店预设目标，追求不断改善工作现状的管理形式。

开展药店品管圈活动的目的是为适应我国医药卫生体制改革逐步深入，提升药店在药品质量、药学服务、药物警戒监测和经营管理等方面的水平和能力，不断改进药店的经营管理模式，保障老百姓的用药安全，药店基层的工作人员自发地组织起来，在 PDCA 循环管理的基础上，灵活运用品管相关理论和工具，全员合作，各抒己见，按照一定的步骤，讨论、发现、解决药店现场管理问题，不断提升药店的质量管理水平。

在药店中，以往的管理模式为店长提出或部署方针，药店各部门员工按部就班，若遇到问题，只需如实向上反映，由领导提出处理办法，员工并不参与。而品管圈活动主张在和谐、自由开放的气氛中，让员工的想象力和表达创造力得到最大的发挥。通常的药店品管圈活动讨论会，大致一个月聚会两次，一次 1～2 小时，可利用时间很多。一般来说，每一个改善的药店品管圈主题目标，从提出问题到解决问题，并达到初定目标，时间以不超过 6 个月为宜。达到的结果及改善的过程，均以品管手法里的图表来表示，成果卓越的品管圈经遴选后可在药店的品管圈成果发表会上参加竞赛。

2. 药店品管圈的核心要素

（1）圈组成员　圈组成员是由同一连锁药店的工作人员组成，不管是店长、执业药师、管理人员，还是一般员工都可以自主地组织起来成立品管小组。

（2）活动主题　每次药店 QCC 活动都会有一个明显的主题，应围绕药店的方针目标和现场存在的问题，在药品经营管理、优化取药流程、改进药学服务等多方面来选择课题。

（3）活动目的　每次活动都是为了改进药店运营中存在的问题，目的是提高效率、效果和效益，降低成本或减少差错等。

（4）**活动方法**　多应用现代组织管理科学的统计技术和一种或几种工具作为解决药店运营中出现问题的方法。

二、开展药店品管圈活动的重要性和必要性

（一）开展药店品管圈活动的重要性

日前，国家食品药品监督管理总局官网发布了《2015 年度食品药品监管统计年报》，年报中指出，截至 2015 年底，全国共有零售药店 451654 家，连锁药店快速增长了 3973 家，连锁药店规模快速增至 451654 家。庞大的连锁药店遇到品管圈这个先进、成熟且活泼的品质管理理念和文化时，所收获的效益远出人之意料。

1. 创造出尊重员工、尊重人性的组织环境

依据著名管理学者马斯洛（Abraham Maslow）提出的需要层次管理理论（need hierarchy theory）。通过药店品管圈活动的团队互动，可满足药店员工第三层次以上的需要，即社会需要、尊重需要与自我实现需要。因此，在满足员工对生理及安全的需要下，药店品管圈活动有效地推动，提高员工品质意识与解决问题的能力，自我管理，尊重人性，鼓励员工多动脑，多提改善意见，营造出愉快的工作环境，进而改善药店工作质量，追求自我提升，且为药店节省和降低成本，达到繁荣昌盛的目的。

2. 发挥员工不可预知的潜力

可以这样说，药店工作人员是拥有无限资源的宝库。药店品管圈活动就是激发人的灵魂的活动，它的前提是信任，以信赖药店员工为基础，让员工主动地不断地激发自身潜能，提升自身能力，并以基于的能力为药店的长远发展进行协作，这是药店品管圈的另一个魅力所在。

3. 紧随国家政策，不断追求创新

2016 年是实施"十三五"规划的开局之年，也是推进结构性改革的攻坚之年。实行药店品管圈活动一方面贯彻执行了国家政策方针，另一方面使药店创新动力持续提升，激发了企业家精神。药店品管圈活动的引进，正是体现了药店大胆摒弃因循守旧的观念，主动抓住药品市场的机遇，营造良好的工作环境，形成不断进取、不断创新、不断进步的质量提升，创新了药店文化氛围。

（二）开展药店品管圈活动的必要性

在日常经营中，药店会遇到方方面面的问题，往往我们不知道真正如何去解决问题，问题出现的原因有哪些，甚至不知道主要的问题在哪里。因此，一家药店，众多问题中涉及的是药店策略层面的问题、经营层面的问题，还是门店作业层面的问题，作为药店不同层面的管理者，首先，要明白问题所涉及的药店层面；其次，要发动该

层面的管理和实施者去解决问题，列出主要问题的清单；再次，要清晰地找出问题真正的原因；最后，要找出解决的方法。在管理者精力有限的情况下，调动员工的积极性，改善工作中遇到的相关问题，引入品管圈文化和理念，将会使药店处于一个持续完善和改善的环境中。

药店品管圈的引进，不仅能够发挥品管圈独特的优势，而且还可助推我国连锁药店不断前行。连锁药店每天都会面临诸多问题，但是事有巨细，如何从繁杂冗多的工作中，找到本质问题并实施正确的应对策略才是关键。

第一，策略层面临的问题包括连锁药店的扩张路径是兼并收购，还是开设门店；是降低价格销售参与竞争，还是提高服务质量；是区域发展，还是全国布局；是成为领域内领头羊，还是跟随者；第二，职能层面临的问题包括突然性的客流量下降、客单价下降、毛利率低、库存积压、近效期药品增加的问题；第三，作业层面临的问题包括当面对即将开展促销活动时，会员卡办理少、顾客对营业场所不满意、对店员的接待方式评价不高、主推某药品很明显等的问题，以及连锁药店门店淡季如何经营，这种情况下提高营业额有什么技巧，如何在短的时间内做出最有效的决策？不管是连锁药店的管理者还是门店负责人都会为追求进步，突破营销之道，实现利益最大化等问题而深思。药店品管圈就好比一根链条，环环相扣，从门店店长到连锁药店总部职能部门的管理者都应该清楚地认识到这根链条的意义。每当我们遇到问题，要进行决策的时候，常常只想要一个简单的答案：目前的情况怎么样，好还是不好。往往很多人都无法立即回答这个问题，这是因为对情况、形势不了解，其获取信息具有单一性和片面性。要在最短的时间内做出决策并执行，我们急需一种有效的管理方法来科学运用，而药店品管圈活动的引入便可以十分有效地解决许多难题。

三、品管圈对药店和员工的意义

药店店员是连锁药店中是直接接触顾客最多的群体，也就是说，在零售过程中，最基本的数据和信息都是从门店店员手中获取，科学地引进品管圈活动，在遇到难题确定课题后大家集思广益，全体合作，便可得到令人叹为观止的决策结果。借助药店品管圈活动，除了改善工作品质，解决药店存在的问题外，更重要的是对员工进行品管手法的教导，使改善工作变成一种负责的工作游戏，在改善过程及成果体现出来后，让其惊讶并享受此种成就或成果，从而达到鼓舞士气的目的。

（一）品管圈对药店的意义

1. 使管理工作由浅入深

药店品管圈活动对于促进药店各部门的负责人和品管圈参与者的进步有着巨大的作用。通过对圈员问题意识和解决问题能力的培养，提升服务质量，提高工作效率，全面降低运营成本，达到组织解决问题、持续不断改善工作的目的。虽然品管圈是改善工作现场的问题，但在药店从事品质管理工作的过程中，工作问题的改善促进了工作流程的改善，减少了运营的成本，提高了产品或服务品质。长期下去，可使管理活动由浅入深，由点至面，全面改善连锁药店的现状。

2. 改善工作现场，提高产品及服务质量

大多数品管圈的改善主题都在于如何改善在营业现场中所遇到的问题，以及如何改善提供产品或服务的质量，服务的好坏决定一个连锁药店能否顺利满足零售市场的需要，是一个药店生存发展的重要前提，因此改善营业工作现场，提高药学服务质量是品管圈活动最基本的优点，常见的例子有提高药店会员数量，提高门店顾客满意度等。

3. 提高生产水平，降低成本

除了提高自身产品或服务的质量，改善工作现场存在的问题外，品管圈活动的另一个重要作用就是在于降低药店运营的成本，通过品管圈圈员的头脑风暴，基层的员工能够更加容易地发现经营工作中可以节约成本的地方，经过这样的品管圈活动，可以节省大量的资金，常见的例子有降低药品经营损耗的件数，提高药品库存的周转率等。

4. 加强组织管理

经过药店品管圈活动，组织内部的管理也会相应地得到强化，在药店品管圈的活动进程中，一些习惯的养成和质量管理意识的形成，对于一个组织的管理有很大的好处，例如在品管圈活动过程中，圈会的召开在一定程度上培养了员工按时出勤、积极发言的习惯，在品管圈活动的过程中大多采用自主自发的形式，以头脑风暴为主要手段，培养员工的自主思考、相互间交流讨论的意识。

5. 形成良好的企业文化

成功的药店品管圈活动必然要有药店各个部门员工的积极参与和支持，一个药店的全体员工共同积极地参与一项活动，通过紧密的合作和团结互助，增进员工间的友谊，形成积极和谐的企业文化。

在品管圈活动的实施过程中，通过员工个人能力的发挥，可以体现一个员工的个人价值，通过药店品管圈相关的培训和活动进程中经营问题的改善，营造一种不懈追求精益求精的全面的持续改善品质的人文环境。品管圈通过制定圈名、圈徽的形式，体现药店团结互助、积极乐观的办事态度，有助于药店健康发展。

6. 营造积极向上的环境

一个好的药店品管圈活动可以引发下一次品管圈活动的创意，品管圈活动是一个长期的、持续的改进过程。长期进行品管圈活动不断地改进药店经营活动中发现的各种问题，会使一个药店建立一种积极向上、和谐共赢的药店文化。同时，在品管圈活动的过程中，圈员们的感情得到升华，培养了圈员间的友谊，一个和谐的工作环境也是一个药店十分需要的。

（二）品管圈对药店员工的意义

对于刚刚引入品管圈的药店，或是对于一个从未接触过品管圈活动的员工来说，向员工强调品管圈活动对于个人的益处是十分必要的，员工了解了品管圈活动对于自身的好处，才能够有参加品管圈活动的积极性。总结起来，对于个人的益处有如下几个方面。

1. 锻炼员工自主解决问题的能力

品管圈的活动过程是一个理性解决问题的过程，通过对科学改善手法和改善工具的运用，员工自主解决问题的能力将有一个显著的提升。在传统的管理模式中，大多是主管负责制定解决问题的对策，基层人员负责执行。在药店品管圈活动中由圈员选定主题并自主拟定对策，遇到问题由全体圈员共同决定解决办法，一改传统模式中完全依赖部门主管提出改善方案的管理方式，这样做不但能提升员工解决问题的能力，而且通过锻炼圈员解决问题的能力，使整个药店解决问题的能力得以增强。

2. 锻炼自身，提高工作能力

药店品管圈活动在发现问题，共同研讨、解决问题的过程中，对于一个员工的团队配合能力、发现问题的能力有着巨大的提升，这些能力都是日常工作生活中必不可少的。积极地参加药店品管圈活动，有助于个人的成长以及经验的积累。

3. 增进知识，增强创造力

品管圈活动是一个改善的过程，也是一个学习的过程，参加药店品管圈活动能够积累在药学服务专业和药品质量管理两个方面的知识和经验，同时，在品管圈活动中，通过积极地发言，共同思考，也可以使员工的思维活跃，增强员工的创造力。另外，可以有机会接受训练，学习到品管圈知识及计算机软硬件的应用，在团队里不断充实自己并得到成长。

4. 和睦圈员间关系，增进同事友谊

品管圈能够营造一种和谐互助的工作氛围，品管圈活动是一个自动自发的、积极向上的活动，积极参加药店品管圈活动能够增强员工的归属感，可以与圈员产生共鸣，增进友谊。大家一起改善工作环境及工作方法，使工作方法更轻松，工作流程更流畅。与大家一起协力合作，彼此结交更多的朋友，有助于营造工作场所愉快的气氛，增强人际关系，提升与同事相处的愉悦度。参加过药店品管圈活动的员工往往可以养成合作共赢的习惯，因此参加过药店品管圈活动的员工更能够与同事保持和睦。

5. 发展自我

这是品管圈活动最能够说服一个人加入的原因之一，品管圈活动不仅可以锻炼一个人的工作能力和基本素质，更能够丰富一个人的阅历，使员工在晋升过程中少走弯路。一是能体现药店员工在本岗位工作的重要性与职责，因而对自己的工作更感到自豪；二是可以改善员工的个性，养成专心处理问题的能力，提高工作效率；三是改善了个性，养成专心处理问题的能力，这些品管圈的经营也可以应用到家庭生活上，对自己的家庭与生活的影响潜移默化；四是品管圈会议中可以有机会在大众面前讲话，表达自己的思想和观点，意见被重视，可实现自己的理想，获得自信心；五是优秀品管圈可获得奖金、奖状、奖品等奖励。

（三）品管圈在连锁药店应用的意义

1. 可规范管理制度，保障管理活动的开展

品管圈活动在连锁药店管理中的应用基础是建立健全完善的管理制度，为药店管理水平的提升做充足保障。所以，品管圈活动在药店的应用，作为药店来说，首先应当针对品管圈活动充实技术和管理力量，设立专职人员负责品管圈活动的管理、监督以及指导等工作，并根据实际需求开展工作，进而使药店形成一套从上而下的品管圈活动网络，同时，品管圈活动的管理内容应当具体划分到每个部门，并实施与绩效考核挂钩的制度。

2. 加强安全与管理的结合，并在药店管理中实施

品管圈活动的宗旨和目的、质量管理理念等应当是与企业安全管理相互呼应的。这是因为药店管理当中，安全与管理是相互影响的，药店生产和运营质量必须依赖于安全，一旦丢失安全，药店管理将会失控。因而，品管圈活动在药店管理中的实施途径还需要加强安全与管理的结合，这就要求在企业开展品管圈活动过程中，应当及时有效地发现管理过程中的不安全状态和危险因素，并通过调查、分析、对策制定等采取有效方式扫除安全隐患，实现安全与管理的结合，保障品管圈活动的顺利进行，借此实现药店管理质量的提升。

3. 加强员工素质提升

人力资源是药店发展的原动力，更是品管圈活动的重要组成部分，品管圈活动要在药店管理中顺利实现，还需要通过品管圈活动不断提升员工素质。药店应当在品管圈活动的开展和管理过程中加强药店员工的素质培养，这不仅是实现管理方法和管理知识的深化，更重要的是更新工作理念、科学知识和管理方法，进而提升员工的业务能力，达到品管圈活动成果科技含量的提升。与此同时，品管圈活动应当朝着广度和深度发展，向管理和服务的全过程进行延伸和渗透。此外，在品管圈活动的开展过程中，要广泛采取交流形式进行培训，实现全体员工工作素质能力的提升。

4. 加强创新品管圈活动

品管圈活动本质上是针对连锁药店现有管理能力和管理方式进行革新、改进以及探究的一个流程，它采用循环理论进行多次探寻，实现新领域的探索，保障药店管理能力和水平的提升。品管圈活动应当对药店管理过程中涉及的新理念、新流程以及新领域等实施创新，并构建品管圈活动的创新途径，从实际提出管理能力和经营模式、流程的创新方向，最终让品管圈活动能够在不断循环和更新过程中实现作用的发挥。

四、药店品管圈类型

（一）问题解决型药店品管圈

何谓问题？问题＝应有状态或目标－现状的水准。

即当现状的水准与目标有差距时，以既有的做法为前提，设法解决其差距的活动。应有状态的内容包括计划、指令、标准、法令、想法、战略等，应有状态与现状一致时，似乎不是问题，但如果提升"应有状态"时，也就成为了问题。问题伴随着药店营业和发展中的每一天，解决问题是人们有价值的思考。问题不仅是成功的向导，也是成功的催化剂，同样是衡量成功质量的重要指标。药店品管圈对问题的看法及解决问题的方法是建立在药店品质管理这一管理理念之上的经营应对路径。一般情况下，目前药店所进行的品管圈主题大多数是问题解决型。

1. 问题解决型药店品管圈的特点

（1）顾客第一　自古就有"得民心者得天下"的说法，"顾客第一"直接说明就是经营管理的结果要合乎药店消费者的要求，明确当下所做的问题解决型品管圈活动是有益于药店消费者，如掌握市场的需求，完善药学服务品质保证制度，建立药店售后服务体系，完善执业药师职责等。

（2）以 PDCA 循环为基础

P：决定解决药店该问题的目标或标准，以及如何达成目标的方法，完成的时间点。

D：按照计划所确定的方法和完成时间，有规划地实施行动。

C：将实施后最终的结果与前期的计划目标进行比较，确认差距或效果。

A：利用工具进行差异化分析，找出真正原因并采取相应措施。

（3）基于现场的收集　基于事实要求药店品管圈活动的开展是在药店内部进行的，决定了品管圈小组的人员范围，收集药店经营相关数据，使用手法与工具分析数据，最后判断并整理出要因。

（4）重视过程　依据真实的过程分析得出准确的结论，往往对药店的质量改善起到良好的作用，如果分析并未依据药店的真实情况，而仅靠主观的臆造，得出的结论意义就不大。

（5）重点导向　根据药店的真实状况，在确定需要解决的课题时，应该有一个选择项目的标准：① 被认为达成计划目标的效果较高的项目；② 被认为当前状况下迫切需要改善的项目；③ 根据上级计划分配下来的目标中，作为重点对待的项目等。

（6）区别与分析　在收集到的庞大数据库中，通常都有不同性质的数据混在一起，将数据按照性质不同进行分类的做法叫区别；在认为是同类型数据后，经过仔细观察和解析，这个过程就叫分析。

（7）再发防止　问题解决型的药店品管圈活动中，对已解决的问题需要采取再发生防止的对策，彻底消除根本原因，以防止同样问题再度频繁发生。

（8）标准化　周期化的药店品管圈活动取得成效后，方可申报上级，制定出标准化的规章制度，此步中要注意的是规定内容要具体，重点应明确，为使效果最大化应充分利用图表工具等。

2. 问题解决型品管圈解决问题的内容分类

（1）按药店问题差距分类　按照问题的差距，可以把问题分为需要解决的紧急类问题、改善类问题和预测类问题，类型区别见表 2 - 3 - 1。

表 2 - 3 - 1　问题解决型品管圈解决问题的内容分类

序号	问题类型	内涵	应有状态	现在状态	问题意识
1	紧急类问题	看得见的问题	已经了解 已有制度	已了解 已有制度	药店已有制度，效果没有达成，制度本身与实施监管和考核意识
2	改善类问题	需要寻找和发现的问题	发现、寻找、思考	和"应在状态"对照，使之清楚	药店与"现有机会"与营业效果对应的问题意识
3	预测类问题	创新的问题	做预测、创新	预测将来的状态	药店与"未来机会"对应的问题意识

① 紧急类问题的解决　按照药店相应规章进行工作，并解决与维持目前良好状态所发生的问题，即是药店管理问题的解决，如提高顾客满意度等。

② 改善类问题的解决　想要突破现状，开创更有效率、更轻松的工作方法，更愉快的工作环境，更有效率的卓越成果等。

③ 预测类问题的解决　这类问题需要新发现，创新地考虑未来可能发生的问题。

（2）按问题所在层次分类　营业层问题、管理层问题、结构层问题。

① 营业层问题　是门店对营业差距的认识而产生的，是现状与通常水平之间的差距。

② 管理层问题　是连锁药店现状与期待水平之间的差距。管理层问题是由于对目

标更高的期待而产生的，是为某药店众多突破而产生的。

③ 结构层问题　是关于药店战略和现状与"理想水平"之间的差距问题。

药店结构层问题的思考将直接影响药店管理层的问题认识，对药店管理层问题的思考将左右门店营业层面可能发现和改进的内容；另一方面，解决药店营业层面的问题，将为解决药店问题提供重要基础和参考，药店管理层问题解决获得的经验，也将为药店结构层问题的思考提供重要的基础和参考。

（3）问题的来源种类

① 问题来自内部　绝大部分来自连锁药店或门店内部，且药店具有高度控制的情形。

② 问题来自门店内外两方面　如果要解决，必须与另外的部门进行配合。

③ 问题来自外部　几乎没有药店内部因素存在。

（二）课题研究型药店品管圈

1. 课题研究型药店品管圈的特点

课题研究型也叫课题达成型，是指将新业务的开展、现状的突破、魅力品质的创造等各类课题以一系列步骤研究完成的方法。课题研究型的实施步骤，具体有主题选定、课题明确化、目标设定、方策拟定、最适策追究、最适策实施与检讨、效果确认、标准化、检讨与改进等。

1996 年，在日本东京举办的第十届国际质量大会上，将开拓与适应新业务、突破现状、魅力质量等三种具有创新意义的挑战性选题，区分定义为课题研究型，并推出了课题研究活动的 7 个步骤。到 2014 年，我国开始尝试导入课题研究型品管圈活动。

课题研究型的课题明确化步骤主要包含项目掌握、现况把握、设定期望水平、设定期望差值、攻坚点确定等阶段，通常采用的方法有：5W1H、4M（人、机、料、法）；传统品管手法（包括查检表、柏拉图、系统图等）；VOC（顾客声音）等；最适方策探究主要分为探讨实施顺序、期待效果预估、障碍（副作用）的预测及事前防范对策的探讨、选出最适方策四个阶段。最适方策探究过程所采用的品管手法多样，运用难度较大，因此需特别注意。

2. 问题解决型与课题研究型品管圈的区别

问题解决型与课题型研究品管圈两者的区别主要在于立意不同、过程不同、结果不同、方法不同。

（1）立意不同　"课题研究型"立足于创立新的产品、项目、软件、方法、模式等；"问题解决型"是在原有基础上的改进与提高。

（2）过程不同　问题解决型与课题研究型品管圈两者都以 PDCA 管理思想贯彻其中，但过程不相同。"课题研究型"是以把握药店现状—制定目标方案—执行目标方案—检查目标方案—总结的步骤完成；"问题解决型"是以发现药店问题—分析存在问题原因—解决问题—总结的步骤完成。

（3）结果不同　"课题研究型"是从无到有，即品管圈在活动前不存在的事件或产品，经过圈成员活动后成为提高工作效率或增加经营业绩的增值点，活动结果可能还不是很完善，但对满足当前或未来的工作起了一定的促进作用。"问题解决型"是在原有的基础上提高或者降低，是逐步达到更加完美的结果。

（4）方法不同　"课题研究型"运用更多的是非数据分析工具，如头脑风暴法、亲和图、系统图等。

"问题解决型"是以数据分析工具为主，非数据分析工具为辅，如查检表、柏拉图、鱼骨图等。

综上所述，问题解决型课题与课题研究型课题是药店解决不同问题的两种不同开展活动的思路与形式，课题内容与活动过程决定药店品管圈类型。

（三）药店品管圈的其他类型

品管圈课题类型与主题来源，可根据品管圈活动的特点和活动内容，将品管圈活动分为以下五种类型，主要内容比较见表2-3-2。

1. 现场型品管圈

现场型品管圈是以现场管理改善为核心，改进店内管理人、药、器材、法环等要素中的一个或几个方面，例如如何处理近效期药品，如何改善药店内经营环境，格式布局等。

2. 攻关型品管圈

攻关型品管圈是以技术或市场模式的主题攻关为核心，进行某一方面的技术和经营管理的突破改进活动，如周期较长的经营方式改进、管理步骤改进、人员素质提高、品类缺陷改进、服务设备改进等，适用于经营转型、技术开发、设备更新等部门工作场所。

3. 服务型品管圈

服务型品管圈是以改善药学服务质量为核心，推动药学服务标准化、程序化、科学化，提高药品零售服务经济效益和社会效益为目的。例如如何提高药店消费者的合理用药意识，如何提高药店员工对工作的兴趣度，如何提高顾客满意度，如何提高执业药师服务水平，降低药店消费者抱怨率等。

4. 管理型品管圈

管理型品管圈是以改善管理质量和水平为核心，提高管理效能为目的。例如怎样提高药店工作人员与消费者的沟通效率和效果，如何增强药店员工的培训效果，如何降低药店管理费用，如何减少或杜绝用药安全事故等。

5. 创新型品管圈

创新型品管圈以工作创新为核心，涉及技术、管理、服务等工作。例如怎样激活药店冬眠会员卡的问题，如何创新微营销模式等。

表2-3-2 药店五种品管圈类型的比较

类型	特点	周期	使用场所	难度
现场型	以门店营业现场管理改善为核心，改进营业场所管理人、机、药、法、环等要素中的一个或几个方面；课题小，问题集中，解决速度快，容易出成果	短	设备改善等销售、品质、设备、仓库等部门工作场所	一般
攻关型	以技术或流程课题攻关为核心，进行某一方面的技术的突破改进	较长	销售、技术、开发、设备等部门工作和营业场所	较大
服务型	以改善药学服务质量为核心，推动药学服务标准化、程序化、科学化，提高药学服务经济效益和社会效益为目的	有长有短	销售、人力资源管理、行政等部门工作场所	一般
管理型	以改善管理质量和水平为核心，提高管理效能为目的，涉及药店经营管理的各方面活动	有长有短	采购、物料、设备、行政、人力资源等部门工作场所	较大
创新型	以工作创新为核心，涉及技术、管理、服务等工作。活动结果从无到有，不需要对历史状况进行调查，关键点在于突破口的选定	长	营销创新技术开发、营销、人力资源管理部门等工作场所	较大

五、开展药店品管圈活动的误区与注意事项

(一) 开展药店品管圈活动的误区

药店品管圈远非工具与方法这么简单，品管圈在我国推广至今，在一定程度上改变了管理人员和行政管理者的管理理念，由当初的不懂、观望到积极地导入进来。药店品管圈的出现，弥补了药店传统管理方式的不足，实现了药店管理的闭环模式，变管理单轨为双轨，将药店管理行为由抽象变为具体，由单独管理者决策到基层积极参与和主动实施。

品管圈之于药品零售行业远非工具与方法这么简单，它更是一种品管文化的象征。表面上看来，品管圈是一种改善品质的工具，但在频繁使用过程中，连锁药店门店店员不再将自己仅定位为自上而下制度的忠实执行者，而是现场问题的发现者，更是分析与解决问题的管理者，实现了从"要我做"到"我要做"的转型，进而将一线圈员的智慧上升为整个药店的制度规范。但随着时间推移和越来越多的实践过程中，问题逐渐浮出水面。

1. 主题选定误区

圈组将评价法作为品管圈"主题选定"的常用方法是很常见的，然而在执行过程中，圈组却存在四大误区：评价维度缺失、评价维度定义不统一、评价维度不准确、评价维度缺乏权重。

以评价维度定义欠准确为例，我国大陆开展品管圈活动是在借鉴台湾地区先进经验的基础上，直接引进了台湾地区品管圈活动的某些元素。在应用"评价法"进行主题选定时，绝大多数圈组选用了"上级政策"作为评价维度之一。然而，此指标在我国大陆的适用性有待商榷，其主要表现为以下两个方面：一是指代含义不明。对于"上级政策"指的是国家的宏观政策、地方的区域政策，还是药店自身的发展政策，并没有明确判定。二是与政策相符并不一定代表领导层对特定主题的重视，落实到具体问题时，领导或许对直接影响药店生存、发展的一些问题很重视。在实际操作中，绝大多数圈组由圈内成员自行收集候选主题，但在主题选定步骤上圈组都遇到了较大困难，圈员思路受限时难以提出备选主题。

在采用评价法进行主题选定时，应将"领导重视程度""圈能力""重要性""本期达成性"作为最基本的四个评价维度，同时针对不同的评价维度进行相应的权重赋值，必要时还需引入圈外评价，保障主题选定的科学与合理。

2. 要因选择误区

品管圈的科学之处是将定性与定量相结合，弥补了传统的以经验为主的管理模式。原因解析中通过头脑风暴、集思广益找出所有导致问题的原因，并通过投票评分的方式选出要因。但是，圈员通过评分选出的要因含有太多主观判断，并没有经过现场收集的数据进行验证，这些要因不一定是真正的原因。在药店品管圈活动的应用中，我们要保证的是找出真正的原因，切不可加入太多的主观判断。所以，在药店品管圈的引进中，要注意强化店员规范化培训，促进药店品管圈圈员能够系统掌握品管圈的原理和各种品管手法的使用，更新观念，开放药店品管圈活动的范围度。

3. 对策拟定误区

在药店品管圈活动找出真因后，往往存在提出的对策没有验证阶段，就直接过渡到对策实施阶段，缺少了对策拟定评价的环节。这个环节中要注意需要把对策进行整合和排序，完善对策制订流程，建立标准化对策评价体系。

4. 标准化误区

标准化是在品管圈制定实施对策有效的基础上，制定新的标准书或者手册，用现有新的标准去替代原有规章制度中已不适用的标准，实现对规章制度的修订和完善，或者连锁药店管理中没有该方面的规则，但是在门店普遍存在该问题的前体下，需要起草新的标准制度。然而，制定的标准只有与药店的规章制度进行整合，才可以成为药店普遍适用的标准，才能在相关部门真正落实使用。而这个整合，需要药店主管部门的审核和批准。而如果未进行整合，这会在经营管理实务作业中带来问题和冲突。

（二）开展药店品管圈活动应注意事项

1. 培养药店文化，确定"药店精神"

连锁药店的方针目标也就是所谓的"药店精神"，当1个药店确立了这样1个精神时，才能使员工有了明确的目标，才能改变员工的思想意识，才能使员工焕发出蓬勃的生命力、创造力。现代的管理学认为，药店成败已经不完全取决于严格的管理制度，还取决于"药店精神"的形成和发挥，因此，"药店精神"构成了药店生存的基础和发展的动力。"药店精神"的培育与药店领导者的素质和作风紧密相关，尤其是创业时期的领导人，其身体力行、言传身教，对"药店精神"的定型起着关键作用。药店文化可以理解为药店的观念形态、文化形式和价值体系的总和，是药店员工信念和凝聚力的体现，即以人为本，以"诚""信"为基础的药店文化。药店的领导者如果管理有方，措施得力，在药店中建立了具有鲜明个性和独特风格的药店文化，确立了1种能够使药店领导与全体员工上下一心、目标一致的"药店精神"，那么药店管理一定会成功，经济效益一定会提高。

2. 领导要重视并倡导全体员工开展 QCC

QCC源于基层，产生于班组，它是"在工作岗位上从事各种劳动的员工，围绕药店的方针目标或营业现场存在的问题而组织起来开展活动"的品管小组，所以必须要动员所有员工积极、热情地投入到开展药店品管圈活动中去，而这一基本要素又必须是药店领导或主管人员有足够的重视程度，因为领导重视品管圈活动，注重质量管理，品管圈活动才会如虎添翼。

3. 加大工作岗位培训力度，充实品管圈技术力量

我们常说的"质量兴业"实质就是"人才兴业"，质量的提升标志着药店员工素质的提升，药品零售业不同于其他零售业，与其相伴随的药学服务是必不可少的，因此药店员工的岗位再教育是连锁药店管理发展中必不可少的有机组成部分，也是提高品管圈质量的保证。邓小平曾说过："忽视教育的领导者，是缺乏远见的、不成熟的领导者。"因而，落实岗位再教育的任务是领导者担负的责任，只有这样才能促进员工教育和药店发展的良性循环，才能更充实品管圈的技术力量。

4. 加大对品管圈成果的奖励力度

品管圈活动的成果如果能给药店带来系列效益，而药店领导者又能给参与品管圈活动的人员以精神奖励和物质奖励，必定能调动员工的工作热情和积极性，从而形成品管圈的良性循环，创造出更高质量的成果，带来增倍的效益。加大对品管圈先进设

备和办公设施的添置，改善工作环境，增加技术智力投资，就更能使品管圈活动起到事半功倍的作用。

　　成功的品管圈案例分享，可使连锁药店在第一个成功后，继续进入第二圈持续改善活动，并给其他人员做出示范，带动、培养和训练更多其他圈，一个圈找出一个主题，思索并解决一个问题，于是便会思索下一个，再下一个，最后成功地解决部门内一个又一个的问题，引起连锁药店职能部门内一个又一个的仿效，自然就可以普及品管圈活动。药店若举办品管圈的成果发表大会，就可以让所有员工有更多机会发表成果并彼此分享。总而言之，药店品管圈活动是在尊重人性的基础上，开发无限的脑力资源，是推动连锁药店质量管理不断提升的有效模式。

第三章　药店品管圈的导入与推行

药店品管圈就是由在相同、相近或互补之工作场所的药店从业者自动自发组成数人一圈的小圈团体,然后全体成员合作、集思广益,按照一定的活动顺序,活用品管手法,来解决工作现场管理、文化等方面所发生的问题及课题,达到改善业绩目标的品管形式。

药店品管圈是药店进行质量管理中的重要组成部分,如何在药店有效推行药店品管圈活动,是我们需要思考的问题。

第一节　药店品管圈的导入

每个活动的进行都离不开一个组织的推动,药店品管圈也不例外。简单来说,药店品管圈活动的推行离不开以下几个过程,如图 3 – 1 – 1 所示。

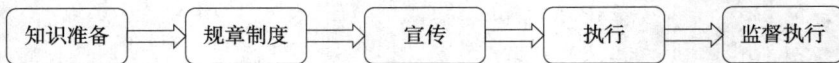

知识准备 ⟹ 规章制度 ⟹ 宣传 ⟹ 执行 ⟹ 监督执行

图 3 – 1 – 1　药店品管圈的导入步骤

可以根据药店具体情况,对图 3 – 1 – 1 五个过程进行规划,引导企业形成药店品管圈文化,从药店品管圈推行步骤,可以看出以下步骤包含了以上五个过程:①组建药店品管圈推行委员会;②识别、诊断药店原有的质量管理体系;③在相关人员的帮助下进行培训,制定初步的药店品管圈制度;④培训者对所有人员进行药店品管圈的初步培训;⑤药店进行大规模的宣传、培训、试运行;⑥药店组圈,进行具体的培训;⑦药店管理者领导以及辅导员长期跟进改善。

一、药店管理者品管圈理念意识的培养

(一) 识别动机

任何事情开始之前,都有一个动机,药店品管圈活动的导入也不例外。这个动机可能是唤醒休眠卡,也有可能是解决药品近效期问题;这个动机有可能是连锁药店总

部提出，也有可能由门店提出，不论由谁提出这个问题，药店管理者对于这个活动的理解和支持最重要。如果有药店的管理者不同意药店品管圈活动，就要使其充分了解药店品管圈活动所带来的实际效用，将其说服后再开始实施。

（二）使药店管理者充分了解

随着医药分开改革的发展，药店的发展迎来自己的黄金期。政策的发展给药店带来机遇的同时，也带来了巨大的挑战。如何在日益激烈的市场竞争中脱颖而出，在同质化严重的药品零售市场吸引顾客，质量改善活动的概念应运而生，药店品管圈的概念走入了大家的视线。

随着北京等地医药分开政策的试运行，医院不再以药养医，药价进一步降低，消费者对于药品购买的选择增多，促进了药店的进一步发展。同时面临着同质化严重的药品零售市场，药店需要进一步提高自己的服务水平和质量，形成自己独有的特点。通过药店品管圈活动，自下而上地发现自己存在的问题和不足，使药店员工合作、集思广益，按照一定的活动顺序，活用品管手法，来解决工作现场管理、文化等方面的问题和不足，达到改善业绩，提高市场占有率和认同感的目标。

1. 药店品管圈的导入作用

为什么推行药店品管圈？药店品管圈活动能给药店的发展带来什么样的改变？药店管理者应当充分明白品管圈导入的作用，才能自发进行品管圈的推广，从而使整个药店高度重视药店品管圈的导入。药店品管圈的导入对于药店的作用主要体现在以下几个方面。

（1）增强药店的综合实力，提高药店竞争力 药店品管圈是全面的质量改善活动，通过全面的质量改善活动，查缺补漏，寻找经营管理过程中的优点和不足，促进药店的进一步发展，在竞争激烈的药品零售业市场占得一席之地。

（2）提高药店整体绩效，创造良好的企业文化 药店品管圈活动改善了药店的工作流程，节省了大量的人力、物力和时间，为药店节约物料以及资金，提高工作效率，主张团队精神，创造了良好的工作氛围，形成了优良的企业文化。

（3）促进药店的体制改革，赢得消费者认同 随着药品零售业的发展，消费者对于药店的要求已经不仅仅是提供药品，还要求提供基本药学服务，药店品管圈可以促进药店的体制改革，为消费者提供满意的药学服务，赢得消费者的认同。

（4）开发员工潜能，为药店提供源源不断的人才 药店品管圈活动主张全员参与，在品管圈活动中开发员工的潜能，培养员工的团队精神以及创新意识，树立员工企业的责任心以及归属感，增强员工的工作能力，为药店建立强大的人才后备军力量。

2. 药店管理者品管圈意识的培养方法

品管圈极具实践意义，那么我们怎样使管理者充分明白这些呢？

（1）使药店管理者充分了解药店品管圈活动的方式多种多样。为使管理者对于药店品管圈有初步的了解，可以向管理者提供一些药店品管圈活动的书籍或者一些药店品管圈活动的成果展示会资料。

（2）参加一些药店或者医院领域的药店品管圈成果交流会，听听已经推行药店品管圈活动的药店或者医院的成果，更容易使管理者接受药店品管圈活动。

（3）去其他药店参观学习，倾听其他公司的经验都是能够让药店管理者接受药店品管圈活动的有效方法。做好这些基本活动，才能更好地在药店推行药店品管圈活动。

二、药店品管圈导入的准备

（一）药店全体人员的教育培训

当管理者充分了解了药店品管圈，并决定在药店推行品管圈活动后，接下来的任务是使全公司的员工接受教育培训。

教育培训的目的在于使全公司的人认识了解药店品管圈，使公司自上而下对于药店品管圈产生浓厚的兴趣，产生统一的正确观念，并且彼此之间能够进行有效的沟通。

为保证药店品管圈活动的正常进行，推行药店品管圈活动之前必须保证管理层观念及想法的一致。药店管理层是保证药店品管圈活动正常推行的关键前提之一，一知半解的管理层可能导致品管圈活动推行困难重重，甚至导致品管圈活动向一个错误的方向发展，失败或者事倍功半。

对于管理层的培训以 6～10 个小时为宜，可分 3～4 次进行。培训的目的在于使管理层充分认识药店品管圈，主动推进药店品管圈的进行。首次培训主要以药店品管圈的定义、目的和实际效用为主，第二次培训介绍药店品管圈各个角色的任务以及职责，药店品管圈的实施步骤是培训的主要环节，需要的时间比较多，所以第三次培训时间可能长一点。第四次培训以实战演练为主，培训人员针对药店现存的某些问题，组成小型药店品管圈，就实际问题进行探讨，学习药店品管圈的步骤以及手法的同时，解决药店存在的问题。实践是检验认识真理的唯一标准。药店品管圈活动的教育培训不仅有理论教学，还应该有实践教学，因此实战演练必不可少。

对于基层员工的培训也是如此。基层员工是药店品管圈的基本参与者，对药店品管圈的兴趣非常重要。对于基层员工的培训在初次培训介绍药店品管圈活动的意义、作用以及实际效用的同时，可侧重于药店品管圈活动对于自身的好处，包括自身能力和素养的提升等，其他与管理层的培训相同。

（二）药店品管圈推行委员会的成立

经过第一节中的讲述，整个连锁药店从基层的店员到总部的管理者对于药店品管圈都有了初步了解和认识，此时对于药店品管圈的兴趣较大，趁热打铁，在现有的人员基础上以质量部和人力资源管理部为主，各个部门为辅，成立药店品管圈推行委员会。品管圈推行委员会的秘书长可以是质量部和人力资源部各出一人担任，各个部门出一个人担任委员。等到品管圈活动的成果得到大家的认可后，可以成立专门的品管圈推行委员会，由专人负责。在全公司进行药店品管圈活动，必要时可以派遣部分委员会成员参与一些药店品管圈的交流大会，或者去其他的药店、医院、企业等进行参观交流。

（三）药店品管圈的宣传与推广

"酒香也怕巷子深"，实践证明，如何做好宣传工作，药店员工不仅需要踏实工作，也要积极对外宣传，展示自身的风采，员工对宣传报道的认识提高了，宣传推广工作才能有声势、有力量、有广度、有层次地运转起来，才能更好地搞好宣传和推广工作。只有这样，我们才能把药店品管圈活动搞得有声有色。

药店品管圈的宣传活动主要采取以下几个活动：

1. 举办标语大赛以及海报大赛

大赛参与对象为全体药店员工，比赛的内容要求根据药店品管圈的特点、推行步骤以及推行过程的注意事项设计成标语。宣传页和标语需要新颖、有特色，并体现出品管圈的精神，药店的每个员工都可以参加评比，优秀者在整个连锁药店的评比中胜出。

2. 举办圈徽和圈歌设计大赛

既然是药店品管圈的活动，肯定需要设置以品管圈为参与主体的比赛，圈徽和圈歌设计大赛应运而生。两者的参与主体是每个药店品管圈都可以，要求圈歌和圈徽要体现自己品管圈的精神与特色，圈徽为自己品管圈使用的圈徽，圈歌不仅要求自己品管圈使用，还需要所有圈员进行演唱，在整个连锁药店进行相关的优秀评比活动。

3. 新媒介和 POP 宣传

优秀的宣传从来不单一，在这个信息爆棚的社会，网络宣传是最有效、最经济的宣传方式之一。做好药店品管圈活动，网络宣传必不可少。做好网络宣传可以从 QQ、微信、微博以及网页进行宣传。药店可以通过公众号等方式及时推送药店品管圈的最新消息，鼓励员工进行评论以及转发，开设专门的版块，欢迎员工畅所欲言，发表自己的意见看法。

（四）药店品管圈活动的试运行

根据药店品管圈"自动自发"的原则，连锁药店鼓励各门店积极报名，并将选定的主题提交药店品管圈推行委员会。药店品管圈推行委员会根据选定主题的评价标准：问题的迫切性、重要性、可行性、政策性以及圈员完成任务的能力，选出各门店作为药店品管圈试运行小组，通过教育培训与实战演练等，开始实施药店品管圈活动，此时药店品管圈活动开始实施。

在药店品管圈试运行小组中，门店店长等主持圈会，连锁药店总部全力支持，使药店品管圈能够正常运行，圈员对于药店品管圈活动保持极大的热情，为药店品管圈活动的正式运行提供经验和信心。

（五）药店制定推行的章程

没有规矩不成方圆。在部分门店进行药店品管圈活动试运行阶段，连锁总部也应该采取行动，制定相应的活动章程。总结试运行阶段出现的各种问题以及经验，包括主题的选择，圈员、圈长的选择，开会的时间和地点，甚至加班费的问题等，都应该一一列出并提出相应的解决方案。

试运行阶段结束，药店品管圈活动的正式章程就应该提出。有了章程和活动规则，药店品管圈活动就可以正式提出并提到推行日程上。

活动没有具体的实施细则就会杂乱，凡事随心所欲是导致活动失败的原因之一，因此章程一定要明确细致，不要含糊其辞。章程的提出一定要慎重，每一条都需要反复讨论和推敲。

（六）药店品管圈的正式推行

药店品管圈就是由同一个工作场所或做同类工作岗位的人，为了解决现场工作或者同类工作问题，提高工作绩效，自动自发地组成一个团队（圈），然后团队成员分工合作，应用品质管理的手法，进行各种分析，解决工作场所的问题，以达到改善业绩的目标。工作人员参与药店品管圈活动需要秉承自愿自发的原则，保证参与药店品管圈活动的工作人员对药店品管圈活动都抱着极大的兴趣，这样才能保证药店品管圈活动的积极发展，提高药店的质量管理水平。药店不要强制员工参加药店品管圈活动，不仅不能解决药店存在问题，还会引起员工的反感，得不偿失。

（七）药店品管圈的注册登记

药店品管圈的注册登记制度有助于药店总部更好地了解各职能部门，各门店的药店品管圈推行进度以及已经取得的成果，对各个药店品管圈进行更好的协助培育，促进药店品管圈活动的进一步发展。

药店品管圈活动鼓励员工自动自发地参与其中，一开始需要面对药店品管圈数量较少的问题，当活动取得明显成果后，注册数量就会增多，从而带动整个连锁药店的发展。脚踏实地推行药店品管圈活动，各药店以及职能部门就会慢慢活跃起来。

三、药店管理者品管圈导入的内容

（一）推行药店品管圈的目的

药店圈活动一般是药店的工作性质相似或者一致的基层员工参加，由员工或者管理层发现药店经营中存在的问题，加以探讨解决；通过标准化使管理合理而稳定，品质得到保证。

药店推行品管圈的目的有如下几项：

（1）组织连锁药店品管圈的同事，以药店品管圈活动为中心，一起学习、思考，使工作现场的管理水平不断提高；

（2）通过药店品管圈活动，改善人际关系，创造良好的人际氛围，通过合作，解决工作过程中遇到的问题，提高自信心，提高员工的团队士气；

（3）发现药品零售工作中存在的问题，应用品管手法，开会讨论，解决问题，提高员工的品质意识以及发现问题、解决问题的能力；

（4）在药店品管圈活动过程中畅所欲言，发表自己的观点和看法，相互启发，相互学习，增强员工的自我提高和自我培养的意识，建立学习型组织；

（5）通过药店品管圈活动，锻炼圈长以及圈员的能力，提高他们的技能和素养；

（6）通过药店品管圈活动，有助于发现具有领导才能的员工，为有能力的员工提供晋升的机会和空间；

（7）积极参与药店品管圈经验交流大会，去其他企业参观学习，扩大员工视野；

（8）有助于改善药店管理机制，提高药店竞争力。

（二）药店品管圈的实际效用

药店品管圈活动的效果显著，主要表现在对药店、员工两个方面带来的收益。

1. 品管圈活动对药店改善的作用

（1）建立强而有力的职场　药店品管圈活动可以提升管理人员的领导能力，使员工相互尊重，士气高昂，通过药店品管圈活动解决工作过程中的问题，职场工作顺利，建立一个强而有力的职场。

（2）建立良好的人际关系　通过药店品管圈活动，员工之间的相互接触增多，彼此之间相互了解，不但可以减少工作之中的意见冲突，而且可以建立轻松愉快的工作氛围。

（3）维护职场高昂的士气　根据梅奥的人际关系学说，影响员工士气的因素包括组织因素和非组织因素。工作环境、效率以及人际关系都是影响士气的原因。药店品管圈活动建立了良好的人际关系，职场士气高昂。

（4）改善工作职场　职场工作人员最了解职场的实际状况。过去职场作业人员按照管理层的要求去做，但是管理层只是按照惯例布置任务，有可能合理但是不符合工作职场的具体环境，现场问题不易被改善。

药店品管圈活动由基层员工去发掘职场中存在的问题，自己去发现、去探讨、去解决，因此药店品管圈活动使工作职场不断得到改善。

（5）挖掘员工智慧　群众的智慧是无限的，药店品管圈使药店品管圈中的每一个人都有提出问题、发表意见以及解决现场问题的机会，所以药店品管圈活动把每一个人的智慧都动员起来，应用到职场中。

药店品管圈活动能够培育员工的主人翁精神，自动自发地发现职场中存在的问题，主动地想出对策解决问题。

（6）改善药店的服务水平　在药店品管圈活动中使药店的品质管理持续改善，提高药店的服务水平，提升顾客满意度，节约运营成本，提升药店的知名度，建立药店品牌，树立顾客口碑。

（7）降低人员的流动率　在药店品管圈活动中，锻炼了员工发现问题、处理问题的能力，肯定了员工的个人能力，提供了员工升职空间，降低了人员流动率。

2. 品管圈活动对药店员工的改善作用

（1）提高药店员工工作的积极性和主动性　药店品管圈活动鼓励店长和店员自动自发地参与，增强了员工的主人翁精神，提高了员工的工作积极性和主动性。

（2）增强药店员工责任心和敬业意识，增强服务意识　在药店品管圈活动中，员工提出问题和解决问题，主动参与，责任心和敬业意识得到提高。员工参与决策，工作热情和互助精神不断增强。

（3）增强门店员工合作精神，提高组织和沟通能力　药店品管圈活动可以改善团队的人际关系，增强员工之间的彼此了解，团队合作意识在合作中提高。尤其对于连锁药店，门店与门店之间有地域上的距离，日常交往不多，通过品管圈活动可以增加彼此之间联系，提高组织和沟通能力。

（4）提高分析问题和解决问题的能力，提高员工技能和素质　药店品管圈活动鼓励员工发现问题，并为之提出解决方案，使员工分析问题和解决问题的能力得到提高。在发现和解决问题的过程中，员工必须通过不断学习，佐证自己的观点，自身的技能和素养不断提升。

（5）增强品质意识和独立改善工作问题的能力　员工在药店品管圈活动中不断发现问题，并运用品管知识和技能提高质量改善活动，员工的品质意识增强。员工有机会接受系统的培训，学习品管知识以及一定的计算机基本操作技术。应锻炼员工的"问题意识"以及独立改善工作问题的能力，促使员工不断成长和充实自己。

（三）药店品管圈标准

药店品管圈同一工作场所或者工作相互关联的人员自动自发地进行品质管理活动所组成的小组，在实施过程中药店品管圈要注意以下几点：

药店品管圈活动小组的人员需要工作性质相似或相互关联，圈员可以包括药店管理者、技术人员、基层管理人员以及药店店员。每个圈人数以 3～10 人为宜，人数过多意见不易统一，可能出现部分员工不发言的状况，人数太少，对策提出不够全面，头脑风暴法达不到预期的效果。

药店品管圈的参与要秉承着自动自发原则，药店的领导不能强迫员工参加，非自动自发参与，员工便表现不积极，对于药店品管圈不够关注，导致药店品管圈活动流于形式，或走过场，成果将大打折扣，成为部分员工的个人舞台。药店可以提供实施品管圈活动的条件以及为参与药店品管圈活动的员工提供激励措施，以此鼓励员工自动自发参与药店品管圈活动。

每次的药店品管圈活动需要有一个明确的主题，主题需要与药店经营管理有关，内容范围广泛，可以涉及药店发展的方方面面，只要有实际操作意义，都可以作为药店品管圈活动的主题。

药店品管圈的方法有很多，主要是药店品管圈的品管方法，多是应用企业管理科学的统计技术和工具的一种或者几种方法，后文中详细介绍。

（四）药店品管圈精神

实施药店品管圈活动的效果可以很显著，但如果对药店品管圈的精神了解不够细致，会造成药店品管圈活动效果不明显，因此了解药店品管圈活动的精神对于药店品管圈活动的顺利实施起着重要作用。

从最初 X 理论中消极的人性观点，人是懒惰的，工作是为了生活，到 Y 理论中积极的人性观点，人天生勤奋，勇于承担责任，我们看到了管理观念的发展。连锁药店门店地理位置分散，零售员工众多，仅靠强制的制度或者人员的监督无法顾及到药店发展的方方面面。药店品管圈就是基于 Y 理论，通过激发人性的管理，尊重人的天性，使个人目标与药店的目标相一致，给予员工更大的发挥机会，激发员工对工作的积极性，使员工们畅所欲言，发表自己对于药店发展问题的观点和看法，培育员工的主人翁精神，创立良好的工作氛围。

关于人的潜力问题，苏联学者衣凡·叶夫莫雷夫说过"人的潜力之大令人震惊，我们可以迫使大脑开足一半马力，我们能毫不费力地学会四十多种语言，把苏联百科全书全部背下，完成十几所大学的课程"。一个形象的比喻，说明了人的潜力之大，在药店品管圈活动中，尽可能地开发员工的潜力，使人的潜力得到最大的开发。

药店品管圈活动是尊重人性和民主的，每个人在药店品管圈活动中都可以畅所欲言，通过民主的方式对所有的观点进行探讨。通过药店品管圈活动，激发大家的潜能，相互启发，努力学习，使创意被发现、采用。在药店品管圈活动中，所有人可以展现自己的能力，提出属于自己的创意，将创意化为现实，变不可能为可能，解决药店发展中遇到的问题，提高自身的能力和素质。

现在部分药店管理机制不完善，没有作业标准，员工每天工作随意性大，缺乏步骤和规范，或工作按部就班，缺乏活力。若使药店品管圈活动参与到经营管理过程中，可以鼓励员工自主参与，自主学习，独立思考，有助于员工开拓视野，向管理层提出具有积极性、建设性的意见。员工参与到药店的管理，提高了员工的责任感与使命感，提高了工作积极性，改善了药店制度不健全问题，创造了良好的工作氛围，药店竞争力自然得到提高。

（五）药店品管圈圈名的确定

圈名反映药店品管圈活动精神，大家在分享某药店品管圈的活动成果时，第一眼看到的就是药店品管圈的圈名，是药店品管圈的门面，因此圈名的设计一定要新颖，并有内涵。

1. 圈名设计原则

圈名的设计由全体圈员共同讨论决定，在设计时应当遵从易读易记的原则，只有这样才能发挥其识别和传播功能；圈名的设计可以遵从以下原则：一是暗示原则，可以暗示产品属性，可以暗示药店品管圈活动关注的问题角度；二是启用联想的原则，让大家产生关于药店品管圈活动的美好联想；三是与圈徽相结合，加强药店品管圈的整体效果；四是适应环境，不只是药店品管圈所处的客观条件，还包括社会文化环境，应适应药店的组织文化。

2. 圈名设计种类与作用

圈名设计的方法有很多种：一是以药店的名称进行命名，易于识别；二是以服务精神命名，反映药店品管圈人员的精神风貌；三是以经营地点命名，增强地域感；四是以美好的愿望命名，包含圈员的美好愿景；五是以新奇幽默命名，有助于记忆和美好的联想。

（六）药店品管圈圈徽的设计与确定

圈徽设计与确立的目的是介绍药店品管圈和宣传药店品管圈的名称和宗旨，引人注目，增强药店品管圈成员的归属感。

圈徽的设计讲究造型美观，字体端正易认、多样化和艺术化。圈徽设计的方式主要有以下几种：一是文字式，宣传药店品管圈的名称和研究方向；二是文图型，与圈名相互结合，增强药店品管圈的影响，加深记忆；三是形象性，体现药店品管圈特色。

（七）药店品管圈圈歌的谱写与确定

圈歌的谱写与确认主要是增强药店品管圈的正式性，增强圈员的归属感，使圈员更好地融入到药店品管圈活动中。

圈歌的制定可以有以下几种方式：第一种是可以选择现有的、符合药店品管圈精神或者宗旨的歌曲直接作为圈歌，其优点是圈员易于记忆和歌唱；第二种是选取积极向上的歌曲的谱子，圈员自己作词，歌词的内容与药店品管圈活动要紧密联系，体现药店品管圈的文化、精神以及自己的特色；第三种是由圈员自己作词谱曲，最能体现药店品管圈的特色，把药店品管圈的美好愿景、药店品管圈的文化等一一展现。

总而言之，这三种方法各有所长，但是也不可避免地存在问题，相对而言，第一种不能很好地表现圈员对于药店品管圈的理解，第三种较难，短时间内无法完成，第二种方法适合大多数药店品管圈的情况。

（八）药店品管圈的特点

药店品管圈的特点有很多，主要有普遍性、自愿性、目的性、科学性、民主性、改进型、经济性、发展性以及激励性。

药店品管圈是全体员工的活动，鼓励所有员工自动自发参与其中，员工以自愿参加为前提，自我管理，不受行政政策的约束。药店品管圈利用企业管理科学的统计技术和工具，以解决药店经营管理过程中存在的问题为目的，涉及的人员主要是药店内部的工作人员，开展的时间主要是工作中的空闲时间，经济成本较低，效果显著，经济效益明显。

药店品管圈鼓励员工自动自发参与其中，相互启发、相互鼓励，发现药店经营过程中存在的问题，比如近效期药品的问题，圈员各抒己见，畅所欲言，提出员工自己的意见、建议，在自由民主的前提下向既定的目标前进。

药店品管圈活动是通过员工提出工作中存在的问题，比如在药品销售过程中顾客的满意度低的问题，圈员通过集体思考提出解决方案，并持续改进，促进药店的发展。

对于员工而言，在药店品管圈的发展过程中，积极性和能动性得到发挥，在成果的发布过程中，成果被肯定，员工的自信心得到增强，随之的奖励更是提高了员工的积极性，增强了药店的凝聚力，营造了良好的工作氛围。比如在提高顾客到店率的问题上，圈员们看到自己讨论出的结果真正在药店经营过程中贯彻实施，员工会产生自豪感，这种自豪感自然会作用在员工的工作态度上，工作积极，效率得到极大地提高，既解决了药店经营过程中的问题，又促进了品管圈的发展，还增加了员工的归属感，形成良性循环。

（九）药店品管圈的教育培训

良好的开端是成功的一半，对于药店品管圈而言，教育培训就是它的开端，教育培训的效果事关品管圈活动的好坏，因此教育培训的内容以及时间都需要仔细斟酌。

开展品管圈活动，首先需要知道什么是品管圈活动以及为什么要进行品管圈活动。所以，首先进行的是药店品管圈的概念、起源、发展以及意义、精神等的教育培训，具体培训内容我们已经在前面讲述，对于药店中管理者的培训，可以通过邀请专家、学者或者专门的顾问公司进行，专业的讲解有助于其更好地理解品管圈活动，以身作则，促进药店品管圈的发展。对于大多数的基层员工而言，专业人员不熟悉药店的具体情况，演讲难以引起之间的共鸣，培训效果反而不如药店管理者来得好。

完成基础的教育培训后，随之而来就是技能培训。技能培训主要包括药店品管圈的活动步骤、质量改善手法以及进行药店品管圈成果发布会的方法，具体的培训内容见表3-1-1。

表3-1-1 药店品管圈技能培训

序号	课程名称	课程内容	小时数	参与人数
1	QC 七大手法	掌握品管七大手法的应用手法	6	圈全体成员
2	新 QC 手法	了解新品管七大手法的应用	6	圈全体成员
3	5S 方法	5S 实施的基本方法	6	圈全体成员
4	QCC 活动方法	说明整个 QCC 的操作步骤	18	圈全体成员
5	圈长辅导员检讨会	了解如何领导一个 QCC 团队，如何发挥团队效用	18	班组长以上人员
6	品管圈活动辅导	对于各个品管圈各活动阶段进行辅导	每圈每阶段1小时	品管圈圈长以及圈员
7	成果发布辅导	掌握成果发表的要求和方法	3	品管圈圈长以及圈员

四、药店品管圈组织者的职责

药店品管圈活动中不同的角色具有不同的任务，在推行药店品管圈活动中，充分明白认识不同角色的任务必不可少。

（一）主管人员的职责与培训

药店主管人员是品管活动中的重要角色，是活动中沟通上下级之间的桥梁，因此药店主管人员的职责与培训非常重要。

1. 主管人员的职责

（1）清楚并了解各种质量管理方法；

（2）确定药店品管圈活动的目标；

（3）将药店品管圈视为考核的标准；

（4）不断检查药店品管圈活动各个单位的进度；

（5）协助解决各部门药店品管圈活动中的各种疑难问题；

（6）主动学习新的知识和技术，不断充实提高自己；

（7）沟通上下级，努力使管理者对药店品管圈活动的热情持续。

2. 主管人员的培训

对药店的主管人员进行培训的目的在于使主管人员正确认识推行药店品管圈活动的实用价值，从而使其能够在沟通上下级以及在政策和行政等方面为药店品管圈活动提供保障。因此，对于药店主管人员的培训，首先，主要介绍药店品管圈活动的目的与意义，其次，介绍药店品管圈活动的推行手法以及药店品管圈活动的基本步骤。

对于药店主管人员的培训方式是灵活的，可以采用理论加实践的方式进行培训，在理论的基础上讲解，辅以实际案例，具体生动地讲述药店品管圈的目的和意义以及推行方式；也可以采用实地参观以及实战模拟的方式进行，到药店品管圈活动开展得比较成熟的药店参观学习，组成药店品管圈小组，熟悉药店品管圈活动的操作流程。

（二）辅导员的职责与培训

辅导员是药店品管圈活动中与圈长及圈员直接接触的一环，参与并指导药店品管圈活动的各个环节，职责和培训都十分重要。

1. 辅导员职责

（1）了解圈长与圈员对于药店品管圈活动的想法与做法；

（2）辅导圈员的活动能力，营造一种积极向上的气氛；

（3）对圈员进行培训，介绍药店品管圈的意义、步骤、品管手法的使用时机以及技巧；

（4）协调正常工作与药店品管圈活动的关系；

（5）了解药店品管圈活动的各项流程，熟悉药店的各项规章制度；

（6）协助药店品管圈活动的主题选定；

（7）解决品管活动中出现的各种问题；

（8）协助药店品管圈活动的持续运行。

2. 辅导员培训

辅导员的培训目的在于使药店品管圈活动能够深入到药店的各个方面，使更多的店员了解药店品管圈，并加入到药店品管圈活动中来。

辅导员的培训可以采取专家老师培训和储备的辅导员试讲两种。专家的讲课主要集中于全面的质量概述和推行药店品管圈的益处两部分。全面的质量概述可以使辅导员更加清楚地认识到质量及质量改善对于药店发展的重要性，使辅导员能够透彻地理解品管精神，并把这种精神传达给各位圈员，并将之化为现实。推行药店品管圈的益处方面可以着重讲述药店品管圈活动中需要注意的细节，比如活动中领导不支持，如何解决这些问题，发现推行药店品管圈活动的益处及问题，使每一位辅导员能够真正地学习到辅导的要领。

学员试讲环节是辅导员培训的重要环节。这个环节不仅检验辅导员的学习情况，也锻炼辅导员的演讲能力。在试讲环节中，辅导员相互点评，最后由专家点评，可以使辅导员们积累更多的经验，掌握更多技巧，提高讲课水平。

（三）圈长的职责与培训

圈长是药店品管圈活动的核心环节。在药店品管圈活动中，圈长是活动的灵魂人物，在主导药店品管圈活动的进程，确保药店品管圈活动符合活动初期的计划，提高圈员的质量改善活动的能力和技巧，推动药店品管圈活动的持续进行等方面发挥着不可或缺的作用。

1. 圈长的职责

（1）圈长是全圈的灵魂人物，是圈的代表人；

（2）领导圈员积极参加活动，统一圈员的意志、观念、行为；

（3）建立全员参与、全员发言、全员分担的机制，决定药店品管圈活动的发现；

（4）拟定药店品管圈活动计划，并监督计划的实施；

（5）营造良好的药店品管圈内部学习、人际氛围，保持良好的合作关系；

（6）率先接受药店品管圈知识培训，提升自身的素质和能力；

（7）指导圈员学习药店品管圈知识，掌握相关技术，比如统计手法以及各种改善手法的合理运用；

（8）与辅导员及时联系，沟通药店品管圈活动中出现的问题，及时向上级汇报药店品管圈活动进程及成果；

（9）培养下一任圈长。

2. 圈长的培训

对于圈长的培训，不仅要精通药店品管圈的理论和方法，还要接受现代教育培训理念，掌握先进有效的教学方法，科学评估教学成果，从而指导药店品管圈的学习和实践。

圈长的培训以学生为主，教师为辅，强化思维训练为主线的教学模式，以理论知识结合实战模拟的方式对圈长进行培训。

培训人员可以通过结合自身做药店品管圈的经验，向学员介绍药店品管圈的基本步骤以及实施要点；在实战模拟中，圈长们组成一个药店品管圈，就某一个问题进行质量改善，培训人员及时指出演练过程中的问题，确保圈长们掌握如何组圈，起圈名，确定圈徽以及主题。

（四）圈员的职责与培训

圈员是以药店一线店员为主，店员是药店品管圈活动基础，也是进行药店品管圈活动的主体，因此圈员的职责和培训至关重要。

1. 圈员的职责

（1）积极参加圈的活动；

（2）积极发言，提出自己的意见看法，发挥创意，服从集体意见；

（3）积极接受教育训练，努力提高自身素养及能力；

（4）遵从药店品管圈活动中拟定的规则及标准；

（5）建立良好的人际关系，尊重每个人的创意以及潜力；

（6）建立以身在本圈为荣的荣誉感，以及为本圈服务的责任感和使命感。

2. 圈员的培训

药店品管圈活动的开展不仅提高了圈员自身的专业知识，也培养了圈员的责任感和发现问题、解决问题的能力，使圈员们得到了从"要我做"到"我要做"的提升，提高了工作的积极、主动性。通过对品管圈在药店运用的深入理解与认识及实战演练，圈员能够熟练运用品管圈基本方法，并能结合到药店各项工作之中。

对于圈员的培训一般分为三个阶段，如图 3 - 1 - 2 所示。

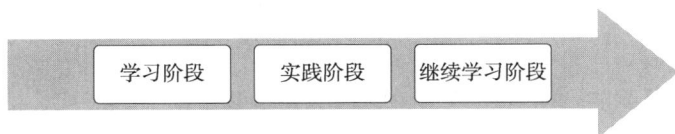

图 3 - 1 - 2　圈员培训步骤

（1）学习阶段　圈员以辅导手册为基础，了解药店品管圈活动的内容、原理、步骤以及品管手法，了解到药店品管圈活动对于自身的发展，可以采取专人培训与圈员自学相结合的方法。

（2）实践阶段　通过实战演练，选取药店发展过程中存在的问题，圈员自主组圈，圈员练习品管圈活动的步骤以及操作手法，以头脑风暴法和专家点评法相结合的方式发现实战演练中不足的地方，通过对培训人员现场分析，圈员通过讨论实战演练中出现的问题，提升自己。

（3）继续学习阶段　药店品管圈活动正式推行以后，药店应该定期进行集中的培训和学习交流，在辅导员的指导下，相互探讨在药店品管圈的运行过程中出现的问题，并交流提出解决方案，在学习和实践中慢慢完善药店品管圈活动，持续提高药店职能部门的绩效以及工作质量。

五、药店品管圈圈会

药店品管圈活动是由圈长以及圈员们运用现场之资料，并通过头脑风暴法，不断发掘现场问题，再利用 QCC 的手法加以分析、改善，因此圈会是药店品管圈活动重要的活动方式。如果圈会开好了，那么药店品管圈的成果就会很好，如果圈会开不好，则会出现会而不议、议而不决、决而不行等，使药店品管圈活动达不到预期的效果。

（一）药店品管圈活动的常见问题

1. 圈会找不到时间或者地点而久久不开

2. 圈员不想开会，出席率低

药店品管圈秉承着自动自发原则，但是在实际操作中可能存在着药店强制要求员工参加的现象，因此药店若强制员工参加品管圈圈会，员工会态度消极，不愿意或者不出现圈会，造成圈会的出席率较低，面对这种现象，药店要采取积极措施，鼓励动员员工参与，激起员工对于药店品管圈活动的兴趣。

3. 圈员开会不发言，圈长主持方式不佳

药店品管圈活动的初始阶段，圈员对于药店品管圈活动不够了解，思路被原有的管理方式限制，发言不积极甚至不发言。圈长主持方式欠妥，不能引起圈员对于药店品管圈活动的兴趣，主持方式趋近于原本的晨会和晚会等形式，影响药店品管圈活动的预期效果。

4. 上次开会分配的任务没有执行，圈长演独角戏

圈员对于药店品管圈活动不够热衷，参与不积极，对于上次开会分配的任务不执行，圈会进行时，员工态度不配合，只有圈长一人在说，整个圈会变为圈长一个人的舞台。

5. 开会没内容，记录造假，会而不议、议而不决、决而不行

圈会进行时，所有圈员缺乏发现问题和提出问题的能力，圈会没有主题，内容空泛，讨论不积极，即使提出主题也不能对其提出有效的解决方案，不能提出可以实施的解决措施，会议记录没有实质性的内容，药店品管圈活动沦为一种形式。

（二）如何开好圈会

1. 圈会时间

圈会召开的次数不宜太过频繁，太过频繁，分配的任务不能完成，次数过少，圈员会忘记上次开会的内容，因此圈会召开的间隔时间以每周一次为好，圈员既能熟记上次开会的内容，又能完成分配的任务。每次圈会的时间50分钟左右，可以选择在上班前也可以选择在下班后，边用餐、边讨论也不失为一种好方法，尽量不要占用周六和周末。

2. 圈会地点

圈会的地点在药店内外都可以，最好是有桌子和白板的会议室，桌子最好是采用会议室的摆法，如果没有桌子，席地而坐也不失为一种好方法。在药店内开会的话，可以选择会议室、休息室或者餐厅，在药店外开会可以选择一些环境优雅的公园或者在组织员工外出烧烤等户外活动时进行。

3. 圈会前准备

在圈会召开前一周，圈长必须按照圈活动的计划，确定圈活动的主题，决定开会的内容以及圈会准备事项和注意事项。在药店品管圈活动实施推进的过程中可能出现各种突发状况，圈长必须提前做好应对突发状况的准备。

日期和主题确定后，向药店品管圈推行委员会申请批准，必要时请求领导出席。药店品管圈活动的主题需要有可行性、实用性以及标准性，这些都需要药店品管圈推行委员会进行审核，部分具有代表性的活动主题，可以请领导或者连锁药店中其他门店品管圈成员进行参观学习，甚至药店所有员工共同学习提高。

4. 圈会开会的时间和地点应通知圈员

圈会召开前三天，通知圈员开会的时间和地点。通知圈员开会的方式有很多，可以邮件、电话、短信以及口头通知，但是最终目的只有一个，就是让所有人知道开会的时间和地点，药店可以选择适合本药店的方式，不必拘泥于原有的模式。

开会前一天圈长确定出席圈会的人员以及圈会地点。在实际操作过程中，可能部分圈员由于各种各样的事不能出席当天的圈会，圈长需要提前确定当天出席圈会的人数，如果出席人数过少，可以考虑推迟圈会。

（三）圈会进行时

圈会进行时首先由圈长说明本次圈会的主题以及注意事项，所有圈员通过头脑风暴法自由发言，各抒己见，提出解决方案，通过头脑风暴法可以得出多个解决方案，由于圈员考虑的角度不同，解决方案也会各有利弊，通过集体讨论，得到最适合本药店的解决方案。前一事项解决后再进行下一事项的讨论。必要时可以让圈员报告上次圈会分配任务的完成状况，这样，所有圈员对于本次主题的进度有一个了解，解决方案也就更加贴合实际。本次圈会的所有事项都解决后，圈长分配此次活动的任务以及下次圈会进行的预定时间，请辅导员或者领导进行指导。在整个圈会过程中，记录员要全程记录圈会的内容，尤其是头脑风暴法产生的各种解决方案，以备参考。记录完成后应该由记录员对全体圈员进行复读，确定无误后由圈长签字，圈会结束 2 ~ 3 天内由记录员整理完成后，传阅给为未参与圈会的圈员，意见可以后续补充。

圈会的时间控制在 40 ~ 60 分钟，圈长注意把握时间。

1. 教育训练

与前文中我们提到的对圈员培训的继续教育阶段相对应，在圈会中可以适当加入一些教育训练来提高员工的水平，内容包括品管思想、品管手法以及数据的收集，部分实用性软件的应用。也可以根据圈员的实际需求，安排类似于 QCC 新知、有关文章阅读以及如何有效应对顾客投诉等活动。在药店品管圈推行委员会的批准下，可以安排圈员之间的相互学习，这样不仅使全体圈员的水平得到提高，还可以增强授课圈员的自信心以及对于药店品管圈活动的责任感和归属感。

2. 圈员之间联谊

为了增强圈员之间的相互了解，营造轻松和谐的工作环境，可以安排圈员之间的联谊会。例如集体出游、烧烤或者圈员的歌唱比赛等，通过这些活动使所有圈员同心协力，工作更加顺畅。

六、药店品管圈导入的注意事项

药店品管圈的导入有助于药店更好地为顾客服务，创立更好的销量以及经济效益，获得效益最大化，但是药店品管圈活动开展时也要注意以下几点。

1. 领导应重视，积极引导员工参与药店品管圈活动

药店品管圈活动源于基层，品管圈活动是基层员工针对药店现存的方针政策而组织开展的活动，品管圈的活动需要药店全体员工的共同参与投入。在这方面，药店领导的支持是必不可少的。领导大范围的动员与引导，有助于全体员工的积极参与，有助于药店品管圈的正常发展与进步。

2. 内部培训

QCC 标志着员工的个人素质，员工的再教育必不可少，也是 QCC 高水平的前提条件。邓小平讲"忽略掉教育的领导者，是缺乏远见的、不成熟的"，药店不仅仅是出售药品，还承担着向消费者提供基础药学服务的任务，因此药店员工的基本素质非常重要。加强内部培训，通过药学知识水平的提高，增强员工的个人药学专业素质，提高药学服务水平，充实品管技术力量。

3. 激励手段

华为总裁任正非谈到激励制度改革时说："让拉车人比坐车人拿得多"，肯定了激励制度的有效性。为提高药店品管圈的发展，企业不仅要增大财政投入，建立物质激励制度，更要有非物质激励。物质激励使员工提高参与性，有更大的积极性去参与到药店品管圈活动中；非物质激励则是思想激励，即建立正确的思想，扬长避短，增强员工的荣誉感。加大资金投入，改善员工的工作环境，提高员工的福利水平有助于企业药店品管圈的发展。

4. 员工参与

QCC 小组一般 3～10 人为宜，人数太少，人数太多，效果都不好。其次 QCC 小组成员是自动自发参与，药店不宜强迫参与，自动自发参与者的责任感和参与度都较高，有助于药店品管圈活动的顺利进行。

在公司门店品管圈的推行发展过程中，店长以上的管理人员不参与具体的品管圈活动。连锁药店由于门店地理位置等的不同，每个门店的情况差异性较大，店长以上的领导对具体门店的营业状况不够了解，因此，店长以上的管理人员对门店品管圈活动适合充当支持、鼓励、辅导等角色。

品管圈的要义之一就是同一工作环境、工作性质相似的人员组成。在药店的日常工作中，工作不同的人接触到的顾客层面不同，发现问题以及解决问题的方式也不同，比如一个门店内感冒药柜台的店员面对的可能更多的是年轻人，而高血压等慢性病药品柜台的店员面对的多是老年人，年轻人和中老年人的问题肯定不同，如果让这些工作场所不同、工作性质完全不同的人组成品管圈，彼此不了解相互的问题，无法真正解决问题，不利于药店的质量改善工作。

第二节　药店品管圈活动的推行

一、构建药店品管圈的组织部门

（一）药店品管圈活动构建组织部门的必要性

活动的发展都会伴随着高潮和低潮的起伏波动，药店品管圈也不例外。活动的开始阶段，员工兴致勃勃，引起药店品管圈活动发展的第一个高潮，但是随着药店品管圈活动的发展，员工兴趣下降，问题逐渐出现，此时药店品管圈活动出现低潮，如果不能很好解决此时出现的问题，重新激发药店员工对于品管圈活动的兴趣，品管圈活动容易导致失败。

高潮时需要一个组织引导药店品管圈向一个积极向上的方向发展，低潮时也需要一个组织重新唤起员工的兴致，解决出现的问题，因此需要一个组织对药店品管圈活动进行推动和加强管理。

药店品管圈活动在低潮和高潮的更迭中不断发展，随着问题的解决和药店品管圈活动的深入开展，药店品管圈活动逐渐稳定，保持在一个较高的品质活动水准。

一般药店品管圈活动的起伏出现在品管圈活动推行的前几个月，此时推行组织就至关重要，即使发生了低潮，也能很快恢复到高潮，水准才能得到提高。

在推行活动之始，首先应该深刻理解推行药店品管圈活动的基本观念，药店品管圈活动的基本精神、做法、要领等都是以基本观念为基础。

（二）药店品管圈活动实施过程中构建组织部门的重要性

药店品管圈活动的实施，一般由药店的基层员工具体实施，连锁药店的管理者和管理部门具有辅导、推动任务。如果领导支持、推动，药店品管圈活动才能真正运行起来，否则难以真正地快速发展和起效。

以往药店采取的是自上而下的组织框架，领导的指令可以传达给下层，但是具体实施情况领导不易了解，下面的意见不能很好地反映到上层。

由于上层与下层的隔阂，员工和领导的接触较少，员工的智慧和力量不能得到发挥，部门间协调性低，门店品管圈活动不易推行展开。药店品管圈活动的推行框架应该充分体现民主畅所欲言的原则，充分调动员工的工作积极性。

（三）药店品管圈推行的组织框架

药店品管圈活动以民主的形式，通过委员会组织，发挥横向力量，以各职能小组将各个部门或门店连贯起来，也就是所谓的职能别管理，职能管理若能加强运作，药店品管圈活动才能顺利运行。

药店品管圈活动要有效推行，必须成立药店品管圈推行委员会，在下面设立药店品管圈各个推行职能小组，由部门最高主管指派小组组长，其他部门指派推行小组组员。

各个推行小组必须定期开会，根据药店品管圈总部要求，各职能小组拟定推行方法草案，根据药店的试运行结果完善推行草案，制定推行方法，经过药店品管圈活动推行委员会以及药店品管圈总部批准发布实施。

各个推行小组在推行方法实施后，必须与各个药店品管圈小组紧密联系，及时完善推行方案，解决各个药店品管圈在推行过程中出现的问题，及时听取其他人的意见和看法。

药店品管圈推行委员会下可以设立四个小组：药店品管圈推行小组、提案改善小组、标准化小组以及教育训练小组，见图3-2-1。根据各个药店的实际状况，可以取消或者增加其他小组，以保证药店品管圈活动的顺畅运行。

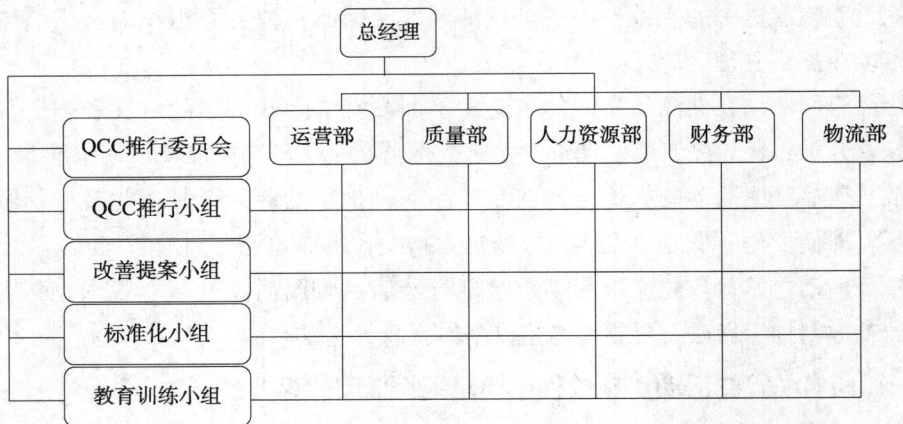

图3-2-1 药店品管圈推行框架

（四）药店品管圈推行的组织

1. 药店品管圈推行小组与改善提案小组

药店品管圈推行小组与改善提案小组是相辅相成的，两者缺一不可。药店品管圈推行小组是改善提案小组的前提，药店品管圈推行小组使员工接触并参与到药店品管圈的活动中，只有这样，才能进行药店品管圈活动并提出提案。改善提案小组是药店品管圈推行小组的保证。在药店品管圈的推行过程中，提案改善小组针对各个药店品管圈活动中提出的问题进行研究探讨，确保提案的有效性，并且对药店品管圈成员进行有效的激励，有助于药店品管圈活动的有效推行。

2. 标准化小组

GB/T 20000.1—2002《标准化工作指南 第 1 部分：标准化和相关活动的通用词汇》中对标准化的定义是：为了在一定范围内获得最佳秩序，对现实问题或潜在问题制定共同使用和重复使用的条款的活动。在药店品管圈活动开展过程中，不同的药店品管圈看待问题的角度不同，得出的结论不同，可能成果仅仅适用于自己圈员所在的工作环境，此时需要人员对于药店品管圈进行监督管理，使成果适用于更多的门店的相同岗位。为了使药店品管圈活动能够发挥最大的效用，必须成立标准化小组，保证药店品管圈小组的成果能够适用于所有的门店。

3. 教育训练小组

药店品管圈活动不论是开始阶段的全公司的教育培训，还是后期对圈员以及圈长的继续教育阶段，都需要教育训练小组。教育训练小组的责任是指导员工正确进行药店品管圈活动，将药店品管圈活动的最新成果传达给所有员工，使员工不断吸收新的知识和技能，在药店品管圈活动中提升自己，使药店品管圈活动更高、更快、更强的发展。

综上所述，药店品管圈的发展需要以上四个小组的运转，这四个小组协调发展，彼此配合，才能保证药店品管圈活动的良好运行。

4. 部门别管理与药店品管圈

连锁药店可以在各个大区成立药店品管圈圈长会议或者辅导员会议，由大区负责人定期召开会议，听取各个药店品管圈的活动成果或者出现的问题。

通过圈长会议或者辅导员会议，大区负责人对出现的问题及时回复，如果问题一时不能解决，可向上一级求助，将解决方法及时传递，对于已经取得的成果给予肯定。上下级之间及时沟通交流，药店品管圈活动才能更快地发展。

二、药店品管圈管理的机制

管理学中讲组织是为了实现既定的目标，按照一定的规则和程序而设置的多层次的岗位以及其有相应人员隶属关系的权责角色结构。组织应该有以下特点：①有明确的目标；②是实现特定目标的工具；③有不同层次的分工合作；④是一个有机的系统整体。

（一）药店品管圈架构的设计

药店品管圈就是一个组织，一个为加强药店的质量管理，提高药店经营管理水平，由不同层次的人组成具有不同职责的有机整体。

组织包括两个部分：一个是组织架构，一个是组织文化，只有两个兼具，才能称之为一个完整的组织。组织架构，是指对一个组织中的工作任务如何进行分工、分组和协调合作，是表面组织各部分排列顺序、空间位置、聚散状态、权利隶属方式以及各要素之间相互关系的一种模式，是整个管理系统的"框架"。对于药店而言，运营、财务、仓储、物流等部门彼此紧密联系又相互独立。药店品管圈合理运用相关的管理原理和方法，研究各部门的合理化，在提高员工的积极性、提高工作的质量和效率等方面发挥了巨大的作用。

1. 药店品管圈三层组织架构

药店品管圈的组织系统可以分为三阶层的架构，见图3-2-2。三阶层的管理精简了中间管理层，可以使命令、策略得以有效实施，意见、建议等也可以尽快传递给上层组织。

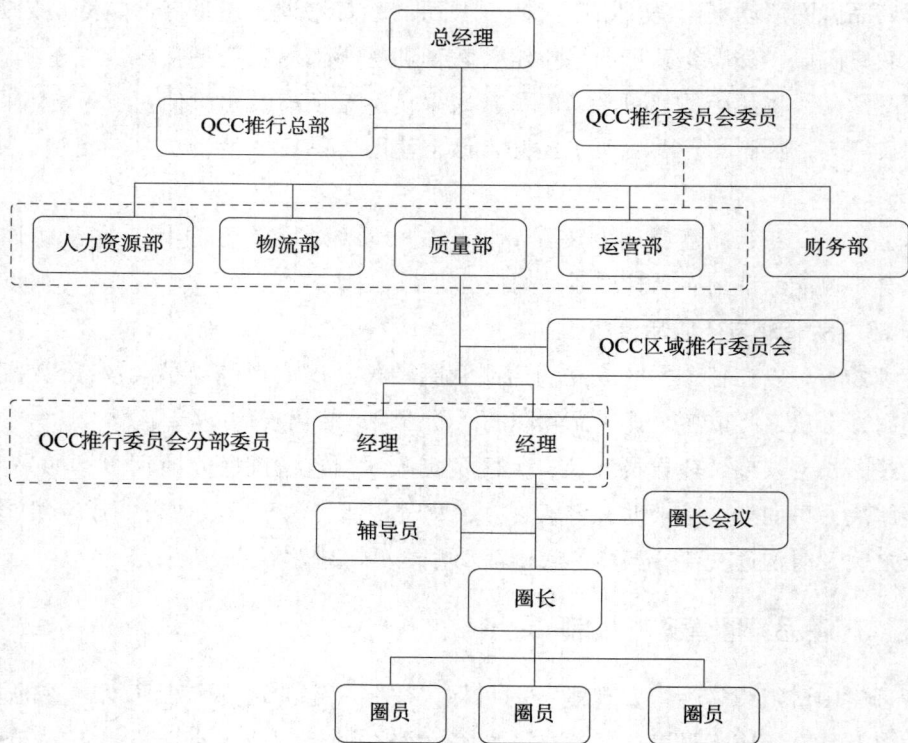

图3-2-2　药店品管圈推行组织架构

第一阶层为总经理以及药店品管圈总部，负责药店品管圈活动的统筹规划，负责对外的成果推广。

第二阶层为药店品管圈推行委员会以及四个推行小组，负责药店品管圈活动的具体指挥，审核药店品管圈各个步骤的实施过程以及处理药店品管圈活动推广过程中遇到的问题和困难。

第三阶层为圈长、辅导员等。负责药店品管圈活动的具体实施，是药店品管圈活动的真正参与者，领导各个药店品管圈发现经营管理过程中存在的问题，组织全员进行培训探讨，使药店的经营管理日趋完善。

2. 三层组织架构管理的重点

（1）成为质量改善重要组成部分　品管圈活动成为一个药店有机的整体，成为药店以品质为中心经营的一部分。在药店质量管理过程中，药店品管圈是不可或缺的一部分，药店品管圈强调全员参与的质量改善，不同的药店品管圈相互合作，共同促进药店的质量改善。

（2）强调创新与改善　药店品管圈活动鼓励员工自我启发、相互进步。员工的智慧是无穷的，潜力巨大，在药店品管圈活动中员工各抒己见，发挥自己的创意，这不仅是药店管理上的创新，也是药店发展的创新。

（3）强调以门店为中心的品管圈活动，提高门店的水准　药店品管圈活动以门店为中心，发现解决经营过程中出现的问题，在自我探索中进步，药店的水准成螺旋式不断上升。

学习了药店品管圈活动的推行组织，联系本章第一节的内容，对药店品管圈内的人员任务有了初步的了解，但是还对部分人员的任务表示好奇，比如推广联络员的职责是什么，日常的工作又是什么，下面通过表3-2-1来介绍一下。

表3-2-1　药店品管圈推行人员的任务和工作

	药店品管圈总部	QCC推行委员会分部委员	圈长会议
任务	品管圈活动对于公司方针的贯彻实施	品管圈在部门或者门店的推广	与其他药店品管圈的交流
日常工作	①QCC诊断 ②药店的发表 ③与本药店以外的学习交流安排	①部门或门店品管圈活动方针的拟定 ②组织药店内部的品管圈知识教育计划以及实施 ③动员药店内部人员参与品管圈活动 ④药店职能部门品管圈活动协调工作及解决	①与其他药店品管圈密切交流 ②部门活动计划的拟定 ③QCC推广时，问题点的提出以及研究 ④部门或门店内品管圈成果的展示

（二）药店文化与品管圈

药店方针目标也就是所谓的"药店精神"。当一个药店确立了这样一个精神，才能使员工有了明确的目标，才能改变员工的思想意识，才能使员工焕发出蓬勃的生命力、创造力。现代的管理学认为："企业成败已经不完全取决于严格的管理制度，还取决于企业精神的形成和发挥"，因此，"药店精神"构成了药店生存的基础和发展的动力。"药店精神"的培育与药店领导人的素质和作风紧密相关，药店文化可以理解为企业的观念形态、文化形式和价值体系的总和，是药店员工信念和凝聚力的体现，即以人为本，并形成以"诚""信"为基础的药店文化。药店的领导者如果管理有方、措施得力、在药店中建立了具有鲜明个性和独特风格的药店文化，确立了一种能够使药店领导与全体员工上下一心、目标一致的"药店精神"，那么药店管理一定会成功，经济效益一定会提高。

药店文化是一家药店特有的灵魂。管理学上是指一个组织在建设过程中形成的物质和精神文明的综合，也是组织特有的。组织多数成员普遍认可和共同遵守的、具有本组织特色的价值观念、团队意识、行为规范和思维模式的总和。

药店文化包括药店共有的价值观、经营哲学、各种规范、员工共同分享的信仰、期望的方式和人们遵循与处理问题的准则、与外部相关业务关系人相互作用的方式等。药店文化通过价值观、组织环境、典礼及仪式进行表现。

一个药店的文化由核心价值、使命和愿景等重要因素构成。

药店文化是为顾客提供更加满意的服务，不断提高自己专业技能和能力，全心全意为顾客提供药学服务，与药店的核心价值观是一致的，药店品管圈活动时必须遵从该核心精神。

顾客是药店的核心对象，通过提高和完善自己，使顾客得到更加贴心、更加放心的服务就是药店最大的追求。

药店品管圈的组织文化具有激励作用、凝聚作用、导向作用、规范作用以及协调作用。在药店品管圈组织文化顺应现在"以人为本""以顾客为中心"的管理观念，引导和建设积极向上的药店组织文化，使其融入到每个店员的行为中，使店员产生荣誉感、归属感、使命感，自觉维护药店的荣誉和利益，共同实现药店的目的。

三、药店品管圈的编组与组成

为了将上级的方针、政策、目标及时准确地传达给一线基本员工，是药店品管圈进行编组的首要原因，也是确立药店品管圈的组织定位，正确的编组有助于药店品管圈活动顺利高效进行。

（一）药店品管圈编组的目的

1. 提高门店店长和执业药师的管理水平和领导能力。
2. 提高门店店员的士气，增强员工的品质意识。
3. 作为药店品质活动的一部分，以药店的营业现场工作为核心，执行药店的方针，从而使大家进一步发现药店在经营过程中存在的问题，并共同探讨，是药店质量改善活动的有效组成部分。

（二）药店品管圈编组的原则

药店品管圈活动的编组至关重要，一个好的编组可以使药店品管圈活动顺利进行，如果编组不好，活动推行容易进入低潮。编组一般以门店作为一个主体，尽量按照以下原则进行编组：①工作性质相同，大家能一起改善活动；②工作场所相同，建立轻松愉快的工作气氛；③管理制度相同，能够进行永久性的活动；④药店品管圈的人数以 3～10 人为宜，人数太少不容易发现活动中存在的问题，讨论不容易深入；人数太多，发言不够热烈或者只有少数人发言的情况。

（三）药店品管圈小组的编组方法

药店品管圈的编组方法有很多，可以自上而下，也可以自下而上，上下结合也不失为一个好方法。

自上而下顾名思义，就是药店的领导层根据药店发展过程中的重点和难点，有步骤、有计划地组建药店品管圈小组。与之相反的是自下而上的组建方式，即药店基层员工依据在平时工作中遇见的问题，提出申请，经药店品管圈推行委员会审核后注册。最后一种组建方式就是上下结合，由上级部门提出选题或者发表主题，经基层部门选择和认可后，组建药店品管圈活动小组，进行药店品管圈活动。

（四）药店品管圈编组的形式

药店品管圈的编组一般有三种方式，详见图 3 - 2 - 3。

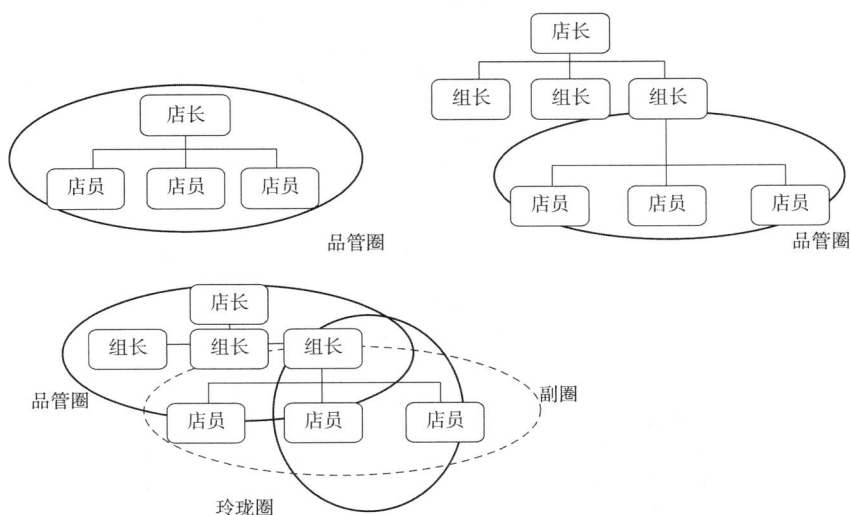

图 3 - 2 - 3　药店品管圈活动编组

1. 以店长作为圈长，组建药店门店品管圈。

2. 在店长以下继续细分，以执业药师或柜台组长牵头组成若干个药店品管圈，店长作为辅导员。

3. 以店长作为圈长，执业药师或组长作为圈员组建药店品管圈，组长组建副圈，以组长为圈长，店员作为圈员的玲珑圈。

（五）药店品管圈的组成与圈会

1. 编组

（1）药店品管圈编组完成后，应该通知员工，让大家知道自己和谁一组，编组完成后，应该以合作、沟通的方式在圈内开展活动，命令的形式容易使大家产生反感情绪，不利于药店品管圈的继续发展。

（2）编组完成后，主管人员应该想方设法让圈员自动自发地参与到药店品管圈中，自发的药店品管圈活动更容易发挥效果。

2. 圈会

如何开好圈会，是影响药店品管圈活动正常推行的主要原因之一，关键因素在于在品管圈活动中所有成员的有效分工。表3-2-2介绍了圈会中所有成员的分工。

表3-2-2 药店品管圈圈会成员分工

步骤		圈长	圈员	注意事项
圈会前	拟定会议计划	①明确会议目的 ②提出讨论项目 ③明确表示所期待的结果		
	准备会议	①决定会议的时间、场所、议题 ②会议要获得主管认可 ③将开会事项通知给圈员 ④检查任务分担、工作、资料的进行情况	①分担任务、完成工作 ②归纳资料、数据 ③遵从任务分配、协助圈长工作	①提前三天发出会议通知 ②确认会议出勤状况 ③调整日期确保圈员参加如有人缺席，事先听取意见
圈会中	会议中	①说明会议进程 ②确定记录人员 ③归纳会议内容 ④确认决议事项 ⑤决定下次会议时间、内容	①积极发言 ②确保会议顺利进行 ③记录人员记录会议内容 ④明确各自的任务分组	①营造容易发言的气氛 ②简洁清楚地说明自己的意见 ③意见有分歧时，全员讨论 ④明确自己的任务分工
圈会后	会后追踪	①确定议事的记录内容 ②根据议事的内容，确认人员的任务分担 ③向缺席者说明会议内容	①记录人员做好议事记录，并交给小组长 ②缺席者了解会议内容，必要时提出自己的意见	①明确要委托上司或者其他部门要做的工作，与上司进行有效沟通 ②决定事项任务按条写，交给组员

（六）药店品管圈的特点

1. 广泛的群众性

只要具有明确的质量目标，掌握一定的全面质量管理方法，谁都可以提议组建专题 QCC 小组，并充分发挥小组群体优势解决实际问题。

2. 组织的灵活性

QCC 小组不是行政班组，不需要固定不变，只要完成一个目标，即可以解散而又开始新的目标和进行新的组合。这样不断解决新的问题，才能使 QCC 小组具有生命力和竞争性，否则将死气沉沉，毫无生气。

3. 明显的自主性

QCC 小组以药店员工自愿参加为基础，实行自我教育，自主管理，不应受行政命令的制约和门店班组岗位的限制。

4. 高度的民主性

QCC 小组活动充分发扬民主，各抒己见，集思广益，各显其能，充分调动每个成员的积极性和创造性。

5. 明确的目的性

QCC 小组活动的目的十分明确，它是以提高员工的素质，解决实际问题，创造效益为目的。如果做不到这些，QCC 小组的建立毫无意义。

（七）圈长的选择

作为整个药店品管圈的灵魂，圈长的选择至关重要。在圈长的选择上，对圈长有一定的要求，并需要遵循一定的原则。

1. 圈长的要求

圈长是药店品管圈活动中的灵魂人物，俗话说"兵怂怂一个，将怂怂一窝"，虽然这句话放在此不是很合适，但这句话充分说明了一个优秀圈长的重要性。一个优秀的圈长需要有包容心、虚心、有责任感、有灵活能力等。

在药店品管圈活动进行过程中肯定存在矛盾、冲突，这个时候需要圈长协调圈员之间的关系，合理地解决矛盾，营造良好的品管圈氛围。当品管圈活动中圈员的意见不统一时，需要圈长整合大家的意见，虚心听取所有人的意见，最终拿出让所有人认可的方案。在品管圈活动的初始阶段，磕磕绊绊的发展需要圈长坚持不懈，鼓励引导大家，在遇到问题时需要圈长学会变通，学会理性地解决问题。在药店品管圈的发展过程中对于圈长的要求还有很多，这个只是其中一部分，更多的需要在实际的发展过程中逐步发现。

2. 选择圈长的原则

（1）在药店品管圈的推行阶段，最好以店长或店经理作为圈长　此时药店品管圈活动刚刚开始推行，员工对药店品管圈活动了解的不够，圈员之间相对陌生，此时需要一位有影响力的人来主持药店品管圈活动，为大家答疑解惑，共同促进药店品管圈活动的顺利开展。

（2）药店品管圈正常发展的阶段，相互推举有实力者担任圈长　此阶段，推荐有组织和领导能力且工作经验、技能纯熟的人担任圈长，此时药店品管圈活动可以顺利进行，大家对于药店品管圈的步骤以及操作手法和工具已经了解，部分能力高的员工已经可以熟练使用品管手法解决工作过程中出现的问题，药店也需要给这些有能力的员工提供一个展现自己的机会，相互推举有能力的人担任圈长更适合此阶段药店品管圈的发展。

（3）在药店品管圈的成熟阶段，可以圈员轮流担任圈长　此阶段品管圈发展已经成熟，圈员的水平得到了较大的提高，这时候品管手法已经深入到每一位圈员的心中，成熟的药店品管圈活动需要给予员工更多机会，每个人都具有某方面的领导才能，角度不同，带来的结果也不相同，圈员轮流担任圈长可使药店品管圈活动不断开出新的花朵。

四、药店品管圈的登记

1. 药店品管圈登记的目的

一方面为了激发药店品管圈成员的责任感以及荣誉感，体现药店品管圈活动是独立自主的活动，另一方面向主管、同事表示自己是药店品管圈活动的一员，获得药店总部的支持。

2. 药店品管圈注册登记的内容

决定圈长、圈名、圈徽、圈员、所属单位以及工作内容。品管圈登记注册内容见表 3 - 2 - 3。

按照规定填写药店品管圈的主题、组织形式等，未注册的品管圈视为无效品管圈。

3. 药店品管圈注册登记的其他要求

对于注册后不能正常开展活动的药店品管圈，药店品管圈推行委员会应当关心和帮助其正常开展活动。

注册登记的药店品管圈无正当理由，在半年内未开展活动，应当通报批评，注销其品管圈。

每半年对于药店的品管圈进行登记、确认一次，新建、拆分重组的品管圈，重新注册登记。

表 3 – 2 – 3　QCC 注册登记表

QCC 药店品管圈名称		成立时间	
注册登记日期		注册号码	
部　门		班　组	
联系人		联络电话	
本期活动主题			
辅导员		QCC 经历	
圈　长		QCC 经历	
圈员			

姓　名	部　门	性　别	圈　龄	工作内容
刘某	运营部	男		
黄某	质量部	女		
张某	采购部	男		
任某	门店部	女		
石某	运营部	女		
陈某	门店部	女		

五、药店品管圈成果发布会

(一) 药店品管圈成果发布会的形式

药店品管圈成果发布会的形式多种多样，不同的药店适合不同的品管圈的形式，没有固定的格式可言，适合本药店的就是最好的发布形式，总结发布形式，主要有现场发布型和大会发布型等形式。

1. 现场发布型

适用于药店内部，现场实物型。这类成果发布会面对的都是药店的员工，所有人对于药店品管圈活动主题的背景都很熟悉，只需要简单的语言介绍，听众就能明白，其成果能够很快应用于药店。成果发布会需要邀请药店的中上层领导。

2. 大会发布型

由于组织者的目的不同，发布的形式也不尽相同，一般有评选表彰会、发布分析式、演讲发表式以及经验发表式。

(1) 评选表彰会　此种形式出于评选表彰优秀 QCC 小组并向上级推荐的目的，可采取下级推荐，本级认可、重点评审、评委选拔、大会表彰，公布并向上级推荐的结果、领导授奖的方式。

（2）发表分析式 可由评委按评价标准对上报的成果材料分别审查打分，并综合评价其优缺点，评委会研究确定入选者向上级推荐的优秀成果，并确定将几个有倾向性、代表性、有特色的成果作为案例分析发表。做到发表一个由评委评价一个。

（3）演讲发布式 顾名思义，就是以演讲的形式进行成果发布，这个需要药店提前选出优秀的品管圈小组，在发布会上进行成果展示，这时重点在于演讲，宣传优秀成果，可以在会后进行表彰，每个参与演讲的品管圈都将获奖。

（4）经验交流式 此种发布会重点在于交流，在优秀品管圈的展示过程中，可以采取互动式交流，允许其他员工对品管圈的成果或者过程提出问题，在优秀品管圈活动介绍时可以侧重介绍品管圈活动过程中的经验以及教训，为以后品管圈活动的开展提供更有效的模式。

（二）药店品管圈成果发布的内容

药店品管圈成果发布会的内容可以分为起因、经过以及成果三个部分。首先，应该介绍自己品管圈的人员组成以及组成背景、人员分工等；其次，是药店品管圈活动主题的选定以及选定理由，这个理由应该包括自己所在岗位的问题特性、活动的预期目标以及期望成果；其次，是说明此次活动的经过，经过只需要介绍主要步骤；品管圈活动的成果包括有形成果和无形成果两部分，有形成果是品管圈活动所达到的目标，无形成果则是在此次活动中所取得的经验和教训。具体哪项对策取得的成果需要说明，错误的对策以及为了纠正错误所做出的努力更需要说明，有时候失败的经验比成功的经验更有意义。

品管圈成果发布会流程一般包括：①致开幕词；②宣布评选方法；③介绍评选组成员及会议程序；④发表成果；⑤提问答辩；⑥成果讲评和案例分析；⑦公布评选结果及向上推荐的优秀成果名单；⑧领导颁奖并讲话；⑨会议总结，提出任务、要求等。

（三）药店品管圈成果发表的方法

发表者要特别注意发表的方法，以使观众清晰地了解我们实施品管圈的努力。

通常采用以下简单的顺序：

1. 说明活动主题的选定理由，包括叙述自己工作岗位的问题特点。

2. 说明本次小组改善目标及改善结构，将 QC 小组的活动过程留到后面说明，先谈得到多少成果，以及将实际成果和预期成果做比较。

3. 说明有成果的理由或无成果的理由，具体地说明是采取何种对策才得到的成果，或是说明为什么得不到成果。有时候失败的教训比成功的经验更可贵。

4. 说明 QC 小组活动的经过和未来的主题。说明时只叙述主要步骤，不要太繁琐。

5. 发表时，要尽量使用视听器材及道具，以强化注意力。最好能利用各种图表来表达，或者使用投影机。

6. 发表时，要注意趣味性和幽默感。

（四）举办药店品管圈成果发布会的意义

药店品管圈活动的基本原则就是员工自动自发地参与、自我启发、相互启发、发掘现场问题并解决。自我启发，相互启发意在员工的相互学习，扬长避短。

药店品管圈成果发布大会是让所有员工相互学习、相互借鉴的好地方。在药店品管圈成果发布会上，优秀的药店品管圈成果被一一展示在所有员工面前，成功的经验被借鉴，优秀成果被学习，让处于高涨的药店品管圈得到赞扬，处于低谷的药店品管圈得到鼓励。

连锁药店内部的品管圈成果发布会需要定期举行，不断切磋学习，使药店品管圈的水准不断上升，工作效率不断被提高。

（五）参加药店品管圈发布会观摩的意义

对于尚未组织药店品管圈活动的员工而言，药店品管圈成果发布会使他们有机会接触到药店品管圈活动，了解并认识药店品管圈活动，子曰："三人行，必有我师。"在别人的经验中学习和了解药店品管圈，为自身参与药店品管圈打下坚固的基础。

对于已经参与到药店品管圈活动但是处于低谷的员工而言，学习其他药店品管圈的成果，有助于他们发现自身的不足，找出所在品管圈活动存在的问题，打破当前药店品管圈活动低潮的壁垒，在学习中成长，使药店品管圈活动再次活跃起来。

是不是处于高涨阶段的药店品管圈就不需要参与药店品管圈活动了？事实不是这样的。对于那些处于高涨阶段的药店品管圈而言，与优秀的药店品管圈交流可使自身的药店品管圈更加优秀，在相互学习中取人之长，补己之短。

同时，通过药店品管圈成果发布会，基层人员可以直接与管理者进行沟通，将自己在工作中出现的问题和困难一一列出，让药店管理者对于药店的经营状况更加了解，更加把握问题的关键，从而协助解决。这样，药店品管圈活动促进了整个药店的上下沟通，增进了部门之间的交流合作。

（六）参加药店品管圈发布会的意义

参加药店品管圈成果发布大会对于各个药店品管圈而言意义重大，可以归为以下几点。

1. 有助于发现本 QCC 的优缺点

参加药店品管圈成果大会必定需要先对自身进行一个详细的了解，知己知彼，才能更进一步展开行动。

2. 有助于反省本 QCC 活动

在参加药店品管圈成果发布会之前需要整理详细的资料，在系统整理资料的同时，可以发现自身在发展过程中存在的问题，为下一步的规划奠定基础。

3. 有助于锻炼圈员的表达能力

药店品管圈活动需要全员参与，因此圈员的表达能力至关重要，在药店品管圈活动中，表达能力不足，可能辞不达意，内容不能被了解，便是巨大的损失。

4. 成果被记录

参与药店品管圈成果发布会，研究成果将被永久记录，这是巨大的荣誉。对于圈员而言，成果被记录是莫大的鼓励，更鼓励了员工的士气，增强了职场向心力。

5. 有助于个人的发展

在药店品管圈成果发布会上，优秀员工被发现，员工的能力被公司认可，员工获得巨大的升职空间，药店留下人才，减少了员工流动率。

6. 体验质量改善后的乐趣

参与药店品管圈成果发布会刺激员工对于药店品管圈活动的积极性，药店品管圈活动在高潮中不断升华，对于员工而言，获得了展示自己的机会，药店品管圈的成果改善了工作环境；对于公司而言，药店品管圈活动促进了质量改善，成本降低，两者相辅相成，共同促进了药店品管圈活动的发展。

总而言之，药店品管圈成果发布会不论对于高涨阶段的药店品管圈还是低潮的药店品管圈都有巨大的推动力，是药店品管圈活动推行过程中不可或缺的一部分。

（七）药店品管圈发布会的注意事项

药店品管圈成果发布会的作用前面已经讲过，对于药店品管圈的发展绝对是有益无害的，但是在举办过程中也应该注意以下两个问题：一个是举办的周期问题，一个是对于优秀成果的激励问题。

1. 成果发布会周期

药店品管圈成果发布会的周期一个季度一次最适合，次数太多，各个药店品管圈不能深入地去探讨问题的解决方法，浮于表面，不能深层次地解决问题；次数要少，药店品管圈的工作效率太差，圈员容易对于问题产生厌倦感，对药店品管圈活动的热情会下降。

因此，药店品管圈成果发布会最好是一个季度一次，不仅能够保证工作效率，而且问题的解决方法能够深入到问题的实质。

2. 激励成果发布会

古人云"不以成败论英雄"，药店品管圈活动的奖励问题也是药店品管圈成果发布会需要注意的问题。在对药店品管圈成果进行优劣评价时，不要仅仅以经济效益作为评价的唯一标准，不同地区、不同角度的主题的对象应该以不同的评判标准进行评判。

对药店品管圈成果进行评价最好不要排列名次，可效仿国内其他领域的药店品管圈大会，以优秀圈、佳作圈等对药店品管圈成果进行评判，制定不同的标准，设定不同的奖励名额。这样，所有参与的药店品管圈都会力争上游，针对自身存在的问题进行改正。

第三节　药店品管圈导入过程示例

一、导入背景

药店作为药学服务的重要部门之一，其有着很强的专业性和技术性；门诊药房作为医院的技术支持系统之一，其管理水平在很大程度上影响着整个医院服务工作质量（终端管理的重要性），尤其是药师的服务能力和职业素养是提高药事管理执行力的重要因素，对医院门诊的运营质量和满意度非常关键。围绕营造药师团队合作、学习和成长的环境，发挥药师潜能，培养药事管理人才，持续改善药事管理和服务流程、质量、水平等方面的内容，2012年，某药剂科正式启动药店品管圈活动项目，门诊药房全体成员在圈长、辅导员等的带领下，开展了门诊药房品管圈活动，确立了第一期活动主题：缩短门诊病人取药时间。通过圈会讨论，肯定了品管圈活动的价值，采用追踪方法学，深入了解门诊药学服务的各个细节和病人的需求，如"配好的药为何病人不来取？""病人最希望药房改变的工作是什么？"发现不足，然后确立活动主题、目标、实施步骤等，实施过程中反复对实施的效果等进行回顾和确认，检讨活动中存在的问题，不断修正、完善活动步骤，为寻找新的工作流程打下扎实的基础。

二、导入动机

近几年药店顾客量明显上升，病人对于药品的需求多样化，拆零药品增加，发药的差错率也呈上升趋势，病人的满意度下降，工作人员之间的沟通和协作性下降，团队精神不强，工作气氛不够活跃。

因为慢性病人群不断增加，慢性病市场对药学服务的需求不断增长，又因为国家提倡分级诊疗，因此，社会药店开展慢性病药学服务非常必要。医院门诊药房想通过品管圈活动减少处方调配以及盘点等的错误，提高服务对象的满意度，加强同事之间的沟通和交流，促进同事之间的融洽关系，给员工更多发挥自己才华的平台，使员工工作快乐、自豪，有成就感。

三、药店教育培训

为更好地推行品管圈活动，让门诊药房的全体员工能够应用全面质量管理的原理，通过适宜的质量管理改进的方法以及质量管理技术工具，开展持续的质量改善活动，并做好质量改善效果评价，门诊药房邀请了品管圈活动的专家为员工全面地介绍品管圈活动。

专家在培训过程中一方面介绍了品管圈的内涵、发展以及开展的意义，品管圈的建立，品管圈的发展步骤，同时通过成功的药房案例进一步介绍了品管圈活动需要的方法以及工具，包括头脑风暴法、甘特图等。此外，还通过具体药房实例介绍了品管圈各个角色的职责，并进行了相应的培训。

为了使员工进一步了解品管圈活动的步骤以及操作工具和手法，药房组织员工进行了实战演练，在实战演练中组建了几个小组，如"微云圈"表示紧随时代的步伐，利用先进技术学习先进的专业知识，"篱笆圈"表示药房人员将如篱笆一般紧守药房，保证药品的质量，为药品守好防线等。

圈名和圈徽确认后，进入品管圈活动的中心环节——活动的实施步骤和环节。专家运用深入浅出、诙谐幽默的语言对品管圈的具体实施步骤和环节以及重要的操作手法进行介绍，圈员们则实际操作和提出疑难问题，专家点评，所有人员都受益匪浅。

经过这个培训，员工学习了药学品管圈活动的相关知识，掌握了质量改善的手法和知识，对于门诊药房的质量管理和品管圈活动的推行起到了巨大的推动作用。

四、建立药店品管圈推行委员会

门诊药房决定推行药店品管圈活动以后，即组建了药学品管圈推行委员会，由药房管理者担任药学品管圈活动的召集人，各个小组组长担任委员，并且设立秘书等职负责药学品管圈活动的统筹安排。目前部分医院门诊药房处于改革转型状态，示例的医院的门诊药房已经改革了，已与医院分开。

五、试运行组圈

门诊药房品管圈由八名自愿报名的员工组成，圈长由圈员们自由选举产生，富有实践经验和娴熟的技术支持。辅导员负责全体圈员的培训，而需要开阔的视野和巨大的知识储备，由药剂科主任担任。QCC推广员担任与其他部门品管圈的沟通和交流，和医院的行政部门的接触，传达上层的方针、政策以及其他品管圈的研究成果，由一位沟通能力强的圈员担任。记录员担任圈内各种活动的记录工作以及相关成果的文字编辑，需要一位文笔较好的圈员负责。

六、试运行圈名以及圈徽确认

经过圈员们的集体讨论探讨，确定品管圈的圈名为达乐圈。"达"乃宣达、通达、到达、传达、转达、直达、四通八达之意，故取其政策通达无止境之意。"乐"在汉语中有喜乐、快乐、乐观之意，故取乐在工作之意。"达乐圈"的寓意为在医院规章制度的支持下，所有圈员积极参与品管圈活动，到达工作的巅峰，乐在其中。（图3-3-1）

整个圈徽以绿色代表主色，绿色代表健康希望。药房本身的作用就是治疗疾病，绿色是病人康复的希望，轻盈的绿色也象征着轻松愉快的心情，寓意圈员们对于品管圈活动的热情主动。双手捧着一颗心形的大树，绿色的大树寓意新的勃勃生机；心，用心也，象征着药房所有员工用心做好本职工作，为顾客的健康负责。这个圈徽简单明了，既体现了药房的宗旨，又表达了达乐圈所有圈员对于品管圈的信心和希望，凝聚了所有成员的心血。（图3-3-2）

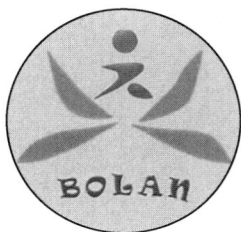

图3-3-1　圈名与圈徽　　　　　　图3-3-2　圈徽

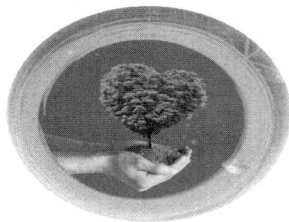

七、药店品管圈的注册登记

为了使品管圈活动更加得正式化，在药店品管圈活动中实施注册登记制度。药房对于已经登记的品管圈进行监督管理，并对表现优异的品管圈进行适当的资金支持，对于表现优异的员工进行物质奖励。

八、试运行药店品管圈活动发布会

为了刺激整个药房的品管圈活动的顺利开展，组织了"达乐圈"的成果发布会。发布会中"达乐圈"介绍了自己的研究成果以及品管圈活动带给每一位全员的收获，管理者领导出席药学品管圈发布会，对品管圈活动成果给予了充分肯定，并给予了物质和精神奖励，鼓励大家积极参与药店品管圈活动。

九、全员参与药店品管圈活动

通过试运行阶段品管圈活动的成果发布会，员工对品管圈活动有了进一步的了解，进一步激发了参与药店品管圈活动兴趣，发布会结束后各组组长对于员工开展了进一步的加油动员，鼓励员工参与到药学品管圈活动中。

品管圈推行委员会结合试运行阶段品管圈活动中出现的问题，完善药学品管圈活动章程，解决品管圈活动出现的圈员发言不热烈、害怕批评等问题，促进员工之间的沟通与交流，举办药学品管圈活动发布会，给予员工物质奖励等，掀起品管圈活动的高潮。

十、药店品管圈发布会

品管圈活动高潮后，药房每季度召开一次药店品管圈的成果发布会，药房确定了"解决药品效期问题""药房处方调配错误问题""取药差错率"等几个主题，各个品管圈分别介绍自己在此段时内的研究成果，选出最优秀的几个药房品管圈，由药房颁发奖杯，进行物质奖励。

经过药店品管圈活动，有效地解决了药房药品效期、调配错误等问题，使药房的病人满意度不断提高，药房工作人员士气高涨。药店品管圈活动适合于药房的质量改善活动，也适合推广于各个领域的质量改善活动。

第四章　药店品管圈工具与手法

　　20世纪60年代开始，日本的企业开始在收集消费现场信息和改善产品品质时应用品管手法，把改善产品质量和管理监督结合起来使用，这致使日本产品的质量大大提高，使日本产品成为"品质"的代名词。自日本质量管理专家石川馨于1950年延续戴明博士（W. Edwards Deming）和裘兰博士（Joseph M. Juran）的品管思想，开启了"品管圈"模式后，日本企业在汲取以前品管手法的经验下，总结出"品管旧七大手法"（后称品管传统七大工具手法），即查检表、散布图、层别法、直方图、柏拉图、特性要因图和控制图。日本人非常重视品管圈在企业运作管理中的应用，他们借此类工具分析产品的质量特征、生命周期和目标客户，这些品管思想和品管工具帮助日本产品更快地走向世界。随着时代的发展，人类文明的进步，一些品管手法已经不能适应新的技术和经济环境，继而产生了一些新的品管手法。1972年，作为品管思维应用最多的国度，日本的科技联盟品管方法开发委员会正式发表"品管新七大手法"（后称品管现代七大工具手法），即亲和图、关联图、系统图、矩阵图、矩阵数据解析法、过程决定计划图和箭线图。传统品管七大手法偏重于统计分析，而现代品管七大手法偏重于思考分析过程，主要是强调在问题发生前进行预防。

　　石川馨曾说"企业内95%的质量管理问题，可通过企业上上下下全体人员活用这些品管手法而得到解决。"药店品管圈活动的推行，也离不开辅导员、圈长和圈员对这些手法的掌握与灵活应用。只有做到深刻理解品管圈的思想和合理使用传统和现代的七大品管手法，才能让品管圈模式更好地为药店经营管理服务。

第一节　传统七大工具与手法

一、查检表

（一）什么是查检表

　　查检表（check list）是为收集数据设计的一种表格，是用来记录药店运营管理事实和分析事实的统计表，它将经营过程中有关的项目和预定收集的数据有系统地加以汇总，以便于药店经营现况的掌握与了解。

（二）药店为什么要使用查检表

查检表在药店的具体功能、适用范畴如下。

1. 药店日常管理

查检表提供一个简明易懂的标准化表格，协助药店员工数据收集的工具，可以通过所收集的数据对药店每日药品质量管理项目点检，以了解员工工作过程中药品品质是否安全、服务标准是否被遵守和实施。

2. 药店特别调查

查检表清楚地描绘每个药店事件的具体情况，让实施者了解药店运营中所存在的问题，以寻找改善点而进行的特定的点检。

3. 门店促进协作

连锁药店每个门店品管圈圈员必须查看和记录相同的东西，因此可以促使圈员针对点检的药店项目相互交流，促进协作。

4. 取得现场记录

查检表是为写药店品管圈报告所进行的数据收集和核查。

（三）药店查检表的分类

1. 点检用查检表

药店点检用的查检表，其作用主要是确认营业时间交接班操作时实施、设备准备的情况、仓储情况，或为预防发生不良事故，确保安全时使用。如每日定期查验陈列的不同种类药品是否足够。所采用的查检表，如表4-1-1所示。

表4-1-1 柜台药品陈列表

门店

药品分类	日期								
	11.11	11.12	11.13	11.14	11.15	11.16	11.17	11.18	11.19
抗菌消炎类	0	0	0	0	×	0	0	0	×
清热解毒类	0	0	0	0	0	0	0	0	0
止咳平喘类	0	0	0	0	△	×	×	0	△
胃肠道类	0	0	0	0	0	0	0	0	0
抗感冒类	0	0	×	0	0	0	0	×	0
维生素类	0	0	0	0	0	0	×	0	0
心脑血管类	×	×	0	×	0	×	×	0	0
妇科内服类	0	×	0	×	0	△	△	0	0
妇科外用类	0	0	0	0	×	0	0	0	×
抗糖尿病类	0	×	×	0	0	0	0	×	0

注：符号标记，0表示正常充足；△表示有损坏；×表示遗失或需补充。

2. 记录用查检表

将数据分成为数个项目，以符号、数字记录，作为分析问题、掌握事实及改善用的根据。根据所收集到的经营数据和服务项目，来调查服务的不良事项、不良主因、缺点等情况。表4-1-2为某大型连锁药店门店消费者付款等待时间。

表4-1-2　某大型连锁药店门店消费者付款等待时间　　单位：分钟

日期 时间	11.21 周一	11.22 周二	11.23 周三	11.24 周四	11.25 周五	11.26 周六	11.27 周日	合计
0~5分	25	22	24	23	24	30	43	191
6~10分	12	13	11	15	10	17	21	99
≥10分	5	4	3	0	3	7	12	34

（四）药店运用查检表的步骤

1. 确定并清楚定义所要观察和记录的事件

例某连锁药店总部想要调查顾客对××门店喜欢或钟爱的原因，那么此时"顾客对某门店喜欢或钟爱的原因"就是我们所要定义、观察的事件。

2. 确定要收集的项目

（1）通过特性要因图中所圈出来顾客对××门店钟爱的主要原因，作为查检表中所要收集的项目。此时可以运用问题树，问题树是一种查找问题根源的有效工具，从最主要的问题开始，采用两分法对问题进行分类，最终确定每个问题的根源。

（2）直接针对"顾客钟爱××门店"的事件，利用头脑风暴的方式，确定要收集的项目。此时可以运用头脑风暴，召集品管圈所有成员，针对顾客喜欢药店的理由自由地发表言论，现场只进行记录不进行任何评价，会议结束后再进行评价、整理，意在发挥圈员的奇思妙想，较多地获得处理问题的方法。

3. 设计清楚、完整并容易使用的查检表

一个完整的药店经营内容查检表，其内容设计应具备以下几个要素：①查检药店事件的名称；②查检的药店项目具体名称；③查检日期；④收集药店现场数据的时间；⑤收集数据的地点或门店；⑥数据记录者；⑦记录的方式。

例通过特性要因图了解"顾客对××门店钟爱的原因"，设计合适的查检表，来确认是否真为主要原因，如表4-1-3所示。数据收集时间：2016年9月1日至9月8日，共计8天。数据收集地点：查检表放在收银窗口的柜子上。检查人员：凡听到消费者对药店夸耀时。符号标记：用"正"字标识在查检表上。

表 4 - 1 - 3 顾客对门店钟爱的原因

检查项目	检查日期								合计
	9.1	9.2	9.3	9.4	9.5	9.6	9.7	9.8	
药价便宜	5	5	5	5	7	5	5	5	42
人员态度好	5	5	6	5	5	7	5	5	43
地点适宜	5	5	5	5	5	5	5	5	40
药店内布局好	7	7	8	5	6	7	7	6	53
医疗设施齐全	5	6	5	7	5	5	5	7	45
其他	5	6	5	7	5	5	5	5	43

4. 收集资料

（1）确定由谁收集资料 由谁收集数据取决于药店品管圈活动的本身和资源，一般情况下由该岗位人员收集或申经培训的人员收集，此外，数据收集者须具备充分的时间和必要的知识，方能收集到精确有用的信息。

（2）确定收集资料的期限 药店数据收集的时间因数据发生的随机性，可为几个小时至几个月不等。

（3）确定收集资料的方法 药店数据收集时，可按数据取得的难易度，根据药店实际情况进行全部查检或抽样查检。

5. 收集项目数据

由数据收集者按照所设计的表格，在收集期限内，针对每一个项目进行数据收集，并将结果填入表格中，如表 4 - 1 - 3 数据所示。

二、散布图

（一）什么是散布图

散布图（scatter diagram）就是把互相有关联的对应数据，垂直轴表示测量值，水平轴表示原因因素，根据点的分布形态来判断对应数据之间的相互关系。其功能与特性与要因图类似，主要是用来描述原因与测量值是否有相关，相关的程度如何。

（二）药店为什么要使用散布图

散布图在药店运用的功能如下：

（1）帮助调查者掌握事件原因与测量值之间是否有相关，及其相关的程度如何。例如，每天不同时间段，药店招待的顾客人数。

（2）有助于帮助调查者能判断偏离现象是否存在，如客流量与销售额，药店员工接待顾客时间与客单价等，推断出主要的影响因素。

（3）当原因与测量值相关性高时，两者可互为替代变量，可以相互推断。

（三）散布图的分类

散布图的分析一般来说包括 6 种形态。

1. 正相关

当 x 增加，y 呈相对线性增加，就表示原因与测量值有相对的正相关，如图 4 - 1 - 1 所示。

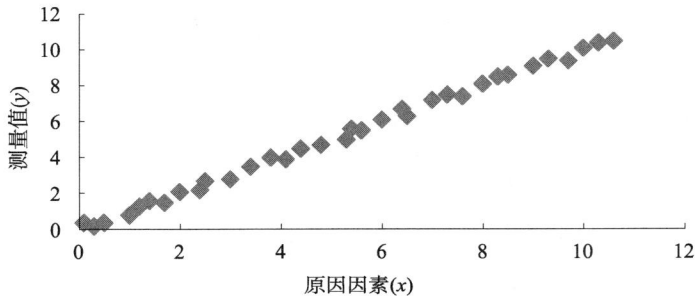

图 4 - 1 - 1　正相关性散布图

2. 弱正相关

正相关：当 x 增加，y 非相对线性增加，影响测量值的可能还有其他因素影响着 x，有必要对其他要因进行再调查，这种形态叫做似乎有正相关，也称为弱正相关，如图 4 - 1 - 2 所示。

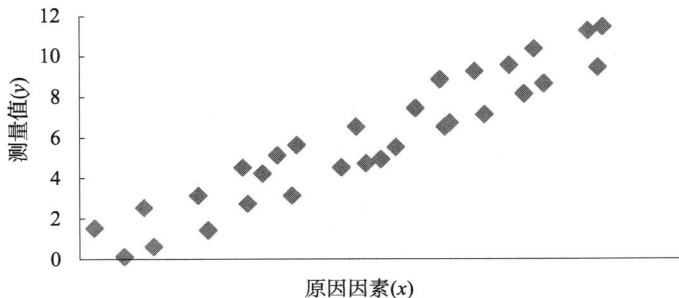

图 4 - 1 - 2　弱正相关性散布图

3. 负相关

当 x 增加，y 呈相对线性减少，就表示原因与测量值之间具有负相关性，如图 4 - 1 - 3 所示。

4. 弱负相关

当 x 增加，y 减少呈现非线性相关，这时的测量值可能还受到其他因素的影响，这种情况叫做弱负相关，如图 4 - 1 - 4 所示。

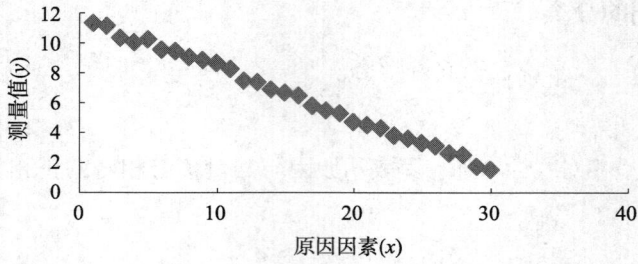

图 4 - 1 - 3　负相关性散布图

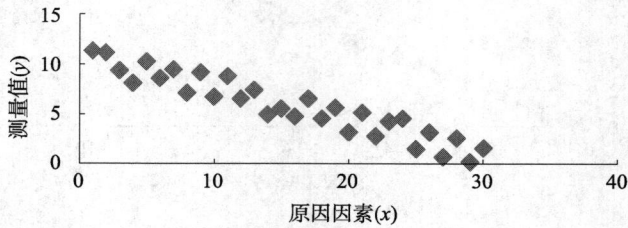

图 4 - 1 - 4　弱负相关性散布图

5. 无相关

如果散布图上点的分布杂乱，没有任何倾向时，称为无相关，可进行数据层别化分类，在对数据分层后进行再次分析，如图 4 - 1 - 5 所示。

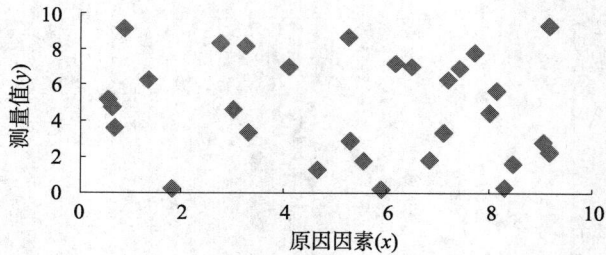

图 4 - 1 - 5　无相关性散布图

6. 曲线相关

散布图上点的分布有曲线倾向的形态，则称原因与测量结果是曲线相关，如图 4 - 1 - 6 所示。

（四）药店运用散布图的步骤

1. 由实施者确定要调查的两个药店工作的变量，收集相关的数据，至少 30 组以上，并整理后写入数据表中。

2. 由实施者找出两个变量的最大值与最小值。

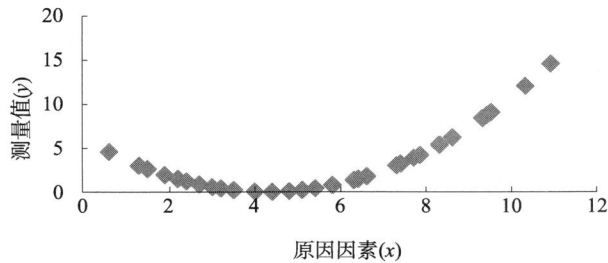

图 4-1-6　曲线相关性散布图

3. 由实施者画出纵轴与横轴刻度，计算组距。一般以横轴代表原因，纵轴代表测量值。要注意一点，横轴和纵轴的长度要差不多一样长，不可以相差太多，否则在图形上将无法判断它们的相关性。组距应由最大值减去最小值，并除以该轴长。

4. 由实施者将各组对应数据标记在坐标上。各组对应数据标示在方格纸上，但如果同一交汇处产生两组数据重复时可画上两重圆记号，如 3 组数据相同时画上三重圆记号。

5. 由实施者计算散布图的相关性与相关程度。

6. 由实施者指派特定人员记录必要事项。把散布图的目的、数据量、项目名称、绘制者、日期等都做好标记，且将图形所得结论记在图形旁。

（五）药店运用散布图应注意事项

1. 是否有异常点：散布图有异常点时，不可任意删除该异常点，除非已真正掌握问题根源。

2. 是否需层别：数据的获得常常因为操作人员、方法、材料、设备或时间等的不同，而使数据的相关性受到扭曲。

3. 是否数据足够：散布图收集到的数据太少时，容易发生误判，故收集的数据量应大于或等于 30。

三、层别法

（一）什么是层别法

以区别影响药店质量的原因为目的，并以个别原因为主体，分别作统计分析的方法，称为层别法（stratification）。

（二）药店为什么要使用层别法

层别法在药店运用的功能主要如下。

1. 某事件通过对原因分层后收集资料，如果近效期药品占比偏大，可以按各层收集数据来寻找不良原因所在，按照采购部、配送中心和门店经营分层收集，作为改善质量的突破点。

2. 帮助药品零售从业者提前发现问题原因，及时解决。

3. 帮助对药店经营中存在问题的原因进行归纳、分析，方便于其他的品管手法的操作。

4. 通过层别的方式分析药店经营管理问题，使含糊不清、混沌不明的整体数据呈现出变异之处。

（三）层别法的分类

层别法可按照使用的对象与项目进行分类。

1. 时间的层别：小时别、日别、周别、月别、上下午别、日夜别、季节别、操作开始、操作结束别等。

2. 营业人员的层别：班别、组别、年龄别、工龄别、教育程度别、服务年资别等。

3. 营业场所的层别：门店别、柜台别、区域别、楼层别、总部别等。

4. 营业条件的层别：温度别、湿度别、压力别、天气别、操作时间别等。

5. 原材料的层别：供应者别、药厂别、产地别、材质别、大小别等。

6. 质量测定的层别：测定器别、测定者别、测定方法别等。

7. 检查的层别：检查员别、检查场所别、检查方法别等。

8. 环境和天气的层别：气温别、干湿别等。

9. 地区的层别：沿海与内陆别、国内与国外别、南方与北方别等。

10. 品类的层别：药品别、保健品、医疗器械、中成药、化妆品、中药饮片、食品等。

11. 其他的层别：良品与不良品别、包装别、搬运方法别等。

（四）药店运用层别法的步骤

1. 确定层别目的

在使用层别法分析问题的原因时，要弄清所要层别的目的，确定原因对象。例如，消费者偏爱连锁药店某门店的原因，不同时段顾客数量不同的原因，药店选址影响顾客数量的原因。

2. 确定层别项目

此步骤可采用头脑风暴法，在圈员提出的项目中选出最适宜的几个项目。

3. 收集数据

数据的收集要同时按照每一层别项目来分类，这一步可配合查检表来一起进行，提高管理者层别法应用的效率，提高时间的运用，如将药店的消费者按照性别分为男、女，按照年龄分为年轻人、中年人、老年人。将药品管理分类为处方药、非处方药、管制药等。

4. 解析事件原因，比较差异

利用所收集的数据和所完成的数据，来解析各层别间所显示的差异。

5. 记录分析结果

层别法的数据记录的方式采用"分门别类"的表格方式，这一点与查检表类似，作为数据源使用，是其他品管方法的基础。

例如执业药师资格准入学历要求方面，监督管理部门、执业药师队伍、普通公众和用人单位等不同领域人员的认识差异性（图4-1-7）。

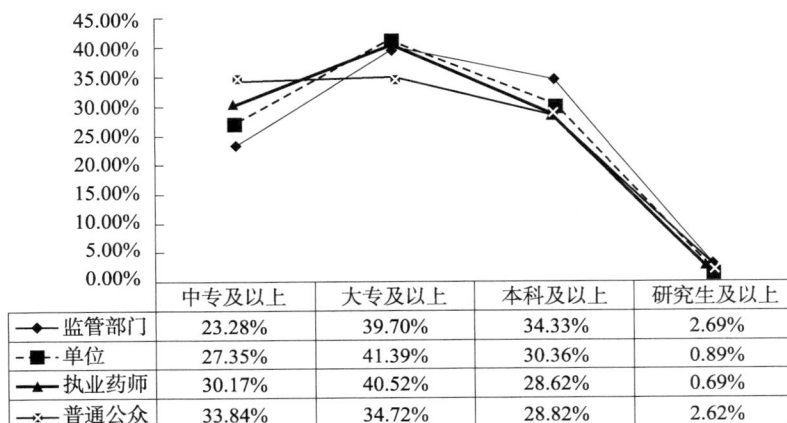

	中专及以上	大专及以上	本科及以上	研究生及以上
◆ 监管部门	23.28%	39.70%	34.33%	2.69%
■ 单位	27.35%	41.39%	30.36%	0.89%
▲ 执业药师	30.17%	40.52%	28.62%	0.69%
× 普通公众	33.84%	34.72%	28.82%	2.62%

图4-1-7 层别法图

（五）药店运用层别法应注意事项

1. 实施者使用层别法一定要确定问题对象，对原因进行层别分类。

2. 实施者可以配合使用查检表收集数据，并确定数据的性质。

3. 为能取得层别后的数据，实施者需先设计操作日志、数据记录用纸等前置操作。

（六）药房应用层别法范例

某医院急诊药房某月白班、中班、夜班共发生差错20件，药剂科为了得到更明确的信息，以便采取措施进行改善，从白班、中班、夜班的角度对发生差错进行层别分析，见表4-1-4，分析得出结论：夜班是造成差错发生的主要班次，应优先采取措施进行改善。

表4-1-4 某医院急诊药房某月发生差错件数调查表

班 次	差错件数	占总差错件数比率
白班	2	10%
中班	3	15%
夜班	15	75%
合计	20	100%

四、直方图

(一) 什么是直方图

直方图 (histogram) 又名柱形图,是将所收集的数据、特性或结果值,在横轴上用一定的范围区分成几个相等的区间,将各区间内的测定值所出现的累计次数,用柱形面积来表示,如图4-1-8所示。

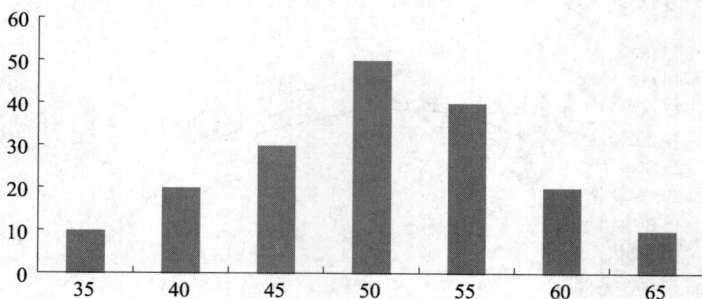

图4-1-8 直方图

(二) 药店为什么要使用直方图

药店使用直方图功能如下:

1. 柱状图可以直观地评价药店各种数据和测量值水平。

2. 方便实施者计算药店经营各类数据的中心或平均值。

3. 有利于实施者观察或测定药店经营数据分散范围或门店之间差异。

4. 使实施者可以对某一类数据测定有无例外数据。

5. 使实施者可以选定和判断药店准确的测量值范围。

6. 使实施者可以计算某一类产品的不良率。

7. 便于实施者制定产品规格和界限。

(三) 直方图的分类

1. 正常型

见图4-1-9。说明:正常型直方图中间高,两边低,有集中趋势。结论:左右对称分配(常态分配),显示工作过程正在正常进行。

2. 缺齿型

见图4-1-10。缺齿型也称凹凸不平型。说明:缺齿型直方图高低不一,有缺齿情形。不正常的分配,是由于测定值或换算方法有偏差,次数分配不当所形成。结论:检查人员对测定值有偏好现象,如对5、10数字有偏好,或是假造数据。测量不精确或组数的宽度不是倍数时也有这种情况。

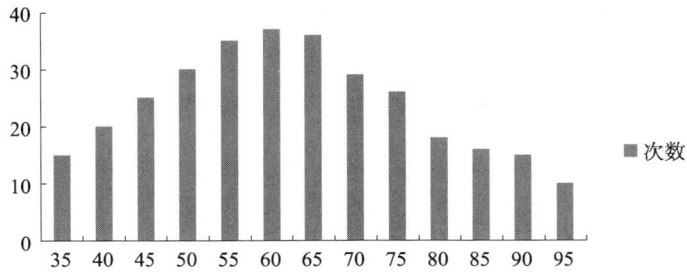

图 4 - 1 - 9　正常型直方图

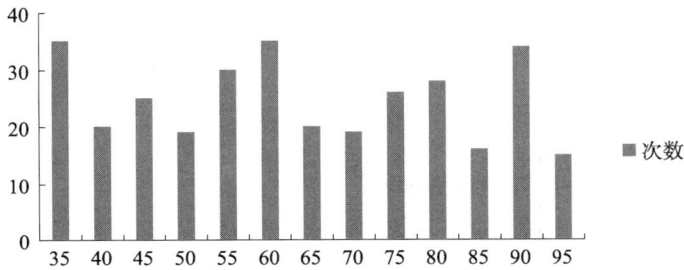

图 4 - 1 - 10　缺齿型直方图

3. 切边型

见图 4 - 1 - 11。切边型也称断裂型。说明：切边型直方图有一端被切断。结论：是因为数据经过过滤，或工作过程本身有一定的偏向性，而出现的形状。比如剔除了某个数值以下时，则切边在靠近左边形成。

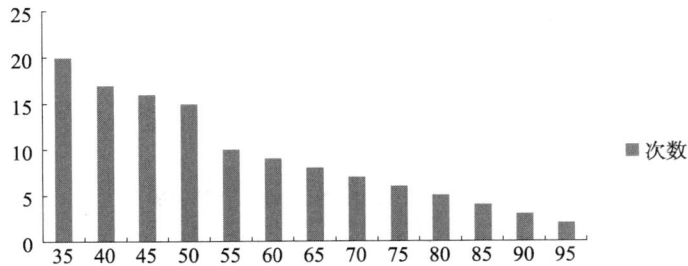

图 4 - 1 - 11　切边型直方图

4. 离岛型

见图 4 - 1 - 12。说明：离岛型直方图在右端或左端形成小岛。结论：测定有错误，工作过程错误或使用不同方法所引起。一定有异常原因存在，只要去除异常原因，即可符合要求。

5. 偏态型

见图 4 - 1 - 13。偏态型也称偏态分布。说明：偏态型直方图高处偏向一边，另一边低，拖长尾巴。可分为偏右边和偏左边。结论：尾巴拖长时，应检查表格设计是否合理。

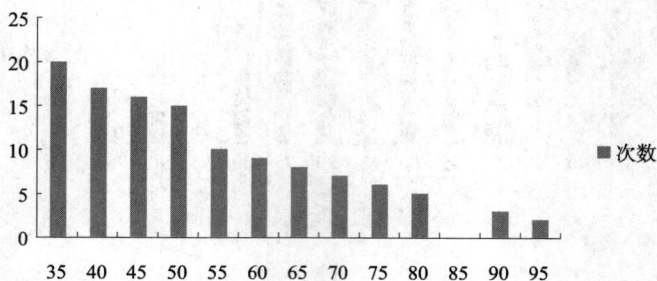

图 4 – 1 – 12　离岛型直方图

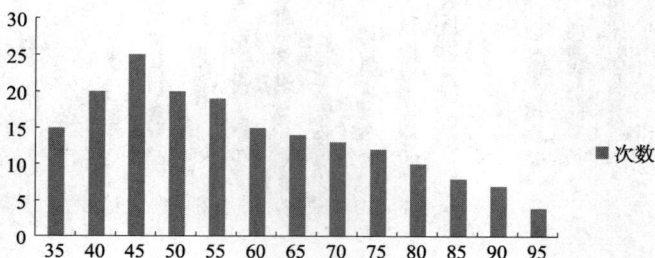

图 4 – 1 – 13　偏态型直方图

6. 高原型

见图 4 – 1 – 14。说明：高原型直方图形状似高原状。结论：不管平均值的数据是否混在一起，应层别之后再做直方图比较。

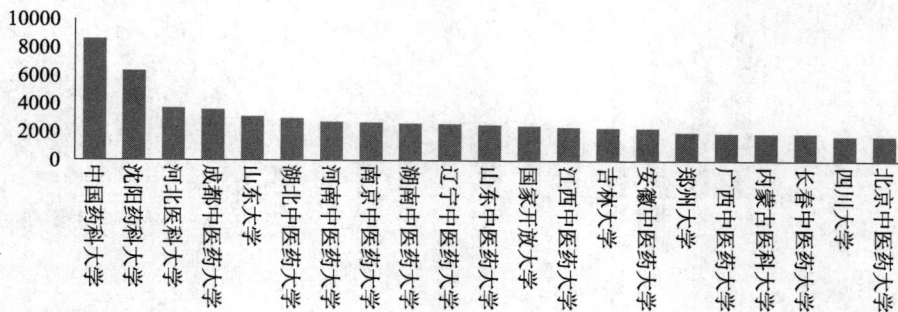

图 4 – 1 – 14　高校毕业生报考执业药师数量直方图

7. 双峰型

见图 4 – 1 – 15。说明：双峰型直方图有两个高峰出现。结论：有两种分布相混合，例如两个不同的病区药房有差异时，会出现此种形状，因为测定值受不同的原因影响，应在层别作直方图。

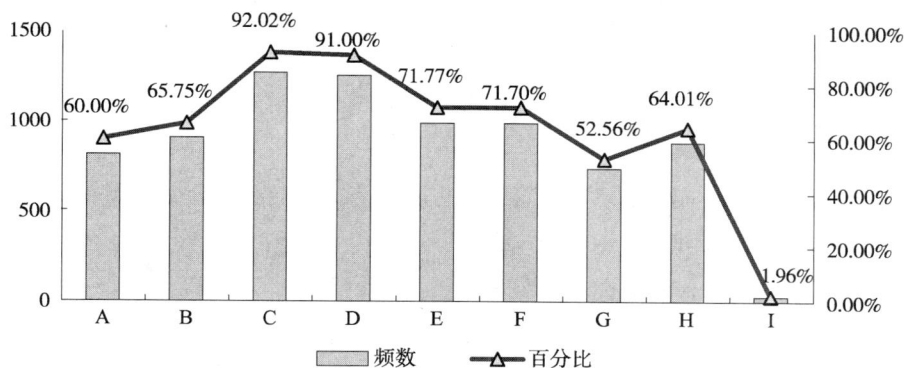

图 4 - 1 - 15 双峰型直方图

（四）药店运用直方图的步骤

1. 收集数据

便于实施者对所要抽取的总体进行均匀的随机抽样。一般收集数据的数量应在 100 个以上，在总体数量不多的情况下，至少也应在 50 个以上。统计表上的资料很多，少则几十，多则上百，都要一一记录下来，其总数以 N 表示。

2. 让实施者选出收集数据的最大值与最小值

3. 由实施者计算全距

就是计算数据中最大值与最小值的差。找出最大值（L）及最小值（S），并计算全距（R）。

$$R = L - S$$

4. 确定数据组数与组距

（1）组数就是直方图柱形数量，组数的计算是根据数据数量的多少来决定。通常，应先将异常值剔除后再行分组。组数的确定可用数学家史特吉斯（Sturgcs）提出的公式，根据数据的数量 n 来计算组数 K。其公式为：

$$组数（K）= 1 + 3.32 \lg n$$

例：$n = 60$，则 $K = 1 + 3.32 \lg 60 = 1 + 3.32 \times 1.78 = 6.9$，即约可分为 6 组或 7 组。

一般对数据的分组可参照表 4 - 1 - 5。

表 4 - 1 - 5 数据分组表

数据数	< 50	51 ~ 100	101 ~ 250	> 250
组数	5 ~ 7	6 ~ 12	7 ~ 12	10 ~ 20

（2）组距的计算公式

$$组距 = \frac{全距}{组数（K）}$$

为了方便计算平均数与标准差，组距通常是 2、5 或 10 的倍数。

5. 确定各组的上组界与下组界

$$最小一组的下组界 = \frac{全部数据的最小值（S）- 测量值最小位数}{2}$$

测量值最小位数：整数位的测量值最小位数为 1，小数点 1 位的测量值最小位数为 0.1，小数点 2 位的测量值最小位数为 0.01，…

$$最小一组的上组界 = 最小一组的下组界 + 组距$$
$$最小第二组的下组界 = 最小一组的上组界$$

……

如此各组以此类推，计算到最大一组的上组界。

6. 计算组中点

计算公式：

$$组中点（值）= \frac{（该组上组界 + 该组下组界）}{2}$$

7. 制作分配表

在分配表中按照组界的数值的依次排列，测定每组中数据的个数并填入表内。

8. 制作直方图

（1）依据分配表，以横轴表示数据的数值，纵轴表示数据的数量。

（2）横轴与纵轴各取适当的单位长度，再将各组的组界分别标在横轴上，各组界应为等距离。

（3）以各组内的数量为高，组距为底，绘制柱状直方图。

（五）药店运用直方图应注意事项

1. 直方图异常值应去除后再分组。

2. 直方图可以最简单和有效的由样本推测群体形态。

3. 实施者应取得详细的数据资料，例如经营时间、质量负责者、药品储存条件等。

4. 当药店的管理工作和分析改善遇到问题，受到混合原因的影响时，可用层别法找出问题症结点，再进行数据收集，对药店经营质量的改善可有事半功倍的效果。

五、柏拉图

（一）什么是柏拉图

柏拉图（pareto diagram）是根据查检表、层别法或特性要因图所得到的数据，按不良原因、不良项目、不良发生的位置等不同区分标准而加以整理、分类，以寻找最有影响的原因、项目和位置。用横轴表示原因、项目、位置。它有两个纵轴，左边的表示要因的次数或频率，右面的表示累计百分比，从左到右按照大小顺序排列长条，每个长条代表一个原因、状况、项目。

1897 年，意大利经济学家维尔法度·柏拉图（V. Pareto）在分析社会经济结构时发现一个规律，这个规律就是 80% 的社会财富集中在 20% 的人手里，而 80% 的人只拥有社会财富的 20%，此规律后被称为"柏拉法则"。1907 年美国经济学者 M. O. 洛伦兹使用累积分配曲线来描绘"柏拉法则"，被称为"洛伦兹（Lorenz）曲线"。美国品管专家朱兰博士 J. M. Juan 将洛伦兹曲线应用到品管上，同时创出"Vital Few，Trivial Many"（重要的少数，琐细的多数）名词，并借 Pareto 名字将此现象定为"柏拉图原理"，随后品管圈创始人日本石川馨博士将其引入品管活动中，成为品管手法工具之一。

（二）药店为什么要使用柏拉图

药店使用柏拉图的目的是为了实现如下功能：

（1）柏拉图可以帮助药店找出经营管理过程最关键的问题。

（2）柏拉图可以帮助药店寻找解决问题的最优途径。

（三）药店运用柏拉图的步骤

1. 确定要分析的项目

如造成药品品项发错的原因、造成药品质量检验不合格的原因。

2. 制作查检表，开始收集数据

数据收集的方法和时间，可按照问题的特性或品管圈活动的时间，设定为 1 个月、1 个星期等。

3. 将所收集到的数据根据发生的原因或现象加以分类整理

按问题项目发生的次数多少排序，并求出合计次数、百分比、累计百分比。

$$累计百分比 = \frac{各项累计数}{总数} \times 100\%$$

4. 画出横轴与纵轴

横轴表示分类项目，左边纵轴表示次数，右边纵轴表示发生率。左边纵轴最高刻度是发生总数，右边纵轴最高刻度是发生率 100%，两个纵轴最高刻度要保持水平。

5. 绘制柱状图和累计曲线

（1）将分类项目的名称按其发生次数的多少，从左到右排列在横轴上。"其他"这个项目，应放在最后，如果"其他"这个项目的次数大大多于倒数第二个项目，则应适当进行分割。

（2）从左边纵轴开始标出分类项目的单位，计算纵轴和横轴的刻度，一般使横轴的总体长度为纵轴的二倍。

（3）各分类项目按所产生的次数，对应左边纵轴的刻度画出直方柱，各直方柱的宽度相同，且彼此间相连，不留间隙。

（4）在直方柱的右上角绘制出累计点数的曲线，并将各点连成一条折线。再在图形的右边加上纵轴，并画出累计百分比刻度。刻度的起点为0%，终点为100%，如图4-1-16所示。

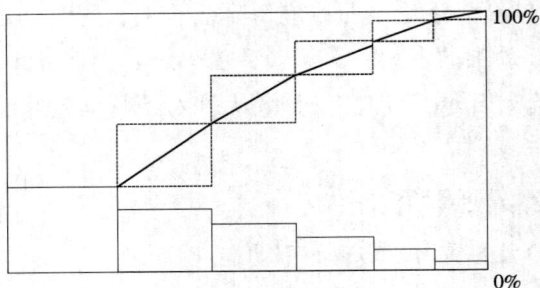

图4-1-16　柏拉图

6. 标示基本信息

在图的下方标示柏拉图的主题、数据收集时间、绘图者等基本信息。

（四）药店运用柏拉图应注意事项

1. 要分析的项目必须要从大到小排列。

2. "其他"这个项目必须放在最后一位。

3. "其他"的数值不应大于前面几项。

4. 直方柱之间应连接。

（五）药店应用柏拉图范例

某门诊药房计算其调剂差错的柏拉图如图4-1-17所示。

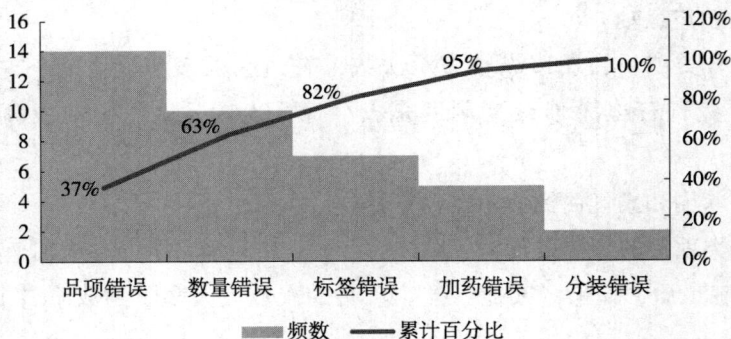

图4-1-17　某门诊药房调剂差错柏拉图

六、特性要因图

（一）什么是特性要因图

特性要因图（characteristic dirgram）是由品管圈创始人石川馨博士于 1952 年发明的，因此又称为"石川图"。特性要因图代表"期望与对策"间或"结果与原因"间的关系。它看上去有些像"鱼骨"，问题或缺陷（即后果）标在"鱼头"外。在"鱼骨"上长出"鱼刺"，上面按出现机会多少列出产生问题的可能原因，有助于说明各个原因之间是如何相互影响的。

（二）药店为什么要使用特性要因图

药店经营与管理过程中，利用品管圈圈员集体的智慧，发现和分析问题的原因，并用"图示"详细地表示出来。因此，特性要因图是找出问题根本原因的重要工具。

（三）特性要因图的分类

当考虑的问题比较复杂时，并需客观地找出可能的原因时，即可使用特性要因图。特性要因图可分为两种：

1. 用于"要因分析"（"鱼头"朝右）原因追求型特性要因图。

2. 用于"对策研拟"（"鱼头"朝左）对策追求型特性要因图。

上述两种类型的特性要因图的差异，如表 4 - 1 - 6 所示。

表 4 - 1 - 6　两种类型特性要因图的比较

类别	原因追求型特性要因图	对策追求型特性要因图
"鱼头"方向	向右	向左
箭头所指	问题	目的
"鱼身"	原因	对策或手法
如何发问	why	how

（四）药店运用特性要因图的步骤

1. 列出问题

由实施者画出"主骨"与所要讨论的主题，主题可表示为"为何""为什么"开头的语句。

2. 展示问题的全部，确定要因。实施者圈选要因的方法一般分为以下两种。

（1）按"实际数据"圈选要因

绘前调查法：药店品管圈成员在绘制"鱼骨图"前，到现场针对现物做现实的观察，收集现场实际的数据，利用实际的原因来绘制"鱼骨图"，再根据数据的大小，确定圈选的主要原因。

绘后调查法：在"鱼骨图"绘制完成后，由圈员事先预圈选几个要因，再到现场针对现物做现实的观察，收集实际的数据，根据数据的大小来验证所圈选的要因，是否真为要因，此方法也可以称为"真因验证"。

（2）按"经验"圈选要因　实施者在"鱼骨图"绘制完成后，将"鱼骨图"的小要因列出，由所有圈员运用调查的经验先圈出一些要因，进行统计，按照先后顺序选出前4~6个要因。之后再由了解主题的同事协助进行要因的圈选工作的验证，最后列出确定了的小要因。（图4-1-18）

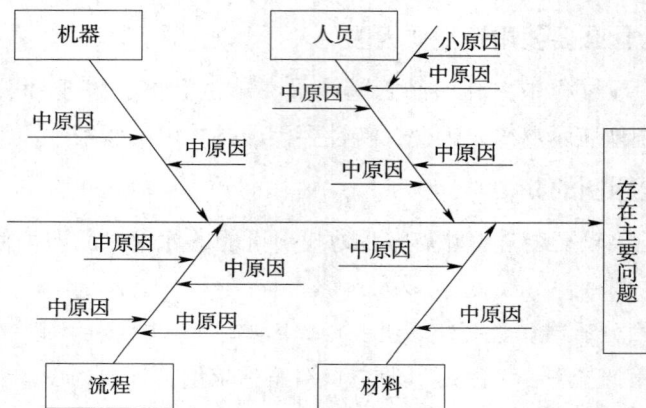

图4-1-18　特性要因图

如果要因是由圈员自行圈选出来，并且没有经过与主题相关的同事共同验证，或是没有通过实际现场所收集的数据加以验证，那么所选出来的要因较为主观，说服力低。

大要因一般用方框框上，箭头从方框出发，与主骨呈60°~80°的交角。中、小要因是围绕大要因的产生原因或解决方法，一般不用方框，箭头指向大要因与主骨的箭头。

3. 针对问题，分析结果，找到对策。品管圈全体圈员对发现的要因进行分析和总结，可采取头脑风暴法，确定主要的要因，寻求解决方法。

4. 填写制作目的、日期及制作者等基本数据。

（五）药店运用特性要因图应注意事项

1. 特性要因图必须画上箭头记号。

2. 保证因果关系明确，实施者不要放入无关联的要因。

3. 要因必须追求到真正原因。

4. 特性要因图内用词要清晰、明确。

5. 采用顺位排列时，应将"其他"这一项目排在最后。

6. 主要原因要经确认再以主观的判断来圈选、确定。

7. 当实施者将中要因加以细分成小要因，保证小要因数量充足。

（六）药店应用特性要因图范例

调查某药店为什么店员服务态度差，结果如图 4 - 1 - 19 所示。

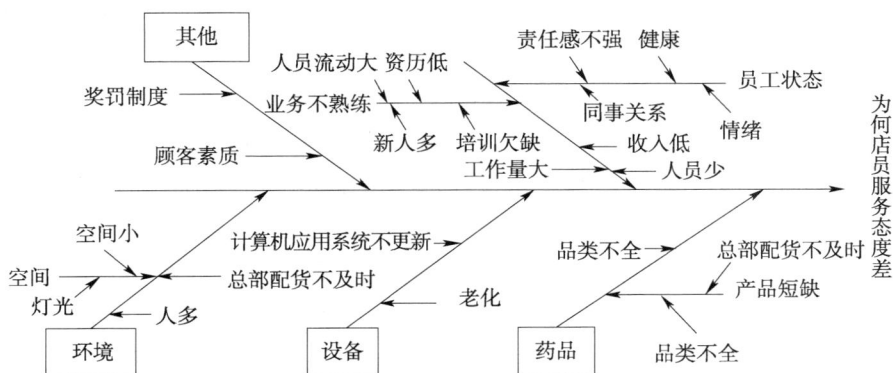

图 4 - 1 - 19　为何店员服务态度差图

七、控制图

（一）什么是控制图

控制图（control chart）也称管制图，是用于过程或过程中各特性值进行测定、记录、评估和监察是否处于控制状态的一种用统计方法设计的图。目前应用最广的控制图是美国品管大师休哈特（W. A. Shewhart）博士于 1924 年发明的休哈特控制图。

控制图的基本结构是在直角坐标系中画三条平行于横轴的直线，中间一条实线为中心线，上、下两条虚线分别为上、下控制界限。横轴表示按一定时间间隔抽取样本的次序，纵轴表示根据样本计算的、表达某种质量特征的统计量的数值，由相继取得的样本算出的结果，在图上标为一连串的黑点，然后用线段把它们连接起来，如图 4 - 1 - 20 所示。

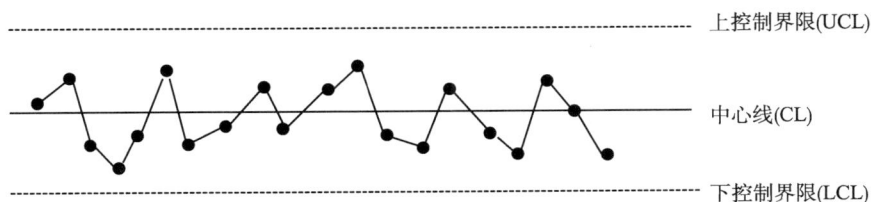

图 4 - 1 - 20　控制图

（二）药店为什么要使用控制图

控制图是根据假设检验的原理构造的一种图，用于监测生产过程是否处于控制状态。它是统计质量管理的一种重要手段和工具。

在药店管理的过程中，观察变量的质量特征由于受随机因素和系统因素的影响而产生误差；前者主要由大量微小的偶然因素导致，不可以消除；后者则是由可辨识的、具体明确的原因引起，可以采取适当手法发现和消除。当一管理过程仅受随机因素的影响，当观测变量的质量特征平均值和方差值相对稳定时，称观测变量处于控制状态。此时，管理过程的质量特征是服从确定概率分布的随机变量，可利用统计学方法对稳定状态的数据进行估计判断其服从的分布。分布确定以后，上述质量特征的数学模型随之确定。为检验其后的管理过程是否也处于控制状态，就需要对观测变量进行假设检验。为此，每隔一定时间，抽取上述管理过程一个大小固定的变量样本，计算其特征，若其数值符合这种数学模型，就认为过程正常，否则，就认为管理过程中出现某种系统性误差，或者说过程失去控制。这时，就需要考虑采取各种措施查明原因并将其排除，不使失控状态继续下去。管控图常用于药店仓库温度管理。

例如，控制图常用于药店仓库温度的控制管理。按照 GSP 的要求，药店在仓储、冷藏、冷冻药品的仓库或设备中，需配备温湿度自动监测系统（以下简称系统），系统温湿度数据的正常值范围应设置为：①阴凉库 0 ~ 20℃，湿度 35% ~ 75% RH；②常温库 10 ~ 30℃，湿度 35% ~ 75% RH；③冷库、冷藏车和保温箱 2 ~ 8℃。

系统应当自动生成温湿度监测记录，内容包括温度值、湿度值、日期、时间、测点库区或运输工具类别等，系统应至少 1 分钟更新一次测点温湿度数据，并在仓储过程中至少每 30 分钟自动记录一次实时温湿度数据，在运输过程中至少每 5 分钟自动记录一次实时温湿度数据，若监测温湿度超出规定范围时，系统应当至少每 2 分钟记录一次实时温湿度数据。此时，药店经营管理者便可依照系统自动生成的监测数据绘制温湿度控制图，对于普通药品的测量范围在 0 ~ 40℃ 之间，温度允许是大误差为 ±0.5℃；冷冻、冷藏药品的测量范围在 −25 ~ 0℃ 之间，温度允许是大误差为 ±1.0℃；药品相对湿度的最大允许误差为 ±5% RH。控制图可以很好地表现温湿度数据的波动，有助于实施者判断其中误差种类和原因，以及时采取对应措施，提高药店对药品储存质量检测管理的水平。

（三）控制图的分类

1. 按数据的性质分类

（1）计量值控制图　所谓计量值是指控制图的数据均属于由量具实际量测得到，如长度、重量、浓度等特性均为连续性。测量灵敏度高，容易调查真因，但抽查频率高，数据的测定再经过计算，需要经过专业人员完成。常用的有：①平均数与全距控制图（X – R chart）；②平均数与标准差控制图（X – a chart）；③中位数与全距控制图（X – R chart）；④个别值与移动全距控制图（X – Rm chart）；⑤最大值与最小值控制图（L – S chart）。

（2）计数值控制图　所谓计数值是指控制图的数据均属于以单位计数者得到，如不良数、缺点数等间断性数据。数据测量简单，易于反映整体品质。常用的有：①不良率控制图（P chart）；②不良数控制图（Pn chart）；③缺点数控制图（C chart）；④单位缺点数控制图（U chart）。

2. 按用途分类

（1）解析用控制图　这种控制图先有数据，后有控制界限，主要用途有决定方针、过程解析、过程能力研究、过程控制的准备。

（2）控制用控制图　先有控制界限，后有数据，其主要用途为控制过程的品质，如有数据点超出控制界限，则立即采取措施。

（四）药店运用控制图的步骤

1. 实施者按规定的抽样间隔和样本大小抽取样本。

2. 由实施者测量样本的质量特征的统计量数值，包括中心线（CL）、控制上限（UCL）、控制下限（LCL）。

3. 实施者在控制图上描点，用直线连接各点。

4. 由实施者观察控制图上特征值的分布情况，判断是否异常，如果异常需分析原因。

（五）药店运用控制图应注意事项

1. 实施者根据工序的质量情况，合理地选择管理点。管理点一般是指过程中对质量特征有明显影响的点，如管理不到位，变量质量特征最差的点。

2. 实施者根据管理点上的质量问题，合理选择控制图的种类。

3. 实施者在绘制控制图之前，应首先确定合理的控制界限。

4. 控制图上的点若有异常状态，应立即找出原因，采取措施后进行解决，有效发挥控制图的作用。

5. 控制线不等于公差线，控制线反映的是变量质量特征的变化，而公差线反映的是测量质量特征是否合格。

6. 控制图发生异常，要明确责任，及时解决或上报。

第二节　现代七大工具与手法

品管圈新七大手法是将散漫无章的语言资料整理成逻辑语句的一种方法，也是对影响变量的各种因素运用系统化的图形直观地描述出来的方法，防止错误或疏漏发生，包括亲和图、关联图、系统图、过程决定计划图、矩阵图、矩阵数据解析法、箭线图七种。

一、亲和图

（一）什么是亲和图

亲和图也叫 KJ 法，1953 年由日本人川喜田二郎研究开发出来，是把收集到的大量各种数据、资料，甚至工作中的事实、意见、构思等信息，按其之间的相互亲和性（相近性）归纳整理，使问题明朗化，并使大家取得统一的认识，有利于问题解决的一种方法。

（二）药店为什么要使用亲和图

在药店经营与管理过程中，将影响问题的各种原因和事物按照其内在的亲和性进行整理归类，使混淆不清的问题明确化，通过亲和图的运用，可使意见不统一的圈员达成一致想法，培养了团队精神。

亲和图在药店的作用具体如下：①亲和图帮助药品零售从业者从混淆的事件或状态中，采集各种资料，将其整合并理顺关系，以便发现问题的根源；②亲和图让药品零售从业者掌握问题本质，让有关人员明确认识；③药店品管圈使用亲和图可以提高全员参加讨论问题的意识，可以吸收全体圈员的观点，获得整体性方案的架构。例如新产品筛选和采购、市场调查和预测。④药店品管圈使用亲和图可以使全体成员容易达成一致意见，让所有相关人员产生新的统一。

（三）亲和图的分类

按照人员主要分为两类：①个人亲和图，它是指主要工作由一个人进行，其重点放在资料的组织整理上；②团队亲和图，它由 2 个或 2 个以上的人员进行，重点放在策略上，再把所有成员各种意见整理、分类。

（四）药店运用亲和图的步骤

亲和图的实施较为简单，没有复杂的计算，亲和图的核心是头脑风暴法，是根据结果去找原因。个人亲和图主要发挥圈员的个人能力，重点在于列清所有项目，最后加以分类、整理；而团队亲和图则重点在于发动大家的主观积极性，先把问题与内容全部列出，再共同讨论、整理。一般按以下十个步骤进行。

1. 确定主题

用一个整句来描述主题。因为亲和图是将零散的语言和资料按照其亲和性进行归纳和总结，对情况很模糊，因此，大都以"不够了解的事物""无法做整理的事物""不知如何是好的事物"等作为主题。

主题的选定可采用以下几点中的任意一点：①对没有掌握好的杂乱无章的事物以求掌握；②将自己的想法或小组想法整理出来；③对还没有厘清的杂乱思想加以综合

归纳整理；④打破原有观念，重新整理新想法或新观念；⑤读书心得整理；⑥小组观念沟通。

2. 收集情报

在主题方面，收集使用"看到""听到""想到""感到""查到"等语言信息，并将其内容以尽可能简单、精炼、明了的语句整理写在资料卡上。每位圈员都需将语言资料填写在25张左右资料卡里，为传达最基本印象，语言资料多以陈述句表达。针对主题进行语言资料的收集，方法有：①直接观察法，利用眼、耳、手等直接观察；②文献调查法；③面谈调查法；④个人思考法（回忆法、自省法）；⑤团体思考法（头脑风暴法、小组讨论法）。

3. 排列卡片

即归纳卡片。将收集到的所有人的卡片全部摊开在桌面或者大白纸上，要做到一览无余地摊开，接着品管圈成员对收集的卡片进行再次研读，反复几次，做到资料信息明朗。在读卡片时，找出相似或者感觉一样的具有亲近感的卡片，并放在一起，这种有亲近感的情形，称为有亲和性。

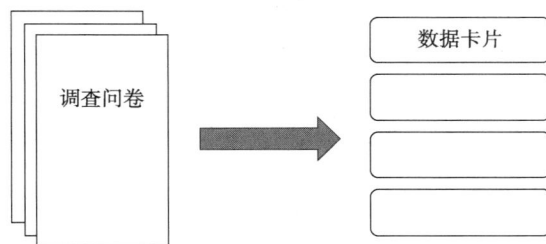

图 4 - 2 - 1　归纳卡片

4. 相近信息汇总在一张卡片上

将最初的相同信息的卡片资料汇总到一张卡片（亲和卡）上，如图 4 - 2 - 2 所示：小组感受资料卡所想表达的意思，可将内容恰当地予以表现出来，写在卡片上，称此卡为亲和卡。亲和卡是必须将原本 2 张或 2 张以上的卡片上所叙述的事情完整地转述，而且不可以超越其原本的内容。另外，若只是将语言罗列汇总到卡片上，也是不好的做法。

5. 信息卡分类

亲和卡制作好之后，以颜色区分，将亲和卡叠放在同一意思的原始卡片上方，用环形针或橡皮筋固定，放回资料卡堆中，与其他资料卡一样当作是一张卡片来处理，继续进行卡片的汇集、分群。

6. 信息卡汇总在一卡上，继续分类

实施者重复以上两步（将卡片继续归类及堆叠成束），在卡片归类进程中，卡片间的亲和性会越来越远。由"好像类似""好像一样"变成了"有关系""有点共通性"。这种亲和性的连接关系变得松散，即为重点所在。

7. 亲和卡的摆放与布置

实施者将卡片进行配置排列，把一沓沓亲和卡依次排在大白纸或桌面上，并将其粘贴、固定。为了方便亲和图完成以后更容易了解其构造，应适当地决定其相互间的位置关系。

8. 全体卡片的摆放

实施者取下回形针或橡皮筋，决定全体卡片的位置在哪里适合，与归纳卡片相反的是，要取下每组卡片的环形针或橡皮筋，按照亲和卡来摆放每一组的卡片。

9. 依决定的位置将卡片粘贴在大白纸上或桌面上

制作亲和图，将亲和卡和资料卡之间相互关系用框线连接起来。框线若用粗细或不同颜色描绘的话，会更加清楚（图4-2-2）。

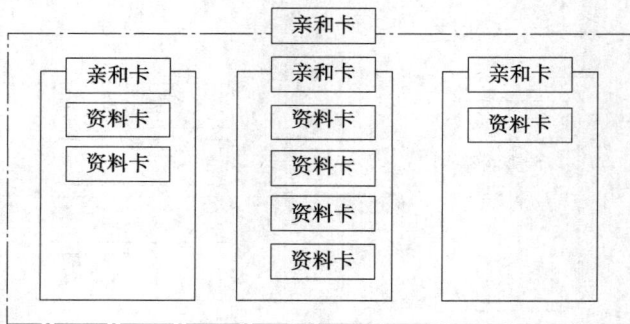

图4-2-2 亲和卡

10. 理顺关系，完成亲和图

完成最终的亲和图，将零散的资料卡，按照亲和性理顺出关系。（图4-2-3）

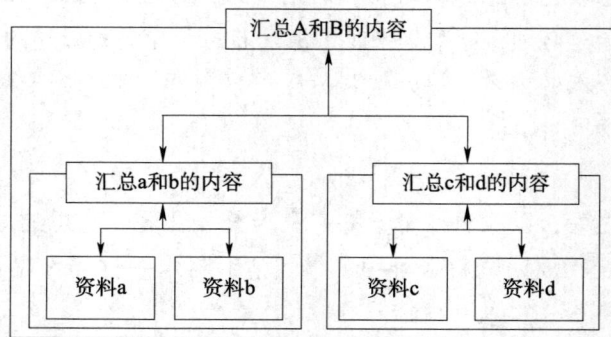

图4-2-3 亲和图

完成亲和图后可以让小组成员共同讨论，加深组员对该亲和图的认识，并指定专人撰写报告。完成亲和图后要记录成员、主题和绘制日期等。

（五）药店运用亲和图应注意事项

1. 实施者收集卡片时必须收集全部成员填写的所有卡片，不可遗漏。

2. 实施者在归纳卡片时应根据语言资料的亲和性归纳，不要勉强做归纳，而是让其相近程度自然地聚集在一起。

3. 没有亲和性的卡片可以单独摆放。

二、关联图

（一）什么是关联图

关联图（relationship diagram）出现于 20 世纪 60 年代，由日本千住镇雄教授开发出来，全名为《管理指标间的关联分析》。关联图围绕原因结果、目的手段等具有缠绕复杂关系的问题，将影响其的要因全部列出来，用箭头将各种因果关系相连，并将它们分门别类，从而寻找到解决办法的关键。因此，关联图就是把问题与其要因相连，通过直观的连图，帮助人们在逻辑关系中寻找到解决问题的方法。

关联图，又称关系图，是用来分析事物之间"原因与结果""目的与手段"等复杂关系的一种图表，它能够帮助人们从事物之间的逻辑关系中，寻找出解决问题的办法。

影响质量的因素之间存在着大量的因果关系，这些因果关系有的是纵向关系，有的是横向关系。纵向关系可以使用因果分析法来加以分析，但因果分折法对横向因果关系的考虑不够充分，这时关联图就可以解决问题。关联图法是根据事物之间横向因果逻辑关系找出主要问题的最合适方法。

关联图具有如下的特点：①从计划阶段就以广阔的视野透视问题，可打破先入为主的观念；②关联图帮助品管小组成员们达成共识，意见一致；③关联图适用于分析归类极为复杂的问题，理顺逻辑关系；④关联图表现形式不受拘束，图形可自由书写。形式自由，有助于因素之间的连接和转换。

（二）药店为什么要使用关联图

当复杂的问题发生时，个人很难应对时，即可使用关联图寻找问题和要因之间的因果关系。药店使用关联图的功能如下：①关联图帮助药品零售从业者分析纠缠不清的因果关系；②关联图帮助药品零售从业者确定和掌握现场问题；③关联图帮助药品零售从业者对市场调研和满意度分析；④关联图帮助药品零售从业者展开方针管理。

（三）关联图的分类

关联图从应用形式角度可分为多目的型和单目的型，从结构形式角度可分为中央集中型和单向汇集型。

1. 多目的型（两个以上问题）

多目的型关联图由圆圈（或方框）和箭头组成，其中每个圆圈中文字说明是导致问题发生的要因，箭头代表由要因指向问题，由原因指向结果，由手段指向目的。多目的型关联图代表了多个问题之间存在相同或相似要因而导致其发生的情况，圆圈文字说明力求简短、内容确切、易于理解，重点项目及要解决的问题要用双线圆圈或双线方框表示。（图4-2-4）。

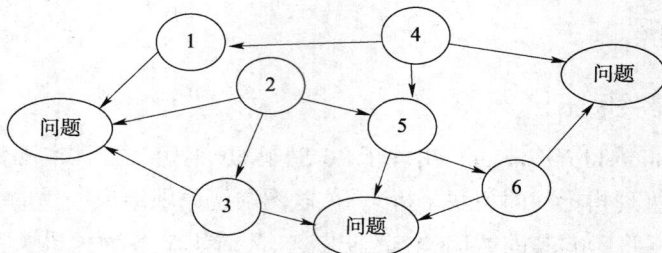

图4-2-4　多目的关联图（应用形式）

2. 单目的型（单一目的）

单目的型关联图是探寻导致单个问题发生要因的主要方法。（图4-2-5）。

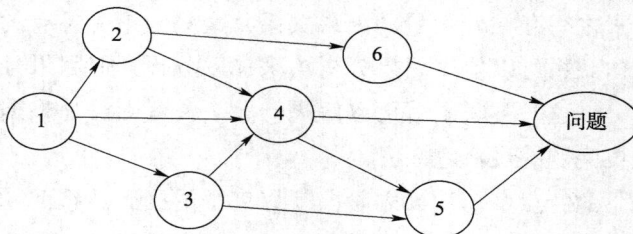

图4-2-5　单目的关联图（应用形式）

3. 中央集中型（向外扩散）

中央集中型关联图描述了由不同类型要因导致问题发生的关联。（图4-2-6）。

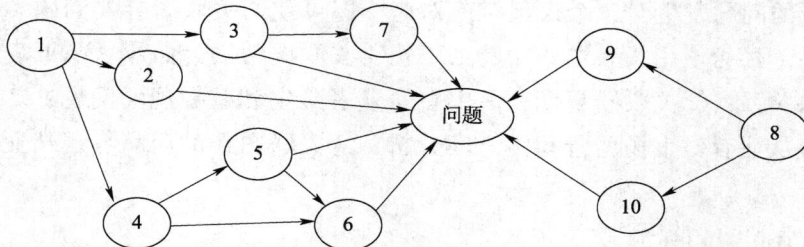

图4-2-6　中央集中型关联图（结构形式）

4. 单向汇集型（单向顺延）

单项汇集型关联图代表了要因相互之间具有顺延递进的关系，最终导致了问题的发生（图4-2-7）。

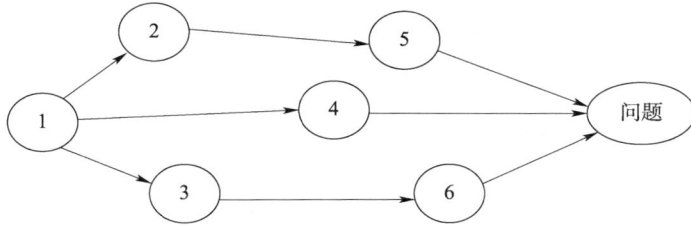

图4-2-7 单向汇集型关联图（结构形式）

（四）药店运用关联图的步骤

1. 实施者发现药店经营中的问题，列出全部要因、制作问题、要因卡片。

2. 实施者依照事件因果关系排列卡片。

3. 实施者将问题与有直接关系的要因用箭头相连。

4. 实施者将所有的相关卡片用箭头连接，形成关联图。

5. 实施者观察关联图，进行小组讨论，分析其关联要因是否具有合理。

6. 实施者撰写报告，标注成员、日期。

（五）药店运用关联图应注意事项

1. 关联图适合对复杂因果关系的理顺。

2. 原因查找从人员、设备、物品、环境、方法等多方面考虑。

3. 针对找到的原因，排序时适当调换位置。

4. 关联图完成后，仔细核对影响问题的各种因素，让关键性的动作或结果成为有效的解决办法的中心。

（六）药房应用关联图范例

图4-2-8是某药房发现报表发出到结案的时间太长，往往延误处理问题的实效，造成作业上的困扰。以"报表作业时间长"为题寻找原因。

三、系统图

（一）什么是系统图

系统图（system diagram）就是把要实现的目的与需要采取的措施或手段系统地展开，并绘制成图，以明确问题的重点，寻找最佳手段或措施的一种方法。系统图由方块和箭头构成，形状似树枝，又叫树枝系统图、家谱图、组织图等，它是把价值工程中所用的机能系统图的手法应用到质量管理中来的一种图形方法。

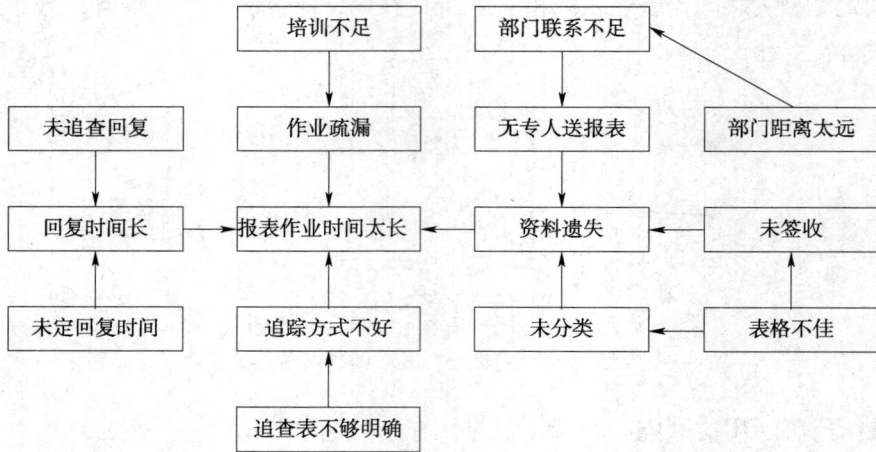

图 4 - 2 - 8　报表作业时间长

　　虽然在解决问题的步骤中，每个阶段都可以应用系统图，但是最重要的是在"拟定对策"的阶段中，很好地利用系统图挖掘问题的潜在原因，诠释问题的根源，帮助我们找到解决问题的关键。在目标选定之后，也可以应用系统图将对策具体化，更好地拟定对策。也可以说，系统图就是为了达成目标或解决问题，以目的—方法或结果—原因层层展开分析，以寻找最恰当的方法和最根本的原因。系统图目前在企业界被广泛应用。

　　使用系统图具有如下的特点：①很容易明确达成的目标，并对必要的手段、方法、展开使用图形直观地表示出来；②组织讨论，易于统一成员的意见，培养团队意识；③系统的整理问题和各种影响原因的因果关系。

（二）药店为什么要使用系统图

　　药店使用系统图的功能如下：①系统图是将达成目的、目标所采用的有效的手段、方法，展开成有层次结构的图形，由图形可以直观地对问题的全貌一览无遗。②对问题可以做出完整、系统的分析并得出结论，避免因素遗漏之处。如质量管理因果图的分析、质量保证体系的建立、各种质量管理措施的开展等。③避免主观判断和决策，容易达成共识且较具说服力。④思考问题推理性较强，具逻辑性好，不会偏离主题。

（三）系统图的分类

1. 对策展开型

　　对策展开型系统图将问题对象所构成的要素有系统地展开，使关系明确，即上一级手段成为下一级手段的行动目的。利用系统图法的概念，将为达到某一个目的所需要的手段层层展开而形成图形，就能对问题有一个全貌的认识，并且能提炼出问题的重点，从而能够寻找出实现预定目的的最理想方法。系统图不仅可以明确管理的重点，找出质量改进的方法，而且手段十分有效，是药店管理人员不可缺少的"目的—手段"思考方法，如图 4 - 2 - 9 所示。

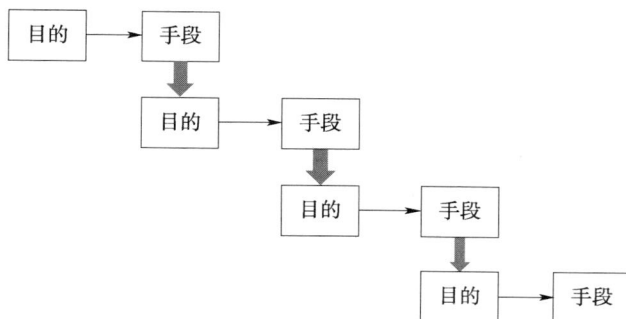

图 4 - 2 - 9　对策展开型系统图

2. 构成要素型

目标、目的达成的对策、手段有系统地展开、获得，即最后的要素就是需要实施的方法和手段。药店目标的实现通常是多途径的，如何从多种途径中选出一条达到目标的最佳经营策略呢？构成要素型系统图就是系统地分析、探求，以达到目的的最理想的方法，如图 4 - 2 - 10 所示。

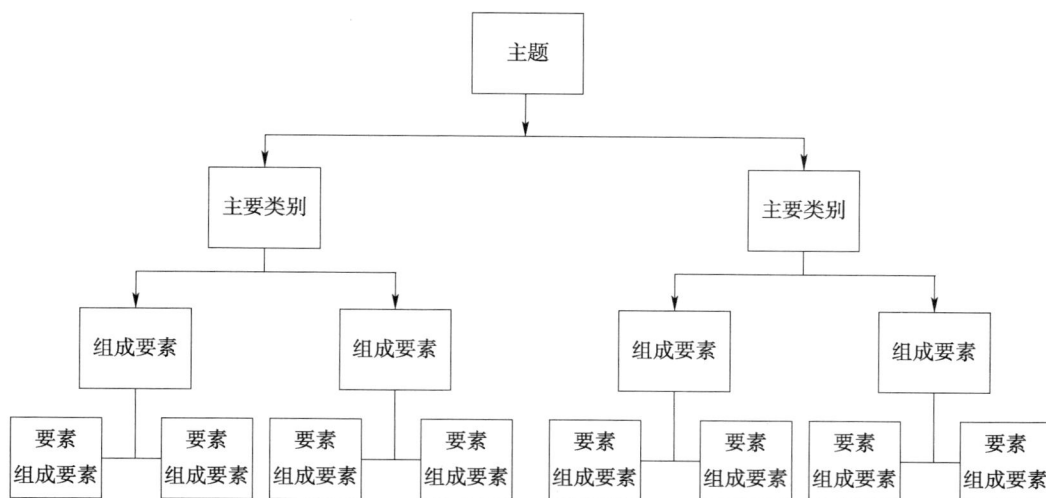

图 4 - 2 - 10　构成要素型系统图

（四）药店运用系统图的步骤

1. 实施者确定要实现的目标或目的，选择有相同经验或知识背景的零售人员，将希望解决的问题或想达成的目标，以粗体字写在卡片上，必要时以简洁精炼的文字来表示，但要让相关的人能够了解句中的含意。

2. 由实施者提出完成目标所用的手段和措施。

3. 实施者确定所设定目标是否有限制条件，记入所设定目标的限制条件，如此可使问题更明朗，而对策也更能依循此条件找出来，此限制条件可依据人、事、时、地、物、费用、方法等分开表示。

4. 第一次展开，讨论出达成目的的手段，讨论出达成目的的方法，将其可能的方法写在卡片上，此方法如同对策型因果图中的大要因。

5. 第二次展开，把第一次展开所讨论出来的方法当作目的，为了达成目的，在哪些方法可以使用呢？讨论后，将它写在卡片上，这些方法则称之为第二次方法展开。以同样的要领，将第二次方法当成目的，展开第三次方法，如此不断地往下展开，直到大家认为可以具体展开行动，或者直到不能再展开，而且可以在日常管理活动中加以考核。

6. 实施者制作实施手段的评价表，制作实施方法的评价表，评价所用手段和措施的重要性、可行性、急迫性、经济性，评价结果最好用分数表示。

7. 实施者绘制措施卡片，做成系统图。

8. 由实施者确认目标是否能够充分有效地实现，将卡片与评价表贴在白板上，经过一段时间（1 小时或 1 天）后，再集合小组成员检查一次，看是否有遗漏或需要修正。

9. 实施者制订实施计划，确定进度、责任人。

（五）药店运用系统图应注意事项

1. 系统图可用在药店日常管理工作中。

2. 系统图完成后的下一阶段工作，应制定具体的实施方案、对策、手段。

3. 针对改善对策，可以从实效、实现性、等级等方面进行有效评价。

（六）药店应用系统图范例

"如何提高小组成员的参与率"的方案展开型系统图，如图 4-2-11 所示。

四、过程决定计划图

（一）什么是过程决定计划图

过程决定计划图（process decision program chart，PDPC）于 20 世纪 60 年代由日本东京大学近藤次郎博士开发，是为预测当时东大纷争（1968~1969 年）最终会如何，对其前途和进展过程进行详细的剖析，所应用的方法经系统化被称为"过程决定计划图"。

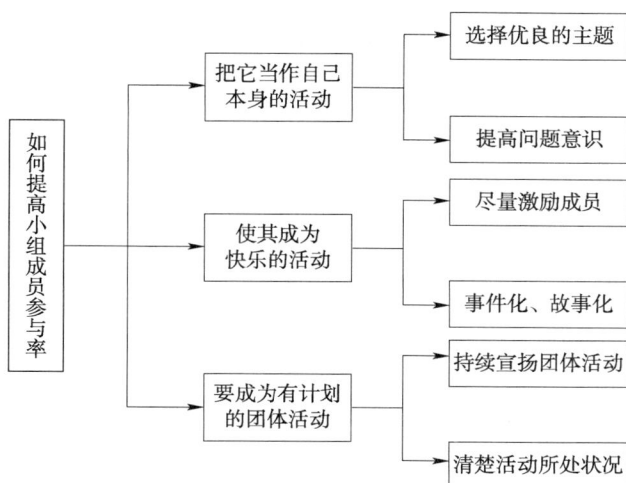

图 4 - 2 - 11　如何提高小组成员的参与率系统图

过程决定计划图，是运筹学中的一种方法，其工具就是 PDPC 图，所以又被称作 PDPC 法。所谓过程决定计划法，是为了完成某个任务或达到某个目标，在制订行动计划或进行方案设计时，预测可能出现的障碍和结果，并相应地提出多种备选计划的一种方法。如此，在计划的执行过程中如果遇到不利的情况，可以使用其他备用的计划，尽可能降低自己计划的执行风险。

使用者运用过程决定计划图一般为充实自己的计划，在事项执行前预测过程中将要产生的问题，以期待避免发生重大事故。

（二）药店为什么要使用过程决定计划图

1. 过程决定计划图是动态的手法，可按扩张时间先后顺序，掌握连锁药店系统的进展情况。

2. 过程决定计划图兼有药店发展中的预见性与应变性，计划决策者密切注意系统进程的动向并列出"非理想状态"，也能掌握产生非理想状态的原因；还可根据实际进展情况，及时对计划措施进行补充、修订。

3. 过程决定计划图是药店管理者提出多个备选的发展计划，可以优中选优，也能降低决策的风险，提高目标的达成概率。

4. 过程决定计划图利于药店管理者从全局、整体掌握系统的状态，因而可作全局性判断。

5. 过程决定计划图能使零售业参与人员的构想、创意得以尽情地发挥。

（三）过程决定计划图的分类

1. 顺向进行式过程决定计划图（图 4 - 2 - 12）。

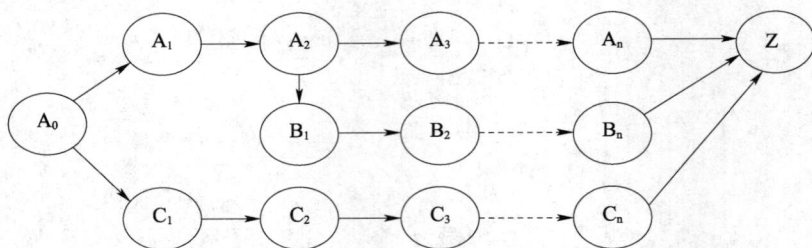

图 4 - 2 - 12　顺向进行式（类型Ⅰ）

2. 逆向进行式过程决定计划图（图 4 - 2 - 13）。

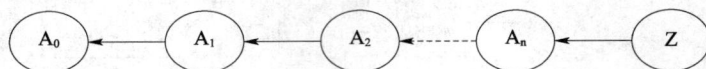

图 4 - 2 - 13　逆向进行式（类型Ⅱ）

（四）药店运用过程决定计划图的步骤

1. 顺向进行式 PDPC 法步骤

（1）实施者召集所有药店职能部门负责人员（要求尽可能广泛参加）讨论所要解决的课题，明确起点与最终目标。

（2）实施者对讨论的药店经营内容进行归纳整理，确定达到理想状态而要使用的手段、措施、步骤。

（3）实施者对提出的手段和措施，要列举出事件发展预测出的结果，以及提出的措施方案行不通，或难以实施时，应采取的措施和方案。

（4）实施者依据预测结果，将各措施按紧迫程度、所需工时、实施的可能性及难易程度予以分类，并且排列各项措施实施的先后顺序，用箭头向理想状态方向连接起来。

（5）实施者进一步明确各项措施实施的先后顺序，从一条线路分析所得到的情况，研究它对其他线路是否有影响。

（6）由实施者落实实施职能部门负责人及实施期限。

（7）在实施过程中，实施者需要定期召集有关人员开会和汇报进度，检查计划实施情况，按照新的情况不断修订 PDPC 图。

2. 逆向进行式 PDPC 法步骤

（1）实施者召集所有药店职能部门负责人员（要求尽可能地广泛地参加）讨论所要解决的课题，明确起点与最终目标。

（2）实施者在讨论中预测达到最终结果过程中可能发生的重大事故。

（3）实施者画出图标，描述可能发生重大事故的经过。

（4）实施者针对可能发生的重大事故，提出应对措施、决策。

（5）实施者依据预测结果，按紧迫程度、所需工时、实施的可能性及难易程度予以分类；排列各项措施实施的先后顺序，并用箭头向理想状态方向连接起来。

（6）实施者落实实施负责人及实施期限。

（7）实施者在实施过程中，需要定期召集有关人员开会，检查计划实施情况，按照新的情况不断修订 PDPC 图。

（五）药店运用过程决定计划图应注意事项

1. 参与人员要应用否定式的提问来完善和优化程序事件。

2. 随着计划的实施和不断发现新情况，必须不定期地修订 PDPC 图，实施动态管理。

3. 不断修订 PDPC 图过程中，最终选定实施一个最佳方案。

4. 注意和系统图、箭条图区别，且不要错用成关联图。

五、矩阵图

（一）什么是矩阵图

矩阵图就是从问题事项中，找出成对的因素群，分别排列成行和列，找出其间行与列的关系或相关程度的大小，探讨问题点的一种方法。

所谓矩阵图就是分析现象、问题与组合要素三者之间的关系，进而利用多元宫格图形象描述问题与原因的关联，寻找解决问题的对策。

矩阵图主要适用于：①实施者要探讨多组资料间的相互关系时；②实施者要多元评估对策事项关联时；③实施者要参与者评估复杂事件时。

（二）药店为什么要使用矩阵图

1. 帮助使用者在短时间内获得解决问题的构想，力求强化质量评价体制或使之提高效率。

2. 矩阵图使用宫格图的直观表示，能使问题和各要素的关系明确化，避免太过详细或抽象的表现方式，掌握整体的局势情形。

3. 矩阵图方便累积大家的经验，明确应保证的产品质量特性及其与管理机构或保证部门的关系，使质量保证体制更可靠。

4. 使用者利用多次元的观察，显示潜伏的内在要因，研究从何处入手以及以什么方式收集数据。当生产工序中存在多种不良现象，且它们具有若干个共同的原因时，希望搞清这些不良现象及其产生原因的相互关系，进而把这些不良现象一举消除。

（三）矩阵图的分类

1. L 型矩阵图

L 型矩阵图是把两个事项以矩阵的行和列排列成二元表的形式来表达的一种矩阵图，它适用于若干目的与手段的对应关系，或若干结果和原因之间的关系，如图 4-2-14 所示。

因素 X	因素 Y						
	因素 Y_1	因素 Y_2	因素 Y_3	因素 Y_4	因素 Y_5	因素 Y_6	因素 Y_7
因素 X_1							
因素 X_2							
因素 X_3							
因素 X_4							
因素 X_5							
因素 X_6							
因素 X_7							

图 4-2-14　L 型矩阵图

2. T 型矩阵图

T 型矩阵图是 A、B 两因素的 L 型矩阵图和 A、C 两因素的 L 型矩阵图的组合矩阵图，这种矩阵图可以用于分析质量问题中"不良现象—原因—工序"之间的关系，也可以用于分析探索材料新用途的"材料成分—特性—用途"之间的关系等，如图 4-2-15 所示。

			a_4			
			a_3			
			a_2			
			a_1			
b_3	b_2	b_1	B　A　C	c_1	c_2	c_3

图 4-2-15　T 型矩阵图

3. Y 型矩阵图

Y 型矩阵图是把 A 因素与 B 因素、B 因素与 C 因素、C 因素与 A 因素三个 L 型矩阵图组合在一起而形成的矩阵图。（图 4-2-16）

4. X 型矩阵图

X 型矩阵图是把 A 因素与 B 因素、B 因素与 C 因素、C 因素与 D 因素、D 因素与 A 因素四个 L 型矩阵图组合而形成的矩阵图，这种矩阵图表示 A 和 B，D，B 和 A、C，C 和 B，D，D 和 A、C 这四对因素间的相互关系，如"管理机能—管理项目—输入信息—输出信息"就属于这种类型。（图 4-2-17）

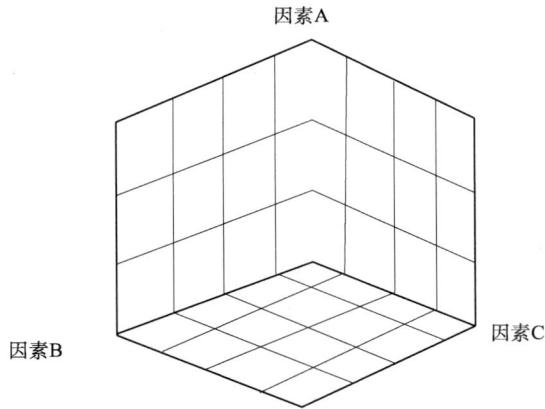

图 4 - 2 - 16　Y 型矩阵图

				因素 A₃				
				因素 A₂				
				因素 A₁				
				因素 A₀				
因素 C₃	因素 C	因素 C₁	因素 C₀	C A B D	因素 D₃	因素 D₃	因素 D₃	因素 D₃
				因素 B₀				
				因素 B₁				
				因素 B₃				
				因素 B₃				

图 4 - 2 - 17　X 型矩阵图

5. C 型矩阵图

C 型矩阵图是以 A、B、C 三因素为边做出的六面体，其特征是以 A、B、C 三因素所确定的三维空间上的点为"着眼点"。（图 4 - 2 - 18）

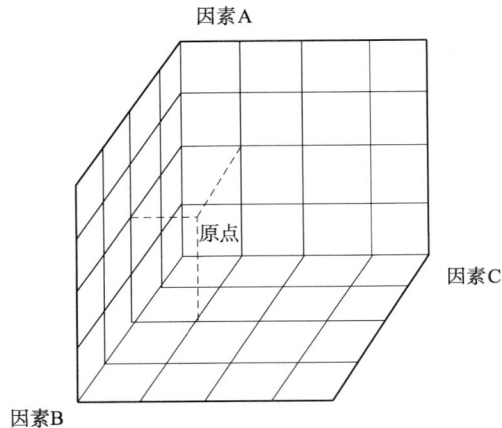

图 4 - 2 - 18　C 型矩阵图

（四）药店运用矩阵图的步骤

1. 实施者召集品管圈成员的讨论，明确要解决的问题。

2. 由实施者寻找影响事项的要素群，包括不良现象因素群、不良原因因素群、实施过程因素群。

3. 实施者依照要素群的种类、数目选择合适的矩阵图类型。

4. 根据选定的矩阵图模式，由实施者将待分析的因素群安排在相应行、列（或纵）的位置上，并依据事先给定的顺序填列各个因素。

确定表征因素之间关联关系的符号，通常用："◎"表示两个因素之间存在密切关联关系；"○"表示两个因素之间存在一般关联关系；"△"表示两个因素之间可能存在（或存在较弱）关联关系。

5. 实施者对隶属于不同因素群的各个因素之间可能存在的关联关系进行分析，并用既定的表征符合进行标识。

6. 解析矩阵图的特征，实施者通过分析矩阵图，确定最迫切需要解决的问题（或现象），最可能的引发原因，以及导致这些原因的最可能的根源。

7. 数据统计寻找着眼点，收集数据并绘制柏拉图，以确定主导问题、主导原因、主导工序。

8. 实施者制订针对问题根源的纠正措施。

9. 实施者检验采取措施的有效性。

（五）药店运用矩阵图应注意事项

矩阵图在评价有无关联及关联程度时，需要所有参加讨论成员的一致通过，一般不按照少数服从多数进行表决。

六、矩阵数据解析法

（一）什么是矩阵数据解析法

实施者借助计算机将矩阵图上各元素间的关系用数据进行量化，使整理和分析结果更加精确，这种用数据表示的矩阵图（matrix data analysis chart），叫做矩阵数据解析法。

在新品管七大工具手法中，矩阵数据解析法是唯一使用数据来分析过程中的问题，但最终仍需依赖图形表示结果。目前，矩阵数据解析法作为一种"储备工具"在日本被广泛应用。

（二）药店为什么要使用矩阵数据解析法

矩阵数据解析法是将已知的资料，经过筛选、整理、判断和解析后，再利用计算机进行制图，适用于复杂的多变量分析且需要解析的案例，是一种在品质管理专业领域中较复杂的方法。

数据矩阵分析法的主要方法为主成分分析法，将多个变量化为少数综合变量，以从原始数据获得许多有益的情报。其具体功能有：①数据矩阵分析法对大量累积的数据进行要因解析；②数据矩阵分析法用来解析复杂的变量关系；③对复杂的要因交络重叠的工程解析，数据矩阵分析法可以给出较好的评价。

（三）药店运用矩阵数据解析法的步骤

1. 确定需要分析的要素

要素可以通过亲和图得到，并确定它们相对的重要程度。例如易于控制，易于使用，网络性能和软件兼容，便于维护。

2. 绘制组成数据矩阵

数据矩阵分析法把需要比较的项目按照字母（行）和数字（列）由小到大顺序排列在表格里，如表4-2-1所示。

表4-2-1 数据矩阵

	项目内容	A 易于控制	B 易于使用	C 网络性能	D 软件兼容	E 便于维护	F 总分	G 权重%
1	易于控制	0	4	1	3	1	9	16.2
2	易于使用	0.25	0	0.20	0.33	0.25	1.03	3.0
3	网络性能	1	5	0	3	3	12	34.9
4	软件兼容	0.33	3	0.33	0	0.33	4	11.6
5	便于维护	1	4	0.33	3	0	8.33	24.2
	合计	2.58	16	1.86	9.33	4.58	34.35	99.9

3. 确定对比分数

同一项目对比的地方都打0分。以"行"为基础，逐个和"列"比较，确定分数。"行"比"列"重要，给出大于1的分数，范围从1~9分。打1分表示两个重要性相当。比如，第1行"易于控制"分别和B列"易于使用"比较，重要一些，打4分。和C列"网络性能"比较，同等重要，打1分。如果"行"没有"列""重要，则给反过来重要分数的倒数。又比如，第2行的"易于使用"和A列的"易于控制"前面已经对比过了。前面是4分，现在则取倒数，1/4=0.25。和C列"网络性能"比，没有"网络性能"重要，给0.20分，反过来，"网络性能"比"易于使用"重要，则打5分。实际上，做的时候可以围绕以0组成的对角线对称填写对比的结果就可以了，如表4-2-1所示。

4. 计算总分

由实施者按照行把分数加起来。在 F 列内得到各行的"总分"。

5. 算权重分

由实施者把各行的"总分"加起来，得到"总分之和"。再把每行"总分"除以"总分之和"得到 G 列中每一行的权重。权重越大，则这一行的项目越重要。例如表中"网络性能"权重为 34.9% 最重要，其次是"便于维护"权重为 24.2%。

（四）药店运用矩阵数据解析法应注意事项

1. 实施者必须明确所取得的数据是否真实有效，并且确保有效处理收集的资料。

2. 需要注意的是，药店品管圈在探讨其相关性时，必须达成全体参与者的共识。

七、箭线图

（一）什么是箭线图

箭线图（activity-on-arrow，AOA）又称矢线图或双代号网络图，1957 年由美国杜邦公司推出并发展而成。

它可以对某事项或安排创建最佳的日程计划，并对其实施过程进行同步实时的管理，从全局的角度出发，统筹兼顾过程中的细节，抓住关键点，集中力量解决问题，以顺利达成目标的方法，是计划评审法在质量管理中的具体运用。

（二）药店为什么要使用箭线图

药店运用箭线图具有如下功能：

1. 当各事项和安排的工作不能按期完成时，箭线图将其对整体计划完成的影响，表现得相当清楚。

2. 箭线图可以将计划实施过程中没按期完成的工作记录，便于二次实施时候列为重点处理。

3. 有助于实施者对正在实施的计划有条不紊地进行，进行实时管理。

（三）药店运用箭线图的步骤

1. 确定要达成的目标主题，例如某连锁药店筹划开办新门店。

2. 连锁药店总部需要确定必要的筹备工作及其需要的日程。

3. 负责人员按先后排列各项工作。

4. 负责人员考虑同步工作，并排列在合适的位置。

5. 负责人员按照顺序连接各工作点，标准日程。

6. 负责人员使用公式计算工作点和日程。

（1）最早结合点日程的计算

$$最早结合点 = 最早结合点日程 + 工作所需天数$$

$$最早结合点 = 最大的（最早结合点日程 + 工作所需天数）$$

（2）最迟结合点日程的计算

$$最迟结合点 = 最迟结合点日程 - 工作所需天数$$

$$最迟结合点 = 最小的（最迟结合点日程 - 工作所需天数）$$

（3）剩余时间的计算

$$剩余时间 = 最早结合点 - 最迟结合点$$

（4）最早开始日程计算

$$最早开始日程 = 最早结合点日程$$

（5）最迟完成日程计算

$$最迟完成日程 = 最迟结合点$$

（6）最迟开始日程计算

$$最迟开始日程 = 最迟完成日程 - 工作所需天数$$

$$最迟结合点 = 最小的（最迟结合点日程 - 工作所需天数）$$

（7）总剩余日程计算

$$总剩余日程 = 最迟开始日程 - 最早开始日程$$

$$总剩余日程 = 最迟完成日程 - 最早完成日程$$

（8）独立剩余日程数计算

$$独立剩余日程 = 最早开始日程 - 最早完成日程$$

7. 由负责人员画出开办新门店工作流程的路径。

（四）药店运用箭线图应注意事项

1. 箭线图中工作之间，有结束才有开始。

2. 计划实施过程中需要考虑平行工作，不多花时间。

3. 每个工作只能用一个箭头，顺序一般从左向右，且不得有回路。

（五）药店应用箭线图范例

箭线图法用箭线表示活动，活动之间称作"事件"的圆圈连接；之前发生的事件编号要小于之后发生的事件编号；每一个事件必须有唯一的事件符号。

注意图 4 - 2 - 19 这张网络图的主要组成要素。字母 A、B、C、D、E、F、G、H、I、J 代表了项目中需要进行的活动。箭线则表示活动排序或任务之间的关系，则活动 A 必须在活动 D 之前完成；活动 D 必须在活动 H 之前完成。

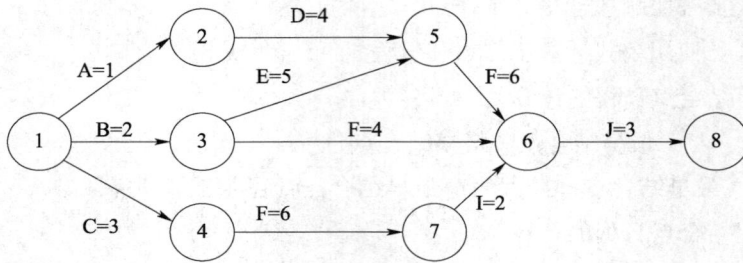

图 4 - 2 - 19　箭线图

第三节　其他常用的品管圈工具手法

除了上述介绍的传统 QC 七大手法和现代 QC 七大手法外，还有七种其他常用的品管圈使用工具手法，包括头脑风暴法、甘特图、雷达图、推移图、流程图、记名式团体技巧法和优先次序矩阵。

一、头脑风暴法

（一）什么是头脑风暴法

头脑风暴法（brain storming）是由美国创造学家 A. F. 奥斯本于 1939 年首次提出，1953 年正式发表的一种激发性的思维方法。奥斯本将"头脑风暴"定义为"使用一系列激励和引发新观点的特定规则与技巧"。这种方法的英文原文是 brain storming，直译成中文为"精神病人的胡言乱语"。奥斯本借助这个单词将会议的特点形容为：①让参会者畅所欲言；②参会者任意发表自己的观点；③发挥集体的力量来解决阶段性问题；④利用开放性思维创造新的头脑风暴。

头脑风暴法实际上是一种智力激励法，目前经各国创造学研究者的探索和实践，衍生出了多种新型激励方法，如奥斯本智力激励法、默写式智力激励法、卡片式智力激励法等。

在药店品管圈决策过程中，圈员的心理往往会受到相互作用的影响，这常常导致人们的意见倾向权威或大多数人的意见，形成所谓的"群体思维"。"群体思维"不仅削弱了品管圈的批判精神，而且损害了品管圈的决策质量，严重干扰了品管圈全体成员的创造力。因此，为了保证药店品管圈决策的有效性，提高决策质量，在实际应用中，头脑风暴法仅是一个产生思想的过程，而不是最终决策的步骤。

（二）药店为什么要使用头脑风暴法

头脑风暴法在药店中的运用大致分为以下四个方面。

1. 激发参加者联想

药店品管圈小组召开会议在使用头脑风暴法讨论问题时，一个参加者提出的想法，往往会激发其他参加者联想出其他一些相近的观点，为解决药店经营问题创造出更多可供选择的方案。因此，激发联想是创新的源泉。

2. 热情感染参加者

参加者们在不受任何限制的情况下，集体讨论问题，人人自由发言，相互影响，相互感染，能形成思维的热潮。头脑风暴法能突破固有观念的束缚，最大限度地发挥参加者的创造性思维能力。

3. 形成参加者竞争

心理学实践证明，在有竞争意识的情况下，人的心理活动效率可增加50%或更多。头脑风暴法在药店的使用过程中，人人争先恐后，竞相发言，不断地开动思维机器，力求有独到见解、新奇观念。

4. 诱导参加者欲望

头脑风暴法有一条原则，不得批评仓促的发言，甚至不许有任何怀疑的表情、动作、神色。这就有效地规避了外界对个人欲望的干扰，使每个参加者畅所欲言，提出大量的新观念。

（三）药店运用头脑风暴法的要求

1. 组织形式

（1）参加人数一般为 5~10 人，最好由不同岗位的药品零售从业者组成。

（2）会议时间控制在 1 小时左右。

（3）设主持人一名，主持人只主持会议，对设想不作评论。设记录员 1~2 人，要求认真将参会者每一设想都完整地记录下来。

2. 参加成员

为了提供一个良好的创造性思维环境，参与头脑风暴会议的药店员工应加以筛选地组成品管圈小组，便于提高会议效率，达到预计的目的。

具体应按照下述三个原则选取：

（1）如果参加者相互认识，要从同一职位（职称或级别）的药店从业者中选取。药店领导者不应参加，否则可能对参加者造成某种压力。

（2）如果参加者互不认识，可从不同职位（职称或级别）的药店从业者中选取。这时不应宣布参加人员职称，不论成员的职称或级别的高低，都应同等对待。

（3）参加者最好具备研究问题所在领域的知识，虽然这并意味着一定要有专家组成，但是最好包括一些学识渊博、对所论及问题有较深理解的专家，以提高提出设想的质量。

药店品管圈小组在进行"头脑风暴"时，有时某个参加者提出有价值的设想，可能正是其他准备发言的人已经思考过的设想。其中一些最有价值的设想，往往是在已提出设想的基础之上，经过"思维共振"迅速发展得来的设想或者对两个或多个设想的综合。因此，头脑风暴法产生的结果，应当被药店认为是全体参加者集体创造的成果，是药店品管圈小组全体成员智慧的结晶。

（四）药店运用头脑风暴法的步骤

1. 会前准备

参加者、主持人和讨论主题三落实，必要时可对参加者进行柔性训练，即对缺乏创新锻炼者进行打破常规思考、转变思维角度的训练活动，以减少思维惯性，将他们从单调的紧张工作环境中解放出来，以饱满的热情投入药店的头脑风暴活动中。

2. 设想开发

首先，主持人公布会议主题并介绍与主题相关的参考情况。之后，全体参加者突破思维惯性，大胆提出设想，采用循环进行的原则，每人每次只提一个建议，没有建议时说"过"，由记录员记录下每一设想。过程中主持人应善于激发参加者思考，使场面轻松活跃而又不失脑力激荡的规则，并控制好节奏。药店品管圈小组力争在有限的时间内获得尽可能多的创意性设想。

3. 设想的分类与整理

一般分为实用型和幻想型两类。前者是指目前技术和管理水平可以实现的设想，后者指目前的技术和管理水平还不能完成的设想。

4. 完善实用型设想

对实用型设想，药店品管圈小组再用头脑风暴法去进行论证，进一步扩大设想的实现范围。

5. 幻想型设想再开发

对幻想型设想，药店品管圈小组再用头脑风暴法进行二次开发，有可能将创意的萌芽转化为成熟的实用型设想。

（五）药店运用头脑风暴法应注意事项

1. 会议禁止批评和评论，每个参加者对别人提出的任何想法都不能批判、不得阻拦，在别人设想的激励下，集中全部精力开拓自己的思路。

2. 会议主张参加者一律平等，提倡自由奔放、随便思考、任意想象、尽量发挥，设想越新、越怪、越好，因为它能启发人推导出好的观念。

3. 会议主张独立参加者思考，不允许私下交谈。

4. 会议应符合个人服从组织原则，注重药店品管圈小组整体利益大于个人，以集体的成绩为荣。

（六）头脑风暴法范例

美国北部某地区冬季格外严寒，大雪纷飞，电线上积满冰雪，大跨度的电线常被积雪压断，严重影响了通信。

过去，许多人试图解决这一问题，但都未能如愿以偿。后来，电信公司经理尝试着解决这一难题。他应用头脑风暴法召开了一次座谈会，参加会议的是不同专业的技术人员。

按照头脑风暴会议规则，大家纷纷发表意见。有人建议设计一种专用的电线清雪机；有人想到用电热来化解冰雪；也有人建议用振荡技术来清除积雪；还有人提出能否带上几把大扫帚，乘坐直升飞机去扫电线上的积雪。对于这种"坐飞机扫雪"的设想，大家心里尽管觉得滑稽可笑，但在会上无人提出疑义。

有一位工程师在百思不得其解时，听到用飞机扫雪的想法后，突发奇想，一种简单可行且高效率的清雪方法就此诞生了。

他想，每当大雪过后，出动沿积雪严重的电线飞行，依靠高速旋转的螺旋桨产生的风力即可将电线上的积雪迅速吹落。于是他马上提出"用直升飞机扇雪"的新设想，这个设想又引起其他与会者的联想，有关用飞机除雪的主意一下子又多了七八条。不到 1 小时，与会的 10 名技术人员共提出 90 多条新设想。

会后，公司组织专家对设想进行分类论证。专家们认为设计专用清雪机、采用电热或电磁振荡等方法清除电线上的积雪，在技术上虽然可行，但研制费用大，周期长，一时难见成效。那种由"坐飞机扫雪"激发出来的几种设想，倒是一种大胆的新方案，如果可行，将是一种既经济又高效的好办法。

经过现场试验，公司发现用直升飞机扇雪果然奏效，一个悬而未决的难题，终于巧妙地得到了解决。

二、甘特图

（一）什么是甘特图

甘特图又称进度表、顺序表、日程进度表，是 1917 年由亨利·甘特开发的。它的发明被认为是管理工作上的一次革命。甘特图内在思想简单，基本是一条线条图，横轴表示时间，纵轴表示活动（项目），线条表示在整个期间计划和实际的活动完成情况。它直观地表明任务计划在什么时候进行及实际进展与计划要求的对比。

（二）药店为什么要使用甘特图

由于甘特图具有简单、醒目和便于编制等特点，在药店日常工作中被药店经营者广泛应用。其在药店中的运用主要如下：

1. 实施者可预估每一步骤的工作负担轻重和药店品管圈圈完成能力高低，进而做适当的调整，以便于按期完成任务。

2. 甘特图可简明地表示出工作的进展程度，由此实施者可以清晰地把握每一事项的发展情况，对进展困难的事项增强控制。

3. 在药店品管圈活动的十大步骤中，甘特图是"拟定活动计划书"阶段的必备工具。

（三）药店运用甘特图的步骤

1. 实施者应明确药店要开展整个活动的目的和意义，了解各步骤的内容，预估各步骤所需时间。

2. 由药店品管圈小组讨论决定整个活动日程及工作分配，实施者要在计划拟定表中的各步骤填写相应的负责人，以确认各项工作都已分派而且有专人负责。

3. 实施者拟订活动计划书，并取得上级核准。

4. 实施者应在药店活动中对活动进度进行的控管、记录并与计划比对。

（四）药店运用甘特图应注意事项

1. 拟定活动计划时按下规则分配时间

（1）Plan（步骤 1~6，从主题选定到对策拟定） 一般用30%的时间。

（2）Do（步骤7，对策实施与检讨） 一般用40%的时间。

（3）Check（步骤8和9，效果确认和标准化） 一般用20%的时间。

（4）Act（步骤10，检讨与改进） 一般用10%的时间。

按此规则绘制的甘特图如表4-3-1所示。

表4-3-1 甘特图

步　骤	2016.1				2016.2				2016.3				2016.4				2016.5				2016.6				2016.7				2016.8				负责人
	1	2	3	4	1	2	3	4	1	2	3	4	1	2	3	4	1	2	3	4	1	2	3	4	1	2	3	4	1	2	3	4	
主题选定																																	某某
计算拟定				30%																													某某
现状把握																																	某某
目标设定																																	某某
解　析																																	某某
对策拟定																																	某某
实践与检讨												40%																					某某
效果确认																																	某某
标准化																								20%									某某
检讨改进																																	某某
成果发表																													10%				某某

此外，也可根据实际情况和圈的经验及能力做适当调整。有些月份有 5 周，可根据实际情况绘制时间表。

2. 各步骤的负责人

各步骤的负责人可担任该步骤各次圈会的主席，因为在计划拟定表中已经确定各步骤负责人，故该负责人可在会议前事先准备所需要的数据和资料，提高效率。

如果实施线与计划线不符，各步骤负责人应记录两者的差异原因，以便活动后的检讨与改善。

（五）药店运用甘特图范例

彩虹圈第一期 QCC 活动甘特图，如表 4 - 3 - 2 所示。

表 4 - 3 - 2　彩虹圈第一期 QCC 活动甘特图

步骤	2008年7月	2008年8月	2008年9月	2008年10月	2008年11月	2008年12月	2009年1月	负责人
主题选定								孙某、郑某
计划拟定								孙某、王某
现状把握								孙某、王某
目标设定								郑某、曹某
解　析								郑某、沈某
对策拟定								金某、江某
对策实施与检讨								高某、郑某、孙某
效果确认								周某、晏某
标准化								倪某、孙某
检讨与改进								吴某、孙某
成果发布								徐某、孙某

注：虚线表示计划线，实线表示实施。

三、雷达图

（一）什么是雷达图

雷达图（radar）又称蜘蛛网图，由中心点画出数条代表分类项目的雷达状直线，以长度代表数量的大小，是专门用来进行多指标体系比较分析的专业图表。雷达图可以直观地显示出指标的参照值与实际值的偏离程度，使实施者可以清晰地对各指标进行评价。

（二）药店为什么要使用雷达图

药店品管圈在进行效果确认时，往往涉及对很多药店的管理指标进行综合评价分析，需要将指标和参照值——比较，但是这样常常会顾此失彼，难以得到一个清晰的结论，这时就要借助于雷达图。雷达图在药店中的运用功能：①雷达图帮助实施者观察各项药店管理指标间的平衡；②雷达图清楚地呈现出药店管理评估绩效的重要类别；③雷达图可以清楚地看见药店管理指标优势和弱点的强度。

（三）药店运用雷达图的步骤

1. 由实施者确定评价的药店管理指标，评价指标有几项，就在圆周上分为几等分，再分别从圆心画出半径，也可以不画圆周。

2. 由实施者在每条半径末端注明评估指标名称。

3. 根据指标评分的分值大小，由实施者把半径分成相应的等分，可用直线连接相邻半径上等分值的各点。

4. 由实施者根据调查得到的指标分值，把每个得分点点在相应的半径上，并把同一次调查的相邻各点用线连接起来。

（四）药店运用雷达图范例

某连锁药店门店改善员工培训方式前后的药店员工素质雷达图，如图4-3-1所示。

四、推移图

（一）什么是推移图

推移图是以时间轴为横轴，变量为纵轴的一种图，是以点与折线连接表示数据变动的图，显示观察变量随着时间变化而发生变化的动态趋势。

（二）药店为什么要使用推移图

在药店经营工作中，推移图可以将单一工作项目的变化量表示在坐标上，显示其动态的变化，也可将多个比较工作项目的变化量表示在同一张图上，显示整体动态的变化。因此，推移图经常被用于观察一个药店工作过程的长期变化趋势。

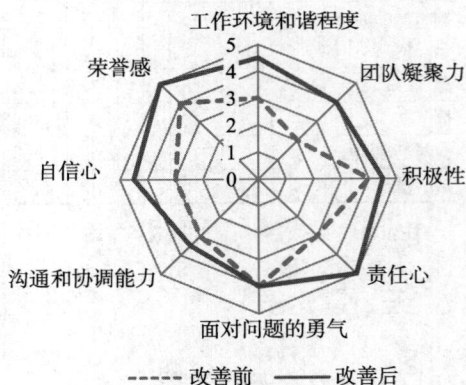

图4-3-1 改善前后药店员工素质雷达图

推移图在药店中的运用有以下几个方面：①推移图以折线图方式展现数据，非常直观，便于实施者理解；②推移图常被用于药品质量监管过程，以了解药品质量的数据平均值是否有所变动；③经过一段时间，实施者可以绘制出观测变量随时间的变化图，来预测趋势。

（三）药店运用推移图的步骤

1. 由实施者确定收集测量项目数据的时间段。

2. 实施者从药店实际工作中收集测量项目数据。

3. 实施者在方格纸上画上纵轴与横轴，纵轴表示测量项目单位，横轴表示时间。

4. 实施者按照所收集的数据画点，点与点之间用直线连接。

5. 实施者计算各期间的总平均值，画出与横轴平行的直线。

6. 最后由实施者记录数据之期间时及记录表目的。

（四）药店运用推移图应注意事项

1. 推移图纵轴刻度根据需要可以不从"0"开始，但其不能在中间断开。

2. 推移图点与点要依次连接，不能有中断或跳过某些点。

3. 如果推移图中有两条项目线，线上的点需要用不同的图形，颜色表现出来。

4. 实施者对已知原因的异常值要加以剔除。

（五）药店运用推移图范例

某连锁药店门店发药差错件数的变化，如图 4 - 3 - 2 所示。

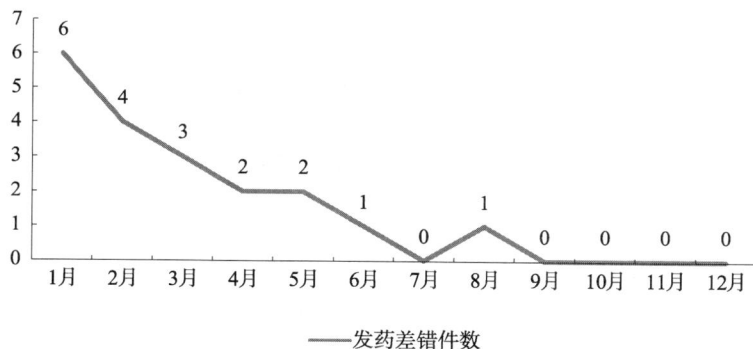

图 4 - 3 - 2　某连锁药店门店发药差错件数的变化

五、流程图

（一）什么是流程图

流程图（flow chart）就是以图形的方式来表示流程，利用特殊的图形符号代替语言文字来表示过程的步骤和发生顺序，使观测者更好地了解工作流程并发现工作过程中的重复和瓶颈所在。

流程图按其性质及复杂程度可分为"基本流程图"和"事务流程图"两类。在品管圈活动中较常用的是"基本流程图"，以下阐述"基本流程图"，其基本符号如表 4 - 3 - 3 所示，框架如图 4 - 3 - 3 所示。

表 4 – 3 – 3　流程图基本符号

符号名称	符号	说明
开始/结束	⬭	工作的开始与结束
工作/处理	▭	收发，执行，控制，检查，处理等工作
文件	▱	工作中产生的报表、记录或数据等文件
判断	◇	选择流向路径
档案储存	⌐⌐	电脑档案或文件处理数据储存
连接	○	流程的出口入口
流程方向	——	工作进行的方向

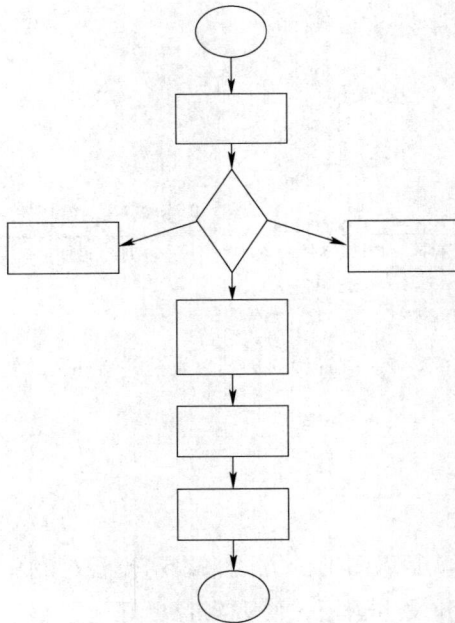

图 4 – 3 – 3　基本流程图框架

（二）药店为什么要使用流程图

药店品管圈活动在进行到"现状把握"步骤时，圈员需要先了解所改善主题包括的范畴，而流程图可作为药店品管圈成员规划工作的工具，实现工作流程的总览，判断输入与输出之间的相互关系，以寻求主题改善的机会。

案例：布衣圈药品调剂工作图，如图4-3-4所示。

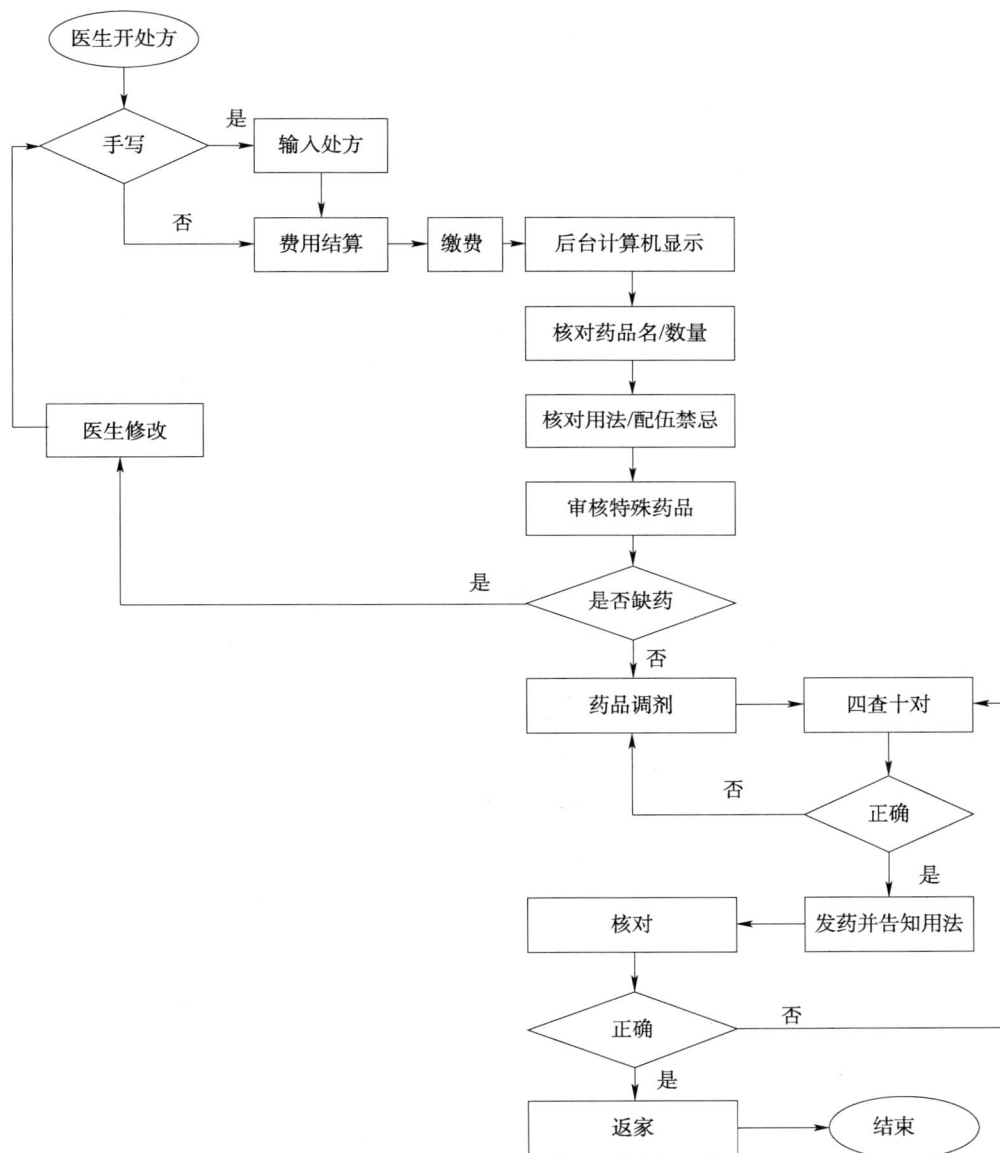

图4-3-4　药品调剂流程图

流程图在药店中的运用如下：

1. 流程图直观、简易，用于帮助药店管理者把握复杂的逻辑步骤。

2. 流程图帮助药店执行者实现对药店经营管理工作计划的总览。

3. 在计划阶段，流程图可清晰表现药店经营与管理工作的步骤。

（三）药店运用流程图的步骤

1. 针对特定药店经营与管理工作流程，定义其流程的结构（开始点和结束点）。

2. 由实施者将所有步骤按先后顺序进行排列。

3. 实施者确定流程图使用的符号，用箭头表示流程的方向。

4. 实施者在流程图符号内描述该工作的所有步骤。

5. 由熟悉工作流程的人员检查步骤是否完整，方向是否正确。

（四）药店运用流程图应注意事项

1. 绘制流程图时，必须是对药店某项工作流程最熟悉的人员，这样才能保证流程图的可信度。

2. 流程图必须使用标准的符号来绘制，而且大多是由左向右，由上向下。当流程的方向与此不符合时，必须使用箭头来表示流程，使观测者能清楚地看出流程进行的方向。

六、记名式团体技巧法

（一）什么是记名式团体技巧法

记名式团体技巧法是头脑风暴法延续方法中最典型的一种。这种方法的关键就是按照重要程度，将每个圈员提出的意见进行一定的优先顺序排列，使得问题的重要性变得一目了然，很快就可对所提主题内容产生共识，可以得到较高一致性的解决方法。

（二）药店为什么要使用记名式团体技巧法

记名式团体技巧法在药店中的运用范畴如下：

1. 在药店品管圈会议中，记名式团体技巧法帮助实施者通过公平、开放的参与过程，统一所有参与成员的意见，并形成结果。

2. 记名式团体技巧法避免了外来因素影响药店参与成员对药店各项工作提出意见，并对意见的重要程度进行排序。

3. 记名式团体技巧法使药店品管圈小组内较内向、文静的成员与较外向、活泼的成员享有公平决策的权利。

（三）药店运用记名式团体技巧法的步骤

1. 明确主题

由实施者明确会议所要讨论的主题，如药店员工福利的提高、药店会员制度的改进等。

2. 用头脑风暴法讨论主题

会议使用头脑风暴法针对确定的主题进行讨论，由药店品管圈成员提出对该主题的看法。药店品管圈的成员有些在集体会议时习惯保持沉默或不敢发言，此时发言可以换用书写意见的方式，尤其在讨论较为敏感的主题时。

3. 记录发言内容并公开明示

由记录员将大家所发表的意见写在黑板、白板或墙壁报纸上，让全体会议参与者一目了然。

4. 整理内容并说明

记录员找到并除去重复或相似的内容，并对每一条意见都赋予一定的说明，使会议参加者可以加深理解。

5. 结果明示

记录员将最后整理完成的结果，清楚地写在黑板、白板或墙壁报纸上。

6. 选择方法

（1）多重投票　每位会议参加者针对意见清单上所列出的项目进行投票，可分为两步：①每一位参加者以"复选"的方式进行投票，选取自己认为最重要的项目，投票后按所列出的项目，将每一位参加者所给予的票数或分数相加，相加后去除分数明显较少的项目；②仍以复选的方式进行投票（但可投的票数至多为第一步进行完后剩余的项目总数的一半），相加后再去除相对票数或分数最低者。重复以上步骤直到剩下3~5项为止。

（2）排序法　每位参加者针对意见清单上所列出的项目，以阿拉伯数字进行排序，数字越小的表示越重要，并且数字不能重复，不能出现"0"，将每一成员所给的排序分数相加，分数越少的表示越重要。

（3）加权投票　每位参加者针对意见清单上所列出的项目给予分数，如每人有10分，就将此10分分配给意见清单上列出的所有项目（也可给0分，10分要全部用完），将每一参加者所给予的分数相加，分数越多表示越重要。

上面所列举的多重投票、排序法及加权投票等3种记名式团体技巧法，并不是互相排斥，而是可以在适当的时机相互混合使用。如果遇到结果不同时，可仅列出不同投票方式的最佳结果，选择多重投票、排序法及加权投票3种方式其中的一种，进行最后确认。

（四）药店运用记名式团体技巧法范例

多位品管圈成员想了解顾客对某连锁药店门店的几个不满意原因中最主要的原因，可以采用3种投票方式进行比较。

（1）多重投票法　每人最多投两票。

（2）排序法　4为最重要，1为最不重要。

（3）加权投票法　每人分配10分给4个项目。

投票结果如表4-3-4所示。

表4-3-4　投票结果

不满意原因	记名投票方式		
	多重投票法	排序法	加权投票法
等候领药的时间太长	10	20	17
药品使用方法说明不细	5	5	16
药师所发药品数目有误	0	7	9
药师服务态度不好	8	18	8

由三种投票方式所确定的"等候领药时间太长"为顾客对某连锁药店门店不满意的最主要原因。

七、优先次序矩阵法

（一）什么是优先次序矩阵法

优先次序矩阵法是将全体成员在头脑风暴中所表达的意见以系统的方式加以浓缩，再通过选择、加权的过程，利用标准来进行方案的比较和选取，确定优先解决问题或优先采取措施的方法，如表4-3-5所示。

表4-3-5　优先次序矩阵

选项	标准				总额
	甲	乙	丙	丁	
甲					
乙					
丙					
丁					

（二）药店为什么要使用优先次序矩阵法

优先次序矩阵法常用于药店品管圈活动的"主题选定"和"对策拟定"步骤中，其在药店中的运用如下：

1. 在选择项目的过程中使药店品管圈成员仔细参与讨论，认真评估各项标准，促进成员间相互精诚协作，提高团队效率，迅速形成共识。

2. 使药店品管圈团队将解决重点集中在最重要（严重）的事情上，而不是所有可做的事。

3. 此法由标准建立到结论的产生，每项步骤都需达成共识后再进行下一步骤。步骤之间环环相扣，始终贯彻目标，这有助于提升品管圈活动成功推行的机会。

4. 打破药店品管圈成员职位和年资的限制，实现人人平等，降低成员因个人主观意见和特定人员偏好而受到影响的机会。

（三）药店优先次序矩阵法的分类

药店优先次序矩阵法的类型大致上可分为评价法、共识标准法及完全分析标准法三种。评价法较为简单，这个方法的优点就是快速明了，是刚成立的药店品管圈在评价项目及方案评估中最常用的方法。共识标准法和完全分析标准法较为复杂，由于涉及评价项目和方案评估中选项的相对权重问题，需经过计算才能得到权重系数。

（四）药店运用优先次序矩阵法的步骤

1. 评价法

步骤一：首先，药店品管圈小组选定要改善的主题或者确认问题后想寻求改善的对策。这一步骤中，品管圈成员可利用头脑风暴、工作经验、现况了解等方式，配合特性要因图（鱼骨图）、系统图等方式列出要改善的主题。

步骤二：由药店品管圈成员选定评价的项目。评价的药店项目无硬性规范，可由品管圈推动小组等机构统一制订或由药店品管圈所有成员自行决定。常见评价标准包括可行性、迫切性、圈能力和上级政策，标准含义介绍如下：①可行性，这个项目用来评价所选出的活动主题或改善问题的对策的可行程度。②迫切性，这个项目用来评价所选出的活动主题或改善问题的对策，是否是现阶段分秒必争，或是可延迟进行的事情。③圈能力，这个项目用来评价所选出的活动主题或改善问题的对策，是否是圈员可自行解决或是需通过其他部门协助才可完成的。④上级政策：这个项目用来评价所选出的活动主题，是否符合上级目前所推行的重要政策。

步骤三：决定各评价项目内的等级分数，等级和分数无硬性规定，可分成3个等级，分别是1、2、3分或1、3、5分。有些药店品管圈小组为避免计算出的分数差距小或同分数的项目过多，也可将等级分数的距离拉大，如1、5、9分。评价项目和评价等级的范例如表4-3-6所示。

表4-3-6　优先次序矩阵法的评价项目和评价等级

分数	可行性	迫切性	圈能力	上级政策
1	不可行	半年后再说吧	需多数单位配合	没听说过
2	可行	明天再说	需一个单位配合	偶尔告知
3	高度可行	分秒必争	自行能够解决	常常提醒我

步骤四：全体圈员（含圈长）针对每个评价项目进行打分，打分的标准如步骤三的范例所示，所有人员都打分后，才能进行统计。选择得分最高的，即为本次品管圈活动的改善主题。

但是，在选取主题时，对于所设定的评价项目间可能存在的不同重要程度的差别，所以需要通过加权的方式清楚、明了地表现出评价项目间的优先次序。

2. 共识标准法（CCM）

（1）使用共识标准法时，应满足下列4种情况：①药店品管圈活动的成员较多，一般而言，在8人以上；②药店品管圈小组的改善主题或对策拟定项目过多，一般而言，应具有10~20个选择项目；③药店品管圈小组的评价项目过多，一般而言，应具有6~15项评价项目；④药店品管圈活动需要得到全体成员快速统一意见后才能继续进行。

（2）运用共识标准法的步骤共有6项。

步骤一：药店品管圈小组以清楚、明确的方式制定本次药店品管圈活动所要达成的最终目的。例如以"选出本次药店品管圈活动最优先考虑的主题"为最终目的。

步骤二：药店品管圈小组利用头脑风暴、亲和图或特性要因图等方法，确定所有要评价的项目和选项方案，并明确列出。例如所选出的评价项目有"迫切性""可行性""圈能力"3项，选项方案有"提高部分医疗服务免费率""提高药店会员享受的优惠率""提高执业药师对顾客服务的满意率"。

步骤三：所有圈员利用L型矩阵，确定各评价项目的相对权重。每位圈员针对每项评价项目进行给分，总分为1分，也就是每个人将1分分配于每个评价项目中，将认为重要的评价项目给予较多的分数，如表4-3-7所示。

表4-3-7 确定评价项目权重

评价项目	圈员名称			总和
	张某	李某	黄某	
迫切性	0.30	0.55	0.35	1.2
可行性	0.40	0.15	0.25	0.8
圈能力	0.30	0.30	0.40	1.0
总 分	1	1	1	3

步骤四：所有圈员针对所有的选项方案打分，将圈员所打的分数加以汇总，分数越高的权重分数越高。

①从"迫切性"角度，药店品管圈小组按其迫切的程度打1~5分，1分为非常不迫切，5分为非常迫切，如表4-3-8所示。

表 4 - 3 - 8　迫切性程度打分

改善主题	圈员名称			总分	权重
	张某	李某	黄某		
提高部分医疗服务免费率	2	1	2	5	1
提高药店会员享受的优惠率	3	2	2	7	2
提高执业药师对顾客服务满意率	5	4	3	12	3

②从"可行性"角度，药店品管圈小组按其可行的程度打 1 ~ 5 分，1 分为非常不可行，5 分为非常可行，如表 4 - 3 - 9 所示。

表 4 - 3 - 9　可行性程度打分

改善主题	圈员名称			总分	权重
	张某	李某	黄某		
提高部分医疗服务免费率	4	3	5	12	3
提高药店会员享受的优惠率	1	2	1	4	1
提高执业药师对顾客服务满意率	3	5	2	10	2

③从"圈能力"角度，药店品管圈小组按其圈员可达成的程度打 1 ~ 5 分，1 分为需要很多其他部门的配合，5 分为完全可通过自己圈员来达成，如表 4 - 3 - 10 所示。

表 4 - 3 - 10　圈能力程度打分

改善主题	圈员名称			总分	权重
	张某	李某	黄某		
提高部分医疗服务免费率	2	2	1	5	1
提高药店会员享受的优惠率	2	1	3	6	2
提高执业药师对顾客服务满意率	5	5	5	15	3

步骤五：药店品管圈小组利用 L 型矩阵结合步骤四的选项方案与步骤三的评价项目，产生评分的结果，如表 4 - 3 - 11 所示。

表 4 - 3 - 11　评分结果

改善主题	评价项目			总分	排名
	迫切性 （1.2）	圈能力 （0.8）	黄某 （1.0）		
提高部分医疗服务免费率	1 × 1.2 = 1.2	3 × 0.8 = 2.4	1 × 1 = 1	4.6	3
提高药店会员享受的优惠率	2 × 1.2 = 2.4	1 × 0.8 = 0.8	2 × 1 = 2	5.2	2
提高执业药师对顾客服务满意率	3 × 1.2 = 3.6	2 × 0.8 = 1.6	3 × 1 = 3	8.2	1

步骤六：按步骤五的评分结果，由药店品管圈小组成员综合考虑所有的标准，选出最佳的选项。按照范例中步骤五，评选出最佳的改善主题应为"提高执业药师对服务的满意率"。但是，药店品管圈小组仍需针对实际情况做出最终的决定。

3. 完全分析标准法（FACM）

（1）相对而言，完全分析标准法的计算方式虽然比共识标准法复杂，但是其计算的精准度较高，一般在遇到下列 5 种情况时，适合用这个方法：①药店品管圈活动的成员较少时，一般而言，3 ~ 8 人；②药店品管圈小组的改善主题或对策研拟的项目较少时，一般而言，仅有 5 ~ 10 个选择项目；③药店品管圈小组评价项目较少时，一般而言，仅有 3 ~ 6 个评价项目；④药店品管圈小组需要全体成员的意见完全统一；⑤如果药店品管圈活动失败，其损失或利害关系重大。

（2）完全分析标准法的实施步骤共有 6 项。

步骤一：药店品管圈小组明确本次药店品管圈活动所要达成的最终目的。例如以"选出本次品管圈最优先考虑的主题"为最终目的。

步骤二：药店品管圈小组利用头脑风暴、亲和图或特性要因图等方法，确定所有要评价的项目和选项方案，并明确列出。例如所选出的评价项目有"迫切性""可行性""圈能力" 3 项。选项方案有"提高部分医疗服务免费率""提高药店会员享受的优惠率""提高执业药师对顾客服务的满意率"。

步骤三：所有圈员利用 L 型矩阵，以两两相比的方式，确定各评价项目的相对权重。每位圈员针对每项评价项目进行打分，打分的标准可由药店品管圈推动小组或各药店品管圈自行决定。表 4 - 3 - 12 把分数分成 5 个标准：1 分 = 同等重要；5 分 = 比较重要；10 分 = 非常重要；1/5 分 = 不太重要；1/10 分 = 非常不重要。

表 4 - 3 - 12　确定各评价项目的相对权重

评价项目	迫切性	可行性	圈能力	总和	比例
迫切性	–	5	1	6	0.35
可行性	1/5	–	10	10.2	0.59
圈能力	1	1/10	–	1.1	0.06
总　分				17.3	1.00

步骤四：所有圈员针对所有的选项方案打分，将圈员所打的分数加以汇总，分数越高的比例分数越高。

①药店品管圈小组从"迫切性"的角度打分，如表 4 - 3 - 13 所示。

②药店品管圈小组从"可行性"的角度打分，如表 4 - 3 - 14 所示。

表 4 - 3 - 13 迫切性程度打分

迫切性	提高医疗服务免费率	提高药店会员优惠率	提高执业药师对顾客服务满意率	总分	比例
提高部分医疗服务免费率	–	5	10	15	0.73
提高药店会员享受的优惠率	1/5	–	5	5.2	0.25
提高执业药师对顾客服务满意率	1/10	1/5	–	0.3	0.02
总 计				20.5	1.00

表 4 - 3 - 14 可行性程度打分

可行性	提高医疗服务免费率	提高药店会员优惠率	提高执业药师对顾客服务满意率	总分	比例
提高部分医疗服务免费率	–	1/5	1/10	0.3	0.02
提高药店会员享受的优惠率	5	–	1/5	5.2	0.25
提高执业药师对顾客服务满意率	10	5	–	15.0	0.73
总 计				20.5	1.00

③药店品管圈小组从"圈能力"的角度打分，如表 4 - 3 - 15 所示。

表 4 - 3 - 15 圈能力程度打分

圈能力	提高医疗服务免费率	提高药店会员优惠率	提高执业药师对顾客服务满意率	总分	比例
提高部分医疗服务免费率	–	5	10	15.0	0.87
提高药店会员享受的优惠率	1/5	–	1	1.2	0.07
提高执业药师对顾客服务满意率	1/10	1	–	1.1	0.06
总 计				17.3	1.00

步骤五：药店品管圈小组利用 L 型矩阵，将步骤四的选项方案所得的比例与步骤三评价项目所得的比例分别相乘，即可产生评分的结果，如表 4 - 3 - 16 所示。

步骤六：药店品管圈小组按步骤五的评分结果，综合考虑所有的标准，选出最佳的选项。按照范例中的步骤五，评选出最佳的改善主题应为"提高执业药师的服务态度"。但是，药店品管圈小组仍需针对实际情况做出最终的决定。

表 4 - 3 - 16 评分结果

改善主题	评价项目			总分	比例	排名
	迫切性（0.35）	可行性（0.59）	圈能力（0.06）			
提高医疗服务免费率	0.73×0.35＝0.256	0.02×0.59＝0.012	0.87×0.06＝0.052	0.32	0.32	3
提高药店会员优惠率	0.25×0.35＝0.088	0.25×0.59＝0.148	0.07×0.06＝0.004	0.24	0.24	2
提高执业药师对顾客服务满意率	0.02×0.35＝0.007	0.73×0.59＝0.431	0.06×0.06＝0.004	0.44	0.44	1
总 计				1.00	1.00	

第五章 药店品管圈活动步骤

第一节 药店品管圈主题选定

一、药店品管圈主题背景

(一) 药店品管圈活动背景

现代医药行业飞速发展，一成不变的体制和经营模式已经没有办法满足日新月异的药品行业变化。如果药店人员跟不上科技的进步，无论付出多少劳动，都没办法达到预期的经营效果。药店需要不断地注入新鲜血液，不断地进行管理和技术的革新，这也就意味着在经营过程中会遇到方方面面的问题，需要做到及时发现，及时分析，及时处理，只有这样才能有效地投入到快速竞争的市场中。

在药店人员不断获得新知识且各方面的综合素质都不断提高的情况下，便会自发地产生各类构思，设定挑战性的目标。这样，就更容易在药店管理的现场中发现问题，也就构成了我们所进行的品管圈活动的背景。我们需要通过导入并建立药店品管圈管理机构这样一个体系，来灵活应对问题，不断地提高和改善整个药店经营管理系统。

开展实施品管圈活动之前必须发现并掌握问题点，才能有针对性地开展主题选定。虽然药店运行过程中，会出现大小不一的各种问题，但是我们需要对它们进行筛选和分析，有规律、有秩序地逐一突破，不能盲目地大把抓，随意切换。按照主次之分，有顺序地，一项一项地来解决。

(二) 发现药店存在的问题

1. 提出问题

首先，我们需要对药店经营状况有总体的把握，这需要我们品管圈成员对整个药店的发展进行宏观审视，从大局出发，不仅要考虑药店现存的问题，而且要思考药店在医药大的背景趋势下，将来可能会面临的挑战。这些问题包括人员配置问题、技术问题、实际操作问题、营业问题、服务问题、总部管理问题等，会涉及药店经营的各个层面。我们可以把这些问题看成是许多的问题点，通过一些图表的方式，呈现在纸面上而直观地表现出来，以便我们对它们进行全面的梳理与分析。

2. 药店问题分类

（1）按问题发生时间分类　一是药店经营中正在解决的问题；二是药店现存问题已经发现，有待解决的问题；三是药店发展中潜在未出现的问题。

（2）按类型分类

①问题解决型　问题解决型品管圈主题主要针对的是药店现有工作中问题的解决和改善，利用 QC 中的思维和手法，运用合理、高效的实施步骤，科学地解决问题，从而使药店现有的状况得以提升。药店品管圈中问题解决型主题，其判断指标见图 5 - 1 - 1。药店品管圈中问题解决型的实施步骤见图 5 - 1 - 2。

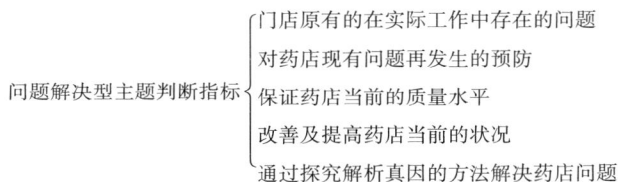

问题解决型主题判断指标 ⎰ 门店原有的在实际工作中存在的问题
对药店现有问题再发生的预防
保证药店当前的质量水平
改善及提高药店当前的状况
通过探究解析真因的方法解决药店问题

图 5 - 1 - 1　问题解决型主题判断指标

②课题研究型　课题研究型品管圈主题一般可以分成三类：新工作的拓展、突破现况、追求卓越层次。第一类是在药店的新进展状态、新的工作目标、新的相关政策的引导下所形成的课题研究；第二类是为了大幅度改善和提高现有的营业水平，使药店的各项品质都达到突破；第三类是针对药店的整体药学服务状况，从顾客的角度考虑，立足于提高顾客的整体满意度，追求更高的药学服务质量。药店品管圈中课题研究型选题，其判断指标见图 5 - 1 - 3。药店品管圈中课题研究型的实施步骤见图 5 - 1 - 4。

3. 确定问题导向

在药店的实际运营当中，追求卓越的药学服务质量是一个宏观的课题，也是一个长期发展需要实现的目标。因此，我们仍然需要通过解决问题来逐步提高整个药店的管理模式和发展形态。

在主题选定的过程中，可以采用头脑风暴法。利用头脑风暴法，药店品管圈成员针对需要解决的问题，聚在一起，集思广益，力求创新，在各个渠道中发散思维，寻找更多的解决问题的思路和方法。

该决策方法的四项原则是：①各自发表对自己岗位工作中的意见，对别人的建议不做评论；②建议不必要深思熟虑，越多越好；③鼓励独立思考、奇思妙想；④可以补充完善已有的建议。

```
                              ┌──────────┐
                    ┌────────→│  主题选定  │
                    │         └──────────┘
                    │              ↓
                    │         ┌──────────┐
                    │   ┌────→│ 活动计划拟定│
                    │   │     └──────────┘
                    │   │          ↓
                    │   │     ┌──────────┐
              ┌─────────┼────→│  现状把握  │
              │ 计划    │     └──────────┘
              └─────────┤          ↓
                    │   │     ┌──────────┐
                    │   └────→│  目标设定  │
                    │         └──────────┘
                    │              ↓
                    │         ┌──────────┐
                    │   ┌────→│  解析    │←──┐
                    │   │     └──────────┘   │
                    │   │          ↓         │
                    │   │     ┌──────────┐   │
                    │   └────→│  对策拟定  │←──┤
                    │         └──────────┘   │
              ┌─────────┐     ┌──────────────┐│
              │  实施   │────→│  对策实施与检讨│←┤
              └─────────┘     └──────────────┘
                    ↓              ↓
                              ┌──────────┐   无
                         ┌───→│  效果确认  │──┘
              ┌─────────┐│    └──────────┘
              │  确认   │┤         ↓
              └─────────┘│    ┌──────────┐
                    ↓    └───→│  标准化   │
                              └──────────┘
              ┌─────────┐     ┌──────────────┐
              │  处理   │────→│  检讨与改进   │
              └─────────┘     └──────────────┘
```

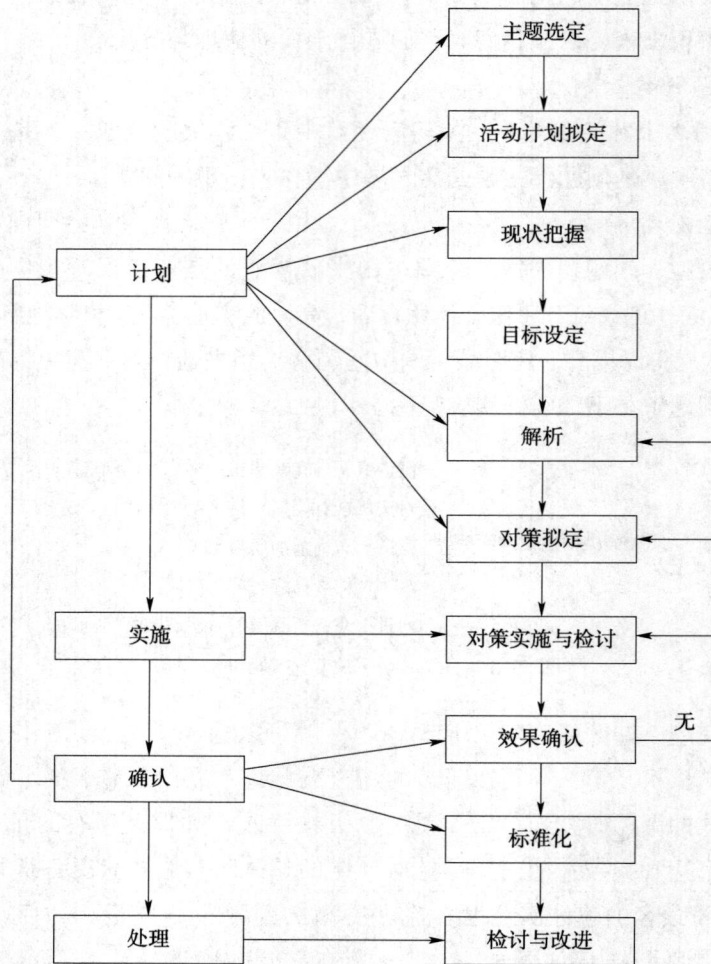

图 5 - 1 - 2   问题解决型的实施步骤

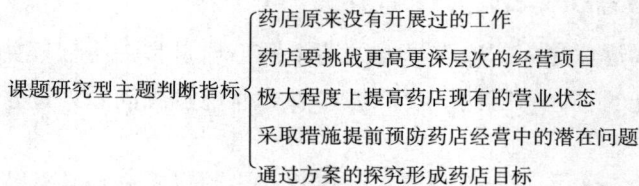

课题研究型主题判断指标 {
　药店原来没有开展过的工作
　药店要挑战更高更深层次的经营项目
　极大程度上提高药店现有的营业状态
　采取措施提前预防药店经营中的潜在问题
　通过方案的探究形成药店目标
}

图 5 - 1 - 3   课题研究型主题判断指标

　　最开始的时候，小组成员往往把握不好工作中的问题点，我们可以从各个角度提出问题，换位思考，从药店经营内外不同的工作岗位上出发，通过头脑风暴法，列出药店营业现场中所出现的众多问题点，常见的问题内容见表 5 - 1 - 1。

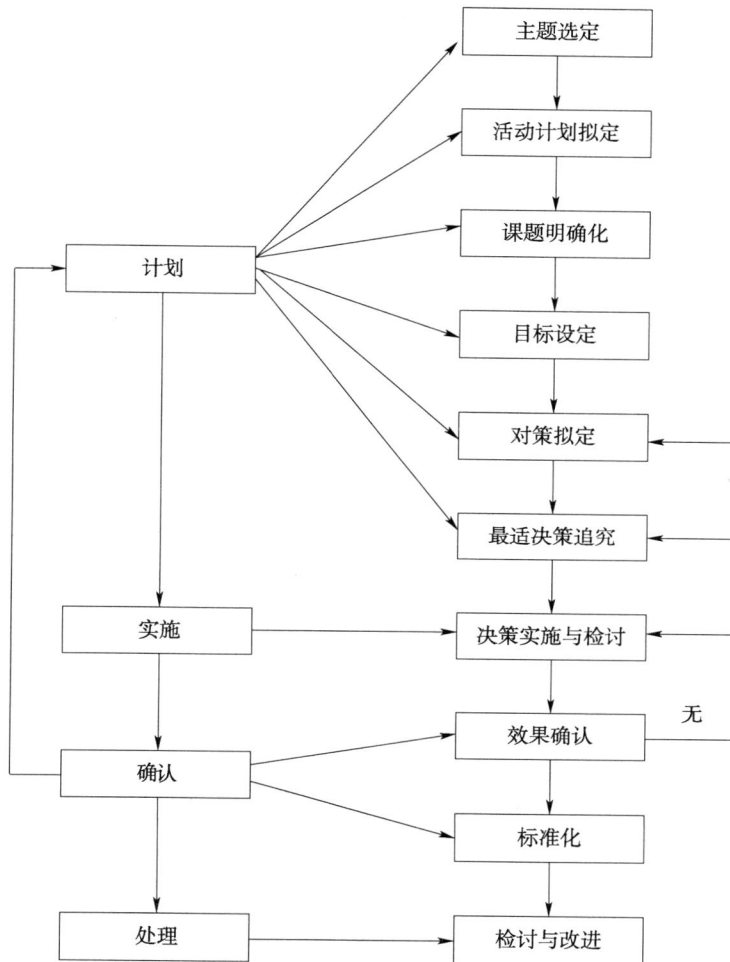

图 5 - 1 - 4　课题达成类型的步骤

表 5 - 1 - 1　常见的问题解决类型

问　题	指　标
工作环境	舒适整洁的营业条件；有效满意的倒班方式；同事间融洽的工作关系；合理美观的药品陈列方式
药店员工	日常工作效率；日常工作质量；沟通协调能力；接待顾客的服务水平
顾客期望	顾客群都有哪些；顾客的需求是什么；顾客对药店有兴趣的地方在哪；顾客的异议都有哪些
管理问题	药品库存管理方面；门店绩效考核；部门间协调问题；药店发展目标方向；政策调整修改；药店会员管理
销售方面	药店盈利模式；店员销售业绩；经营品类变化；适当促销活动的开展；教育培训员工类型与内容方面

在我们提出相关问题以后，便可以进入品管圈的主题选定工作中。我们通常采用的主题形式一般如下：动词 + 名词 + 指标。

例如，提高 + 药品 + 销售额；降低 + 近效期药品 + 占比；提高 + 顾客 + 满意度。

二、药店品管圈选定活动主题

在区别出大致的问题类型和列出经过头脑风暴提出的问题后，需要采用合适的方法进行主题选定。主题选定是一个药店品管圈活动的开始，有道是千里之行始于足下，第一步的选定是整个活动开展的根基，因此选定活动主题有着它独特的意义。

（一）记名式团体技巧法

1. 什么是记名式团体技巧法（What）

头脑风暴法的延续方法中最典型的一种就是记名式团体技巧法，这种方法的关键就是按照重要程度，将每个圈员提出的意见进行一定的优先顺序排列，使得问题的重要性变得一目了然，很快地对所提主题内容产生共识，可以得到较高一致性的解决方法。

2. 为什么要使用记名式团体技巧法（Why）

（1）记名式团体技巧法的参与过程都公开、公平，并且所有成员都能够表达自己的意见和想法，从而最后达成团队选择的一致。

（2）圈内的成员都是根据自身的感觉和想法对问题进行分配等级，按照成员的主观认定进行排列，不受其他外来的压力和影响。

（3）品管圈内成员的地位都是平等的，不会因为成员的职位、性格等因素而无法及时地表达出自己的意见。

（4）可以通过这个方法综合所有成员意见，更加全面地得出最后结论。

3. 什么时候使用记名式团体技巧法（When）

（1）当圈员想对某个主题迅速地决定优先次序的时候。

（2）当圈员想对特别重要的问题和解决的方法达成共识，得到一致的解决方案的时候。

4. 使用记名式团体技巧法的步骤（How）

（1）确定所要讨论的主题，如提高顾客满意度的方法。

（2）小组成员针对已经确定的主题进行头脑风暴后，提出对该主题的看法。面对一些较为敏感的话题，品管圈成员通过书写的方式，更容易表达真实的想法。

（3）将成员的观点和看法通过公众平台展现出来，使圈内成员一目了然。

（4）通过筛选、合并、整理，重新对各个观点加以阐述，使成员对意见和看法理解的更加清晰。

（5）将最后药店问题涉及内容处理的完整结果公布出来。如图 5 - 1 - 5 所示，将顾客对药店不满意的常见原因整理公示出来。

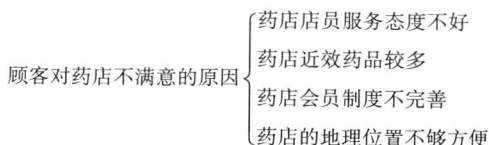

顾客对药店不满意的原因 { 药店店员服务态度不好 / 药店近效药品较多 / 药店会员制度不完善 / 药店的地理位置不够方便

图 5 - 1 - 5　顾客对药店不满意的原因

5. 记名式团体技巧法的特点

（1）优点　该法公平、公正，能够真实地传达每一个圈内成员的看法，每一位成员都能够亲身参与，以及自身所提出的问题或者观点明确了然。

（2）缺点　由于都是圈内成员的自我看法，因此全凭主观影响，缺乏客观依据。

（3）时机　需要快速达成共识，决定优先顺序。

6. 记名式团体技巧法的选择方法

（1）排序法　在所有的圈成员提出自己的意见之后，采用表格的方式一一列举出来，发到每个圈成员的手中。让圈内成员根据自己对每个问题重要程度的看法进行等级打分，按照"重要"到"不重要"的顺序进行排序，最后将所有成员针对每个意见的打分情况进行汇总，最终得分最少的即为活动的重点所在，也是最优选择。

例如表 5 - 1 - 2，利用排序法对药品丢失原因进行统计，总分最少的是"库存登记管理有误"，因此，可以针对库存登记管理有误的问题进行针对性的解决，并需要提出相应对策。

表 5 - 1 - 2　药店药品丢失原因（排序法）

原　　因	姓　名				总　计
	甲	乙	丙	丁	
店员提供药品的数量有误	3	4	1	2	10
店员提供错误药品	4	2	3	3	12
店内人员私自带出	2	3	4	4	13
库存登记管理有误	1	1	2	1	5

（2）多重投票法　此种方法是针对列出的意见进行多个回合的投票，从而选出一致的方案。

第一次：每位圈员可以对清单上的意见进行投票，选择自己心中认定的最重要的项目。最后根据投票的结果将明显票数较低的项目除去。

第二次：针对上一次投票得出的结果重新列出清单，进行再一次的投票。重复第一次的过程直至剩下 3~5 种选择为止。

（3）加权投票法 加权就是对各个意见进行定义具有轻重作用的数值，圈员对所选择的意见进行加权分配数值，最终权重（分配数值）最高的一项就是团体成员认为最重要的问题。

例如表 5-1-3，利用加权投票法对药品丢失原因进行统计，假设每个人的加权数值是 20 分，让圈内成员按照自己的意愿将 20 分在四个项目中进行分配，将最后的总得分进行比较，得分最多的是"店员提供错误药品"，因此，将其视为最主要的重点需要解决的问题。

表 5-1-3 药店药品丢失原因 （加权投票法）

原　因	姓　名				总　计
	甲	乙	丙	丁	
店员提供药品的数量有误	5	4	8	6	23
店员提供错误药品	8	6	7	9	30
店内人员私自带出	5	3	3	1	12
库存登记管理有误	2	7	2	4	15

（二）优先次序矩阵法

1. 什么是优先次序矩阵法

优先次序矩阵法是在头脑风暴法的基础上对圈员们提出的各种主题进行精炼提取，通过较为系统的方式对所表达的意见加以浓缩整理，再通过前面介绍的一系列选择方法筛选主题，按照优先次序的方式确定出需要解决问题的先后顺序。

2. 优先次序矩阵法的优点

（1）优先次序矩阵法常用于品管圈的"主题选定"和"对策拟定"步骤中，全员参与，积极讨论。所有成员没有职位差距，每个人提出的意见和看法都是摆在平等位置的。

（2）优先次序矩阵法能够帮助成员快速分析出问题的先后顺序，提取重点，将重要的问题放在首位，集中解决。

（3）此法由标准的建立到结论的产生，每项步骤都需达成共识后才能进行下一个步骤，一环接一环，提高团队合作效率，迅速得出一致结论。

3. 什么时候使用优先次序矩阵法

（1）当一个选项表（人员安排、问题选择、成员意见开端、计划拟定等）必须减少到很少的选择时。

（2）当品管圈成员的想法难以统一、时间紧迫、合理选择时。

（3）问题数量多，需要筛选出重要问题时。

4. 优先次序矩阵法的分类

优先次序矩阵法常见的可分为评价法、共识标准法及完全分析标准法三种。

评价法较为简单，这个方法的优点就是快速明了，当药店刚成立的品管圈时评价法在评价项目及方案评估中是最常用的方法。共识标准法和完全分析标准法较为复杂，由于涉及评价项目和方案评估中的选项的相对权重问题，须经过计算才能得到权重系数。

（1）评价法　评价法使用简单，快速直接，适合初级问题解决。

具体方法：①选定品管圈的主题。品管圈成员集思广益，配合特性要因图、系统图等方式列出主题。②选定评价的项目及其评价的标准。评价的项目根据实际情况由圈内成员商议决定，没有强制规定。常见评价标准包括可行性（所选择主题的可行程度）、迫切性（所选择主题的执行时间紧迫性）、圈能力（圈内成员以及辅助部门执行能力范围）、上级政策（所选择主题与上级政策的符合程度），见表5-1-4。③决定各评价项目内的等级。分数等级和分数无硬性规定，可以由圈员自行商定。④圈内成员对项目进行打分，根据最后的得分情况选定本次的品管圈主题。

表5-1-4　降低消费者缴费所需时间（评价法实例）

等级	可行性	迫切性	圈能力	上级政策
1	不可行	一年以后	需多数单位配合	从未知道
3	可行	一个月后	需一个单位配合	有时得知
5	十分可行	现在	圈内解决	时常提醒

（2）共识标准法（CCM）　共识标准法常在下列4种情况下使用：品管圈成员较多；品管圈选择的主题数目过多；评价主体的项目过多；确定主题时间紧迫。

具体方法：①选定品管圈的主题。明确品管圈活动目的，配合特性要因图、系统图等方式列出主题。②选定评价的项目及其评价的标准。常见评价标准包括可行性、迫切性、圈能力，例如共识标准实例分别从可行性、迫切性、圈能力等进行评价，如表5-1-5至表5-1-9所示。③所有圈员可以利用L型矩阵，确定各评价项目的相对权重。每位圈员要针对每项评价项目进行给分，总分为1分，也就是每个人将1分分配于每个评价项目中，将认为重要的评价项目给予较多的分数，如表5-1-5所示。④利用L型矩阵结合步骤③的选项（方案）与步骤③的评价项目，产生评分的结果。

按④的评分结果，综合考虑所有的标准，选出最佳的选项。按照范例中步骤④，上述例子中，评选出最佳的改善主题应为"提升消费者药物咨询的满意度"。但是，仍需针对实际情况考虑做出最终的决定。

表 5 - 1 - 5　确定评价项目权重

评价项目	圈　员			总和
	甲	乙	丙	
迫切性	0.30	0.55	0.35	1.2
可行性	0.40	0.15	0.25	0.8
圈能力	0.30	0.30	0.40	1.0
总　分	1	1	1	3

表 5 - 1 - 6　可行性（共识标准法实例）

改善主题	圈员名称			总分	权重
	张某	李某	黄某		
缩短消费者交费时间	2	1	2	5	1
降低药品丢失率	3	2	2	7	2
提升消费者药物咨询满意度	5	4	3	12	3

注：从"可行性"角度，按其迫切的程度打 1~5 分，1 分为非常不迫切，5 分为非常迫切。

表 5 - 1 - 7　迫切性（共识标准法实例）

改善主题	圈员名称			总分	权重
	张某	李某	黄某		
缩短消费者交费时间	4	3	5	12	3
降低药品丢失率	1	2	1	4	1
提升消费者药物咨询满意度	3	5	2	10	2

注：从"迫切性"角度，按其可行的程度打 1~5 分，1 分为非常不可行，5 分为非常可行。

表 5 - 1 - 8　圈能力（共识标准法实例）

改善主题	圈员名称			总分	权重
	张某	李某	黄某		
缩短消费者交费时间	2	2	1	5	1
降低药品丢失率	2	1	3	6	2
提升消费者药物咨询满意度	5	5	5	15	3

注：从"圈能力角度，按其圈可达成的程度打 1~5 分，1 分为需要很多其他部门的配合，5 分为完全可通过自己圈员来达成。

表 5 – 1 – 9　总体评价结果（共识标准法实例）

改善主题	评价项目			总分	排名
	可行性 （1.2）	迫切性 （0.8）	圈能力 （1.0）		
缩短消费者交费时间	1×1.2=1.2	3×0.8=2.4	1×1=1	4.6	3
降低药品丢失率	2×1.2=2.4	1×0.8=0.8	2×1=2	5.2	2
提升消费者药物咨询满意度	3×1.2=3.6	2×0.8=1.6	3×1=3	8.2	1

（3）完全分析标准法（FACM）　相对而言，完全分析标准法的计算方式虽然比共识标准法复杂，但是其计算的精准度较高。常在下列情况下使用：门店成立的品管圈一般成员较少；品管圈选择的主题数目过少；评价主体的项目不多；品管圈的活动实行的结果影响重大；圈内成员意见必须保持高度统一。

具体方法：①明确本次品管圈活动所要达成的最终目的。例如，以"选出本次品管圈最优先考虑的主题"为最终目的。

②利用头脑风暴法、亲和图或特性要因图等，确定所有要评价的项目和选项（方案），并明确列出。例如，所选出的评价项目有"迫切性""可行性""圈能力"3项（表 5 – 1 – 10 至表 5 – 1 – 12）。选项方案有"降低消费者交纳费用时需要的时间""降低药品采购时药品品种的差错率""提升消费者药物咨询的满意度"。

③所有圈员可以利用 L 型矩阵，以两两相比的方式，确定各评价项目的相对权重。每位圈员要针对每项评价项目进行打分，打分的标准可以由品管圈推动小组或各品管圈自行决定。表 5 – 1 – 13 把分数分成 5 个标准：1 分 = 同等重要；5 分 = 比较重要；10分 = 非常重要；1/5 分 = 不太重要；1/10 分 = 非常不重要。

④所有的圈员可以利用 L 型矩阵从各评价项目的角度，利用两两相比的方式，所有圈员要针对所有的选项（方案）打分，来确定各选项（方案）的相对权重。打分的标准可以由品管圈推动小组或各品管圈自行决定。见表 5 – 1 – 11 可以按照等级把分数分成 5 个标准：1 分 = 同等重要；5 分 = 比较重要；10 分 = 非常重要；1/5 分 = 不太重要；1/10 分 = 非常不重要。

⑤利用 L 型矩阵，将④的选项（方案）所得的比例与步骤③评价项目所得的比例，分别相乘，即可产生评分的结果（表 5 – 1 – 14）。

⑥按步骤⑤的评分结果，综合考虑所有的标准，选出最佳的选项。按照范例中步骤⑤，上述例子中，评选出最佳的改善主题应为"提升消费者药物咨询的满意度"。但是，仍需针对实际情况考虑做出最终的决定。

表 5 – 1 – 10　可行性（完全分析标准法实例）

可行性	缩短消费者交费时间	降低药品丢失率	提升消费者药物咨询满意度	总分	权重
缩短消费者交费时间	–	5	10	15	0.73
降低药品丢失率	1/5	–	5	5.2	0.25
提升消费者药物咨询满意度	1/10	1/5	–	0.3	0.02
总　计				20.5	1.00

表 5 – 1 – 11　迫切性（完全分析标准法实例）

迫切性	缩短消费者交费时间	降低药品丢失率	提升消费者药物咨询满意度	总分	权重
缩短消费者交费时间	–	1/5	1/10	0.3	0.02
降低药品丢失率	5	–	1/5	5.2	0.25
提升消费者药物咨询满意度	10	5	–	15.0	0.73
总　计				20.5	1.00

表 5 – 1 – 12　圈能力（完全分析标准法实例）

圈能力	缩短消费者交费时间	降低药品丢失率	提升消费者药物咨询满意度	总分	权重
缩短消费者交费时间	–	5	10	15.0	0.87
降低药品丢失率	1/5	–	1	1.2	0.07
提升消费者药物咨询满意度	1/10	1	–	1.1	0.06
总　计				17.3	1.00

表 5 – 1 – 13　评价项目权重

评价项目	迫切性	可行性	圈能力	总和	比例
迫切性	–	5	1	6	0.35
可行性	1/5	–	10	10.2	0.59
圈能力	1	1/10	–	1.1	0.06
总　分				17.3	1.00

表 5 – 1 – 14　主题选定排序

改善主题	评价项目			总分	比例	排名
	可行性（0.35）	迫切性（0.59）	圈能力（0.06）			
缩短消费者交费时间	0.73×0.35＝0.256	0.02×0.59＝0.012	0.87×0.06＝0.052	0.32	0.32	3
降低药品丢失率	0.25×0.35＝0.088	0.25×0.59＝0.148	0.07×0.06＝0.004	0.24	0.24	2
提升消费者药物咨询满意度	0.02×0.35＝0.007	0.73×0.59＝0.431	0.06×0.06＝0.004	0.44	0.44	1
总　计				1.00	1.00	

第二节　药店品管圈活动计划的拟定

一、药店品管圈活动计划的立案

不管在什么时候，我们都需要在事前做计划，才能使我们想要做的东西按照我们设想的目标逐步推行。尽管我们在实施中经常会遇到突发状况，但是只有事先有了计划，才能对产生的变化应对自如。

在主题选定以后，我们就需要进行活动计划的拟定。预先拟定出活动计划有助于我们后续品管圈活动的整体运行。因此，活动计划的拟定就承担着基石般的角色，对活动的顺利推行起着至关重要的作用。

（一）甘特图

甘特图（Gantt chart）是在 20 世纪初由亨利·甘特开发的。它基本上是一种线条图，横轴表示时间，纵轴表示要安排的主题活动，线条表示在整个期间里计划的和实际活动的完成情况。

1. 什么是甘特图

甘特图（Gantt chart）又称甘梯图、横道图、条形图（bar chart）（图 5 - 2 - 1）。它能够直观地表明任务计划在什么时候进行，以及实际进行与计划要求的对比、存在的差异。执行者由此便可清楚，哪一项工作是现在正在进行的，哪一项是即将进入的。可以用来衡量工作进度，是否按照计划正常前进，这个工具用起来比较理想。管理学界有人认为，甘特图的使用，相当于管理技术上的一次革命。管理部门利用甘特图，可以直观地看到计划的执行情况和进展情况，有效地将抽象的

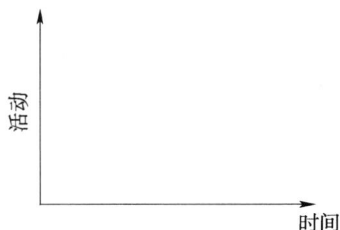

图 5 - 2 - 1　甘特图简图

发展进程简明地表现出来。因此，在药店品管圈的活动当中，我们可以借助甘特图进行活动拟定，以便随之观察活动的进度。在活动计划拟定阶段中，至关重要。

2. 甘特图的优点

（1）直观简单　甘特图简单来说就是一张线条图，如图 5 - 2 - 1 所示，它在活动开始时先按照预定的目标进度用虚线表示，当进度活动完成以后，再以实线画出。简单、醒目，而且可以使计划内容一目了然，实际操作中应用广泛。

（2）易于调整　我们通过甘特图实施品管圈活动，可预估计划中每一步骤的工作负担轻重和圈内完成能力高低，并根据实际操作情况加以调整和修改，提高计划的完成效率，使计划按进度逐步完成。

（3）利于比较　项目实际操作过程和计划预估的进度与效果必然存在着区别，通

过甘特图，更便于把计划和实际进度进行对比，以尽可能与计划进程吻合。

（4）便于制作　甘特图的表达形式简单，没有使用过多的工具，也无须复杂的计算，因此制作简便。

3. 甘特图的缺点

（1）局限性　甘特图较为简便，所关注的方面也有一定的局限性。它只能关注整个计划活动进程的发展状况，但对于每个步骤实施过程中付出的时间、人力、物力以及具体操作中的相关细节无法把握。比如，在开发药店微信营销方案的过程中，我们只能通过微信平台观察到，关注药店的消费者有多少，消费情况如何，消费者的相关反馈信息等，从而了解到微信营销进展如何。但是期间药店投入的经费，分配的药店工作人员以及他们在此方面花费的时间是没有办法把握的。

（2）影响性　活动进度正常完成，则甘特图没有问题。一旦活动进度没有如期进行，就会对整个后面的活动产生延误。

4. 制作甘特图的方法

（1）确定药店品管圈项目中涉及的是药店哪方面的内容，并设定具体的、可行的时间进程。

（2）绘制甘特图草图。将所有的活动内容按时间顺序从上到下绘制在甘特图左方的纵坐标上，绘制活动的时间在甘特图上方的横坐标，由此搭建该品管圈的甘特图。

（3）将已经决定的活动相关负责人标注在甘特图的右方纵坐标处。

（4）采用虚线的方式，将已经确定的活动的进程标注在甘特图上。

如表 5-2-2 所示，实线部分代表了各个步骤完成的时间。

表 5-2-2　某药店品管圈甘特图

项目	日期								负责人
	1 月份		1 月份		3 月份		4 月份		
	1|2 周	3|4 周	1|2 周	3|4 周	1|2 周	3|4 周	1|2 周	3|4 周	
主题选定	----▶								刘某
活动计划拟定	----▶								田某
现状把握		----▶							林某
目标设定		----▶							王某
解　析			----▶						王某
对策拟定				----▶					田某
对策实施与检讨					------▶				田某
效果确认						----▶			林某
标准化							----▶		刘某
检讨与改进								----▶	王某
成果								----▶	刘某

（二）活动计划拟定方法

1. 确定拟定活动计划书的方式

在选定主题结束后，我们需要确定什么时候拟定活动计划书，以怎样的方式拟定活动计划书。拟定计划书的方式不仅仅与一个门店有关，为了统一管理，也要适用于整个连锁药店。通过圈内所有成员的讨论，达成意见统一，形成合适的活动进度安排，利用甘特图表达出每一段活动和时间进度，以方便后续对计划实施的有效开展和跟进，最终确立出整个药店品管圈所认同的一份明确的计划书。

2. 确定活动计划书的具体内容

根据品管圈的活动十大步骤，药店品管圈也要一一遵循，不要缺少，但是个别地方可以适当调整。

（1）主题选定。

（2）活动计划拟定。

（3）现状把握。

（4）目标设定。

（5）原因解析。

（6）对策拟定。

（7）对策实施与检讨。

（8）效果确认。

（9）标准化。

（10）检讨与改进。

3. 确定活动计划书的活动进程

当药店品管圈确定了活动计划书的方式和内容后，就需要确定具体的活动日程，计算各个步骤实施所需要的时间，充分考虑人力和物力，合理有效地安排活动运行周期。

在 PDCA 循环当中，一般将十大步骤分为四个阶段，每个阶段在活动期间的时间分配一般情况下是 3:4:2:1，即前六个步骤约占整个周期的 30%，步骤（7）独占整个周期的 40%，步骤（8）和步骤（9）共占到 20%，最后一个步骤占剩余的 10%。

在安排周期的时候常常以周、月、年来作单位，根据我们所要解决问题的完善度以及相关工作的提高程度，进行不同的周期确定。

4. 确定圈内成员工作内容分配

首先，可将药店的成员按照工作内容相近进行编组，这样可根据内容分工，编制成不同的组。可以按工作性质分，尽量每组成员的人数控制在 3~7 个为宜。其次，圈长是整个推行品管圈活动的原动力，圈长的实力不同，开展的活动效果也将有很大差距，通常我们会选择药店的店长或者各部门的管理人员、柜台组长等。最后，根据药店内员工的兴趣爱好和个人特长选择合适的圈员，任命品管圈委员会成员、圈长、圈员等，讨论统筹整个活动，提出相关议题等。

二、药店批准品管圈活动计划

1. 获得管理者主管的支持

要想顺利地推行活动，首先应该获得相关领导的支持。在活动开展之前，就应该使药店店长及部门经理了解这个品管圈活动，只有这样，才能有更好的动力来推广。

向领导提供相关的书籍和材料，引起领导的重视。抓住机会让领导接触相关活动的交流会和成果发表会。让领导看到该活动所带来的显著成果，使其了解品管圈活动的益处。比如，品管圈成员想进行药店会员分级活动，在向店长及总部管理层申请之前，可将搜集到的相关会员分级实例以及它所带来的益处等信息整理好，在合适的机会条件下向领导报告。

2. 成立药店品管圈委员会

品管圈活动要想长期有效推行，就需要设立专门的品管圈委员会。品管圈活动是实行品质管理的重要组成部分，在品管圈活动开展过程中，品管圈委员会发挥了至关重要的作用。品管圈按照委员会的指导或小组本身的构想，拟定活动的推行方案和各项建议。当活动计划拟定后，要提交至药店品管圈委员会审查通过，并且经过部门最高主管批准后，发布实施。

3. 药店品管圈登记

虽然药店品管圈活动是自主自发进行的活动，但仍然需要采取登记制度。员工自主决定参加的品管圈，需要向药店内部品管圈进行登记。将所要实施的品管圈活动登记在册，方便领导对其管理和研究，由此使一系列的品管圈活动得到高质量开展。并且有助于提高员工的主动性，使越来越多的品管圈活动得以开展。

第三节　把握药店现状

一、药店营业现场勘查

在选定了主题，拟定好活动计划书之后，接下来要进行药店品管圈活动中最关键的一步；即药店现状把握。药店现状把握的最关键地方在于它的及时性和真实性，掌握药店经营事实，了解门店营业的现状，问题的严重程度，以及药店发展的阶段，才能够更好地达到承上启下的作用，为接下来的设定目标步骤提供依据。

(一) 确定工作流程

药店工作中运用现场勘查时最重要的一点就是从整体上把握工作的范畴和内容，有些工作简单易懂，通过讨论或者简单记录的形式就可以解决，但是连锁药店工作程序复杂，门店分布广泛，我们没有办法直接一一考察和分析，而且仅用文字描述不能够直观地表达工作内容的逻辑性与严重性。因此，我们采用绘制流程图的方法，使操作步骤明确，标准更加规范，使工作中的问题及其出现的原因更加清晰。

(二) 绘制流程图

1. 什么是流程图

流程图是流经一个系统的信息流、观点流或部件流的图形代表。在连锁药店中，流程图主要用来说明某一过程。这种过程既可以是生产线上的工艺流程，也可以是完成一项任务必需的管理过程。

例如，一张流程图能够解释某个药品是如何从库房交到门店顾客的手中，和中间涉及的部门及人员等。这些过程的各个阶段均用图形块表示，不同图形块之间以箭头相连，代表它们在系统内的流动方向。下一步何去何从，要取决于上一步的结果，典型做法是用"是"或"否"的逻辑分支加以判断。

流程图是揭示和掌握封闭系统运动状况的有效方式。作为诊断工具，它能够辅助决策制定，让药店管理者清楚地知道，问题可能出在什么地方，从而确定出可供选择的行动方案。

流程图有时也称作输入 – 输出图。该图直观地描述一个工作过程的具体步骤。流程图对准确了解事情是如何进行的，以及决定应如何改进过程极有帮助。这一方法可以用于整个药店，以便直观地跟踪和图解药店的运作方式。

流程图使用一些标准符号代表某些类型的动作，如决策用菱形框表示，具体活动用方框表示，如表 5 – 3 – 1 所示。但比这些符号规定更重要的，是必须清楚地描述工作过程的顺序。流程图也可用于设计改进工作过程，具体过程是先画出事情应该怎么做，再将其与实际情况进行比较。

2. 流程图的绘制方法

（1）针对特定的工作流程定义开始点和结束点；

（2）选择适当的符号；

（3）尽量详尽地将该工作中所有的关键步骤进行排列顺序；

（4）用符号将关键部分连接起来；

（5）检查流程图绘制的是否完整。

表 5－3－1　基本流程图符号

工作性质	符号	说明
开始｜结束		工作流程的开始与结束
执行｜处理		收发、执行、控制、处理等工作
文件		工作中所产生的报表、记录或数据等文件
判断｜决策		选择流向路径
档案｜存储		电脑档案或文件数据储存
连结		流程出口及入口

二、收集药店数据

（一）查检表

1. 什么是查检表

查检表也称点检表或查核表。查检表是现场勘查中重要的一项工具，它是用来收集数据，加以统计，并用适当的文字符号进行记录，以表格图形的方式展示出来。利用这种容易理解的方式，将收集到的药店经营中的相关数据进行汇编整理、统计检查。

2. 查检表的种类

（1）记录用查检表　记录用检查表是将收集到的实际数据，分门别类为不同的项目，采用符号、数字或者划记等方法绘制成相应的图表。常常应为数据的记录用纸，用于各项不良情况的记录，在药店管理中，我们可用此记录店员的工作失误，药品陈列数量等记录，调查不良或缺点发生原因，也称为改善用查检表，大量药品经营质量管理规范中的表格属于此类。

（2）点检用查检表　点检用查检表是将所需要记录确认的各个项目全部列出来，制成适应的表格。在设计时即已定义，因其是对所列出的事项一一点检，在确定作业执行、仪器保养维护实施状况方面能够做到有效的确认，尽量避免药店作业疏失或遗漏，可防止事故发生。例如药品库存点检表。

3. 查检表的特点

（1）查检表规格统一、简单直接、清楚易懂，是我们想要了解某药店事件发生的具体情况以及发生的相应次数时，收集资料的最常用工具之一。

（2）一张查检表可以同时检查多个药店事项，可提高整理数据的效率。

（3）可以清楚地描绘出整个药店事件的具体情况，而不是针对某一个体而言提出的相关意见。

（4）品管圈内的成员认识了解的项目的相关情况都是一致的，范围也都是相同的，因此可以对于事件获得统一的解释。

（5）品管圈内的成员在记录完毕后，能直观地看到整个事件的脉络情况，便于及时发现问题。

4. 查检表的绘制方法

（1）确定主题　确定并清楚所要研究记录的事件，例如药店顾客对服务不满意的原因。

（2）确定项目　从事件的大方向着手，按照问题的严重性顺序逐步开展，进行分类整理，直至找到问题的关键之处。利用头脑风暴法等，及时召开各项专题的小组会议，圈内成员集思广益，制定相关规则，提出尽可能多并且全面的意见，进行决策。

（3）设计查检表　设计一份全面、清晰、明了的查检表，涉及多个方面。

①选定收集资料的方法　根据所调查事件的范围大小及其难易程度，选择合适的收集方法至关重要，直接影响我们收集的效率及资料的准确性和可用性。如果事件范围较小，我们可以全部检查，反之，我们可以选择抽样调查方法。

②选定收集资料的成员　收集资料是一项繁琐而细致的工作，收集资料的成员首先要有较为充分的时间和精力，并且具备良好的相关知识储备以及较为广泛的社交圈，方便收集到准确的信息。比如，药店中具有很多老顾客、资历较高的老员工；对药店周围环境比较熟悉的员工。

③选定收集资料的期限　从整个品管圈活动的发展进程出发，根据之前所制作的甘特图等手段，加之对相关突发事件和随机性等方面的考虑，选择合适的收集期限。

④选定查检表的主要设计要素

标题：要确定药店品管圈事件和活动的任务是什么，事件名称是什么，项目名称是什么，才能够准确地锁定需要收集的资料，迅速明了整个事件。

原因：要清楚为什么开展这项品管圈事件，确定我们所要检查的项目，并清除我们所选项目的相互联系。

人员：要有明确的分工，选定进行查检的人员，确认查检的数据记录者。

时间：要有确定的时间安排，何时开始，何时结束，周期为多少。

方法：要确认合适的查检记录方法和记录方式。明确项目的判定标准，记录时，应该尽量使用相关符号和数字，避免文字的使用，以防记录的时间过长，造成低效率。

地点：要确认所要查检的地点在哪里。

整理：在查检完毕之后，要迅速做出整理和统计分析，尽快得到我们所需要的结果。

留白：查检表在设计的过程中，要有空白栏，为实际操作过程发现的新增项目做出准备。

5. 查检表在药店的应用

（1）适用于药店中的日常管理，对于药品质量的检查，药品账目的整理，药店规章是否被遵守等方面，都有很高的应用价值。

（2）收集的总部或门店营业数据具有及时性、有效性，我们可以通过完成查检表后，把它迅速投入使用。

（3）收集每日营业数据过程中可以使观察者发现事件的现状和问题，寻求改善方法。

（4）在一些收集方法中，获得的数据要注意具有代表性和随机性，能够从数据里获得层别的规律性信息和异常点。

（5）进行数据收集、检查、记录和整理，为今后的报告提供更完善的资料信息。

6. 查检表制作原则

（1）并非一开始即要求完美，可先行参考他人作法，随时针对需求及目的而做修改，以求尽善尽美。

（2）愈简单、易懂、易记录愈好。简单的查检表，就是备忘录，将要进行查看得工作项目一项一项地整理出来，然后定期或不定期检查。查检表是将原始搜集到的数据用容易了解的方式做成图表或表格，并记上检查记号，或加以统计整理，作为进一步分析或核对检查之用。如表 5 - 3 - 2 所示，以药店药品受损原因记录为例，记录了药品因不同原因在每个月内发生受损的次数。

表 5 - 3 - 2　药店药品受损原因

原　因	日期				总计
	3 月	4 月	5 月	6 月	
库房内外环境不整洁，存在污染源	4	3	2	5	14
库房没有可靠的安全防护措施，药品被盗、替换或者混入假药	4	2	5	3	14
库房没有配备避光、通风、防潮、防虫、防鼠等设备	6	4	4	4	18
药店没有验收、发货、退货、不合格药品的专用场所	3	1	2	4	10
药店未配备有效调控温湿度及室内外空气交换的设备	5	5	3	2	15

注：数据收集时间，3 月至 6 月 4 个月份；数据收集地点，药店柜台及仓库；查检人员，药店工作人员；记录方式，以数字记录。

（二）层别法

在实际工作中，我们经常可发现产品质量因人、时、地点、设备等不同时，会有差异性存在。如能针对上述各种可以明显区分的因素，在数据收集时，加以适当标注分类；如有药品包装发生变化时，很可能只是其中一种因素（药品储存环境受到污染）有问题，便可快速寻找症结的所在。同样也可从分层数据，获得其状况而寻求其他因素或条件的改善。

由以上简述可知，如数据未能适当分层，则当有异常时，往往在调查上浪费大量的人力、物力、时间，有时甚至最终还是无法寻找到真正原因。所以，平时的数据收集如能适当分层，就可避免上述情形，而发挥分层法的最主要功能——透过各种分层收集数据以寻求不合格原因或最佳相关条件，以作为改善质量的有利手法。

药店的经营管理涉及多个层面，有药品质量管理、药品销售业绩、药店员工操作方法、药店服务质量等。这些看似没有规律、杂乱无章的数据，可以通过分门别类、区分所收集数据中各种不同的特性特征对结果产生的影响，以个别特征加以分类统计，达到直观、清晰的作用。在这里，我们可以引用一种至关重要的工具——层别法。

1. 什么是层别法

为区别各种原因对结果的影响，找出影响质量的原因，而以个别原因为主体，分别做统计分析的方法，称为"层别法（stratification）"。层别法的用途就是"分层别类"，按照其共同特征分为一个层，并使层与层之间有明确的区分，当条件改变或有异常变动时，能依照层别的种类很快找出变动之处，进而有效掌握变异的原因，除去异常原因。

因此，层别法最主要的功能是：通过各种分层，按各层收集数据来寻找不良所在或最佳条件，作为改善质量的有效方法，如药店经营药品品类销售状况分析。质量管理活动中，"早期发现问题"是一个重要因素，确认问题后才可以利用质量改善方法找出真正的要因，确定明确可行的对策，因此"层别法"成为一个不可或缺的工具。

2. 层别法的特点

层别法是一种系统概念，在于将相当复杂的资料进行分门别类并归纳统计。层别法是品质管理手法中最基本、最容易的操作手法，强调用科学管理法取代经验主义，也是其他品质管理手法的基础。通过层别的方式，使含糊不清、混沌不明的整体数据呈现出变异之处。各层别间的数据变得明确，因此，可明确掌握及解释平均值的差异及变异源自何处，有助于后续对策研拟的进行，从数据中获得正确有效的信息。

3. 层别法在药店的应用

（1）确定使用层别法的目的　进行层别法时，首先需了解为什么目的而进行层别划分。因此，需确定层别的对象及特性是什么，如收集的药店资料为不良件数（缺失数)、药店经营时间、消费者性别、年龄、年资、疾病类型、并发症总类、药品购销成本等。层别法记录的方式与查检表相同，都是利用表格的方式收集数据，而不是以图形的方式表现。上述两者不同之处在于，层别法采用了"分层别类"的方式进行数据的收集，而两者都可配合其他质量改善工具一起使用。

（2）确定层别项目 确定层别项目应当从对项目特性的角度出发，进行归类整理，分成一层。层内的数据应是关联紧密度较高的，而层与层之间应当是差别较大，才能达到良好的层别效果。比如，各门店销售额、毛利率、会员销售额占比；门店经营品类，品类资金占比、品类毛利率；门店经营业态等等。

表5-3-3是常见的药店层别项目分类。

表5-3-3 常见的药店层别项目

层别项目	层别内容
设备仪器的层别	计算机型号、空调等设备的摆放位置，取药工具新旧等
药品的层别	批次、供应厂商、主要成分、主治疾病、产地等
药店员工的层别	组、年龄、性别、受教育程度、药店工作经验等
药店环境的层别	卫生条件、货架布局、温度湿度、地理位置、竞争环境等
工作时间的层别	时、日、周、月、年、季度、白班与晚班、上午班与下午班等
其他层别	药品护养、药品采购、药品搬运、药品储存等

（3）收集实际营业数据 数据的收集需依每一层别项目来分类，为使层别目的早日完成，收集到合适的数据，建议配合查检表，以方便记录。如分成医保卡和非医保卡、会员和非会员、忠诚顾客和非忠诚顾客、购药时间段、年龄、疾病类别、购药种类等。

（4）解析原因，比较差异 利用所收集完成的数据来解析各层别间所显示的差异。由于品管圈活动是团队的活动，因此可适当配合图表及其他质量改善手法使用，能使结果的呈现更加清晰、明确，如柏拉图、散布图、直方图、控制图等。当药店中的层别项目发现有差异情况产生时，需进一步明了及掌握情况，如了解造成近效期药品增多、顾客到店率下降的要因是什么，然后针对各项所找到的要因，进行对策研究，使对策与要因之间关联性紧密。

4. 药店运用层别法的意义

（1）利用层别法可以将门店日常经营杂乱无章的数据资料按照一定的方法进行分析，寻找产生变化的地方，发现药店日常经营数据的相关特性，便于分析出正确有效的信息。

（2）通过对于门店日常经营数据的整理分析，找到事件的源头，为后续进行的对策拟定提供了有利的条件。

5. 药店运用层别法应注意事项

（1）药店运用层别分类法要注意采用同一种视角进行分类，不能够多种视角同时进行，使数据在多个方面发生重叠和混淆。

（2）药店利用层别法之前，必须要明确整个事件的核心是什么，原因是什么，问题发生场所在哪里；同时运用多个辅助工具，比如直方图、柏拉图等，与查检表所设计的内容进行相互配合，共同整理和分析数据。

药店经营中商品质量最为关键，所以选择供应厂商、供货速度很重要，如表5-3-4、表5-3-5所示，利用层别法列出查检表进行分析供应厂商供应工作的质量。

表5-3-4 供应厂商同一批次不合格数

供应厂商	合格数	不合格数	不合格数占百分比
甲	57	3	0.05
乙	58	2	0.03
丙	55	5	0.08
合计	170	10	0.06

表5-3-5 供应厂商供货速度

供应厂商	药品由通知至到店时间	排序
甲	4天	2
乙	3天	1
丙	5天	3

综合上述两种指标，可知乙供货商的供货速度最快，并且供货的不合格数所占比例最少，可以作为药店供货商的最佳选择。

三、确定药店品管圈改善的重点

日常生活中，不管是什么事件，都有关键之处，找到问题的本质，直接选择要点切入，能够使我们提高效率和改善质量。在进行了营业现场勘查和利用查检法、层别法等之后，我们会观察到一系列的数据情况。这时，就需要我们对其进行分层分析，确定改善工作重点。

在确定改善重点当中，我们最常使用的工具就是柏拉图。

（一）柏拉图

在药店品管圈的活动中，柏拉图是常用的统计管理方法之一，通过制作柏拉图，我们可以对门店日常经营数据进行分析，从而找到影响整个药店经营绩效的主要原因。

1. 什么是柏拉图

柏拉图由意大利经济学家发明，是根据收集的项目数据，按其大小顺序从左到右排列的图。它实际是柱形折线排列图，表达形式就是一条分类轴，两条数值轴的坐标图。药店品管圈涉及诸多方面的问题，比如药品的陈列展示、店员的服务质量、药品的采购流程等。因此，从柏拉图可看出哪一项目有问题，其影响程度如何，从而确定问题的主次，并可针对问题点采取改善措施。

2. 运用柏拉图的目的

任何一组对某个一般性结果的影响因子中，只有相对少数因子决定了结果的大部分。存在"几个"与"某结果"相关的因素，但这"几个"关键的少数因素却决定了总体（百分之几），由于它们代表了我们工作的最大潜在受益，我们应跟踪这"几个"关键少数因素。

3. 绘制柏拉图的步骤

（1）归纳决定数据分类项目，分类项目必须合乎问题的焦点，应先从结果上着手，便于洞察问题，并列出查检表。

（2）绘制横轴　一般是项目名称。横坐标表示影响质量的各项因素，按影响程度的大小（即出现频率多少）从左向右排列。

（3）绘制纵轴　左边纵坐标表示频数（如件数、价值等），右边纵坐标表示频率（百分比率）。

（4）绘制积累曲线　将各项目积累数，用折线连接。折线表示百分率，准确地说是累积百分率。

（5）绘制累计比率　在横纵轴加绘折线终点为100%，0~100%轴上5等分的刻度。

（6）横轴按项目类别降序排列，"其他"项目排在末位。

（7）如果问题焦点少的项目多时，就归纳到"其他"项。

（8）记入必要事项　目的、区间、工程名、做成者。

4. 柏拉图在药店的应用

（1）选择药店要处理的问题，如顾客认为店员服务水平低。（掌握问题点）

（2）找出问题的症结，经过查找原因，主要原因是店员药品知识少。

（3）识别影响该问题主要原因，店员没有医学或药学的专业基础，完全靠工作中的死记硬背，但是工作年限短，没有实践工作经验。

（4）证实改进的有效性，提高专业知识培训，定期考核，并纳入收入绩效。

图5-3-1展示了简单的柏拉图示例。

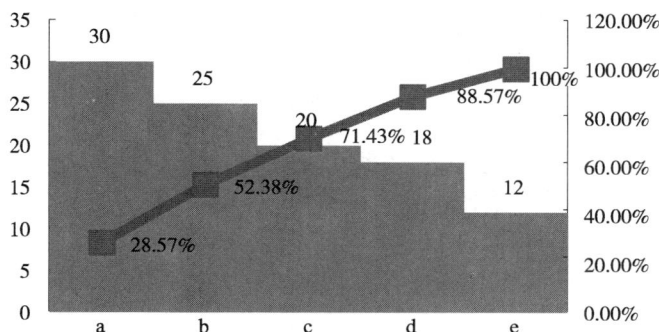

图 5-3-1 柏拉图示例

(二) 控制图

1. 什么是控制图

控制图（control chart）又叫管制图，是对过程质量特性进行测定、记录、评估，从而监察过程是否处于控制状态的一种统计方法设计图。图上有三条平行于横轴的直线：中心线（central line，CL）、上控制线（upper control line，UCL）和下控制线（lower control line，LCL），并有按时间顺序抽取的样本统计量数值的描点序列。UCL、CL、LCL 统称为控制线（control line），通常控制界限设定在 ±3 标准差的位置。中心线是所控制的统计量的平均值，上下控制界限与中心线相距数倍标准差。

控制图应用"界限"区分过程是否有显著变化或存在异常事件。由于控制限的设定要以数据为基础，所以在收集一定量有代表性的数据之前是无法确定控制限的。如果错误使用控制限，不但会对使用者造成困扰，而且还会对那些通过图表监控以实现过程改进的措施起反作用。

2. 运用控制图的目的

运用控制图的目的之一就是通过观察控制图上药品质量特性值的分布状况，分析和判断生产过程是否发生了异常，一旦发现异常就要及时采取必要的措施加以消除，使药品的质量得到有效的保证。因此，绘制控制图需要应用概率论的相关理论和知识。

3. 控制图的分类

根据控制图使用目的的不同，控制图可分为分析用控制图和控制用控制图。

根据统计数据的类型不同，控制图可分为计量控制图和计数控制图（包括计件控制图和计点控制图）。它们分别适用于不同的生产过程。每类又可细分为具体的控制图，最初主要包含七种基本图表。

计量型控制图包括 IX - MR（单值移动极差图）；Xbar - R（均值极差图）；Xbar - s（均值标准差图）。

计数型控制图包括 P（用于可变样本量的不合格品率）；Np（用于固定样本量的不

合格品数）；u（用于可变样本量的单位缺陷数）；c（用于固定样本量的缺陷数）。

4. 控制图原理

控制图是如何贯彻预防原则的呢？这可以由以下两点看出：

（1）应用控制图对生产过程不断监控，当异常因素刚一露出苗头，甚至在未造成不合格药品之前就能及时被发现，在这种趋势造成不合格药品之前就采取措施加以消除，起到预防的作用。

（2）在药店中，如果控制图显示异常，表明异常原因已经发生，这时一定要贯彻"查出异因，采取措施，保证消除，不再出现，纳入标准。"否则，控制图就形同虚设，不如不搞。每贯彻一次（即经过一次这样的循环）就消除一个异常因素，使它不再出现，从而起到预防的作用。

5. 绘制控制图的步骤

（1）识别　识别关键过程药店中药品的质量是关键，因此药品的储存也就成为了重中之重。药店在仓储、冷藏、冷冻药品的仓库或设备中，要按照 GSP 的要求，配备温湿度自动监测系统，然后对系统的关键过程进行分析研究，识别出过程的要素（温度、湿度、时间等）。

（2）确定过程关键变量（特性）　对关键过程进行分析（可采用因果图、排列图等），找出对产品质量影响最大的变量（特性）。

（3）制订过程控制计划和规格标准　这一步往往是最困难和费时，可采用一些实验方法参考有关标准。

（4）过程数据的收集、整理　比如系统应至少 1 分钟更新一次测点温湿度数据，并在仓储过程中至少每 30 分钟自动记录一次实时温湿度数据，在运输过程中至少每 5 分钟自动记录一次实时温湿度数据，若监测温湿度超出规定范围时，系统应当至少每 2 分钟记录一次实时温湿度数据。

（5）过程能力分析　只有过程是受控、稳定的，才有必要分析过程能力，当发现过程能力不足时，应采取措施。

（6）控制图监控　只有当过程是受控、稳定的，过程能力足够才能采用监控用控制图，进入 SPC 实施阶段。

（7）监控、诊断、改进　在监控过程中，当发现有异常时，应及时分析原因，采取措施，使过程恢复正常。对于受控和稳定的过程，也要不断改进，减小变差的普通原因，提高质量降低成本。

6. 控制图在药店的适用场合

（1）当你希望对过程输出的变化范围进行预测时，对店员销售能力的考核范畴。

（2）当你判断一个过程是否稳定（处于统计受控状态）时，如药品库温度和湿度控制。

（3）当你分析过程变异来源是随机性还是非随机性时。

（4）当你决定怎样完成一个质量改进项目时——防止特殊问题的出现，或对过程进行基础性的改变，如药学服务水平。

（5）当你希望控制当前过程，问题出现时能觉察并对其采取补救措施时。

第四节　药店品管圈目标的设定

一、药店品管圈目标设定的背景

1. 泰勒的贡献

泰勒强调："凡是工作状况和成果直接、严重地影响着公司的生存和繁荣发展的地方，目标管理是必要的，而且希望经理取得的成就必须来自企业目标的完成，他的成果必须用他对企业的成就有多大贡献来衡量"。同样，药店若想形成高质量的管理体系，对于每一个待解决和待提高的问题，都应当进行目标设定。

2. 德鲁克的目标设定

德鲁克认为，企业的目的和任务必须转化为目标，目标的实现者同时也是目标的制定者。首先，他们必须一起确定企业的航标，即总目标，然后对总目标进行分解，使目标流程分明。其次，在总目标的指导下，各级职能部门制定自己的目标。再次，为了实现各层目标必须权力下放，培养一线职员主人翁的意识，唤起他们的创造性、积极性、主动性。除此之外，绝对的自由必须有一个绳索——强调成果第一，否则总目标只是一种形式，而没有实质内容。企业管理人员必须通过目标对下级进行领导并以此来保证企业总目标，如果没有方向一致的细化目标来指导每个人的工作，则企业的规模越大，人员越多时，发生冲突和浪费的可能性就越大。只有每个管理人员和工人都完成了自己的细化目标，整个企业的总目标才有完成的希望。企业管理人员对下级进行考核和奖励也是依据这些细化目标。他还主张：在目标实施阶段，应充分信任基层人员，实行权力下放和民主协商，使基层人员进行自我控制，独立自主地完成各自的任务。成果评价和奖励也必须严格按照每个管理人员和基层员工的目标任务完成情况和实际成果大小来进行，以激励其工作热情，发挥其主动性和创造性。

德鲁克认为目标管理和组织管理必须同时进行，相互为用。当管理人员将发展的重点置于效能的改善、问题的解决、目标的达成、管理组织系统的过程或组织行为时，组织发展的运用应该以下列任何形态的活动来开始：①工作小组的建立；②工作设计和工作丰富化；③目标的制定；④问题的解决；⑤工作气候和工作环境的改进；⑥决策的制定；⑦个别差异和冲突的管理；⑧咨询过程的建立；⑨可能会遇到的困难等都有了初步的了解，就可以作为进行准备工作的依据，管理者需关注企业的诊断、反馈系统的建立；⑩组织结构和员工结构的改组；⑪人际沟通技巧的改善；⑫价值（指组织的价值与员工个人的价值）的分类；⑬交易分析；⑭员工责任的管理；⑮人群关系的辅导。

3. 目标管理的主要内容

（1）目标管理是参与管理的一种形式。《管理学》指出管理是一门科学，也是一门艺术，它包括五大功能，而目标管理包含控制功能。

（2）强调"自我控制"。任何员工都不喜欢被"领导"，其不是一台永不停止的机器，目标管理的主旨在于"用自我控制"的管理代替"压制性的管理"。

（3）经理权力下放。经理不是一位体育教练，而是一位实干家。经理权力下放，有利于为员工创造一个舒适的工作舞台，而不是家长式的管理氛围。现代文明时代任何人都主张推崇民主，而拒绝专治。

（4）效益优先。目标管理的目的就是体现效益。传统的管理方式，往往容易犯主观主义错误。

二、药店品管圈目标设定的方法和种类

（一）目标设定的方法

1. 目标设定时间

我们在进行现状把握时，通过药店营业现场勘查和日常经营数据分析，就已经对药店整体的情况达成深入的了解。接下来，就是进行目标设定步骤。当然，如果在现状把握之前，就已经熟知问题概况，也可以直接进行主题选定。

2. 目标项目明确

设定的目标项目乃是整个项目的主题，药店目标设定的首要内容就是要明确目标项目，并且明确整个目标的主题。如目标的主题是"提高某门店的日销售额"，相应的目标项目就是"某门店的日销售额"。

3. 目标设定内容

根据品管圈目标设定的固有方式，我们可以将药店品管圈的设定内容，表现成"完成期限＋目标项目＋目标值"，如"在1月1日之前将药店的销售额提高30%"。我们通常采用的这种叙述方式，简单明了，直观地表达出药店品管圈活动的意愿。

4. 目标设定完成期限

对于我们所要完成的目标，设定的期限不同，完成的效果不同，相应的目标值也

就不相同。一般来说，如果设定的期限较短，仅为短时期的目标完成，那么改善幅度也就相对较低，目标值就要设的相对较低，以适应我们的完成期限。相反，如果设定的期限较长，说明我们需要进行大幅度的改善和调整，目标值也就要相应地提高。不同的品管圈活动，要设定不同的完成期限，这也是对我们圈内成员的承诺和约束。

5. 目标值的计算

（1）现况值　现状把握阶段，需要充分利用查检表收集到的数据。

下面以"降低药店顾客投诉的发生率"为例介绍目标值计算。

首先，以周以单位进行调查，将搜集到的投诉大致分为"店员接待服务不及时""店员行为语言不恰当""推荐药品品种意向明显""店内会员优惠较少""取药等待时间过长"五类。整理收到的投诉次数，制作成以下查检表的形式。由表5-4-1中我们可以看出每周平均收到的投诉次数为16次，该数值即为我们设定的现况值。

表 5 - 4 - 1　降低药店顾客投诉的发生率

查检周	店员接待服务不及时	店内会员优惠较少	店员行为语言不恰当	推荐药品品种意向明显	取药等待时间过长	合计
1	5	6	4	2	2	19
2	6	5	1	0	1	13
3	5	5	3	2	1	16
4	7	4	2	1	2	16
5	6	6	2	2	0	16
合计	29	26	12	7	4	80
每周平均出现次数	5.8	5.2	2.4	1.4	0.8	16
百分比（%）	36.25	68.75	83.75	92.5	100	

（2）改善重点　改善重点是现状把握中需要改善项目的累计影响度，数值可根据之前的柏拉图得到。

在本次"降低药店顾客投诉的发生率"的品管圈活动中，我们选取了五个主要投诉类别。其中，"店员接待不及时"和"店内会员优惠较少"为最主要因素，累计百分比达到68.75%。因此将这两个投诉原因作为改善重点，具体数值以68.75%表示。

（3）圈能力　目标值设定时务必要检查目标达成的可能性，是否为能力所及，是否有共同的方向，是否能于活动期限内完成。其中，是否能力所及与圈能力相关，亦即员工品质意识及发现问题、解决问题的能力。在主题选定步骤时，圈能力是评价主题是否合适的重要指标，而在目标值设定时，圈能力同样是重要因素。见表5-4-2，以5分制为满分，对圈内成员的能力进行打分，"能够自行解决"为5分，"需要一个单位帮助"为3分，"需要多个单位帮助"为一分。因此，我们可以计算圈能力为60%。

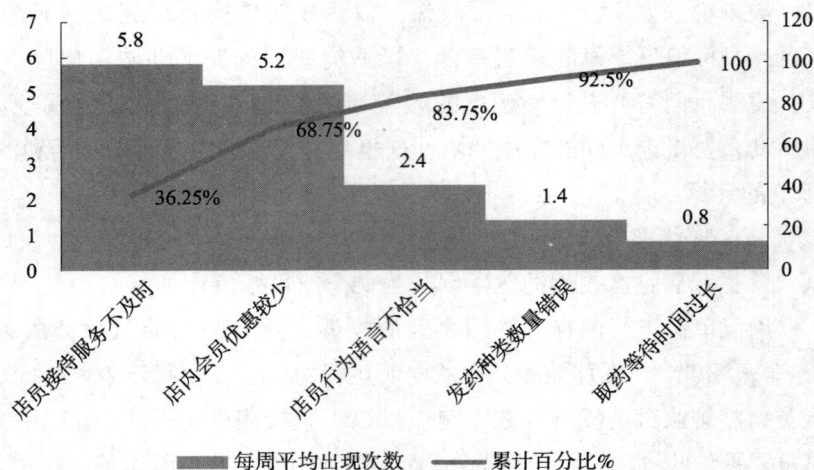

图 5 – 4 – 1　改善重点柏拉图

表 5 – 4 – 2　圈能力评价表

圈员	甲	乙	丙	丁	戊	合计
分值	3	5	1	5	1	15
平均分值			3			

（4）计算结果　目标值＝现状值－改善值＝现状值－（现状值×改善重点×圈能力）。

由上述数据可知，目标值＝16－（16×0.69×0.6）＝9.376。

（5）目标值的注意事项　与问题相对应；尽量用统计方法来决定目标，善用图表来表达，如柏拉图、直方图、推移图等，至于选用何种手法，应根据主题特点灵活运用；目标值要明确表示，必须用数据量化；目标应具有一定的挑战性。

6. 判断目标值的合理性

目标值设定的适不适当，可由后面"效果确认"时"目标达成率"的高低来做初步判断。当目标达成率太高（大于150%以上）时，表示在设定目标值时对自己信心不够，以至于目标值设得太低；而造成目标达成率太低（小于80%）的原因可能有：①在设定目标值时高估本圈可改善程度；②在"解析"这个步骤做得不够彻底，导致造成问题的真正原因没有被发掘出来；③在"对策拟定"时所选出的对策不够有效，不够有创意，或只是治标的对策，无法真正解决问题；④对策真正在工作现场实施时，由于某些因素，而实施得不够彻底，导致对策效果不佳。

（二）亲和图

1. 什么是亲和图

把大量收集到的事实、意见或构思等语言资料，按其相互亲和性（相近性）归纳整理这些资料，使问题明确起来，求得统一认识和协调工作，以利于问题解决的一种方法，又称 KJ 法。就是针对某一问题，充分收集各种经验、知识、想法和意见等语言、文字资料，通过 A 型图解进行汇总，并按其相互亲和性归纳整理这些资料，使问题明确起来，求得统一认识，以利于解决的一种方法。

亲和图为日本川喜田二郎所创，其工具是 A 型图解（A 型图解只适用于需要时间研究解决的问题，不适用于要立即解决的简单问题），是将收集到的资料和信息，根据它们之间的相近性分类综合分析的一种方法，又称卡片法。

2. 亲和图的核心

亲和图的核心是头脑风暴法，是根据结果去找原因。在一次品质分析会上，对近段时间顾客到店人数下降的原因进行检讨。要求大家具体分析品质下降的原因，再提出相应改进措施，因为顾客到店人数下降的原因较复杂，大家都保持沉默，一度使会议陷入僵局。后来主持人引导大家，大家可以提出自己的每一个想法，不要求具体分析，只是把想法记录在案，这样会议的讨论才得以热烈地进行。会后，再组织人对这些问题进行分析排查。这样不仅会议得到正常进行，而且也找出了顾客到店人数下降的原因和改进措施。亲和图还可用于生产效率和企业财务分析等。

亲和图是一种创造性思考问题的方法。人的大脑分左右两个部分，人类的思维行为受大脑左边部分的支配，是理性的，不是创造性的。如果抑制左脑的功能，有意识地使人脑右脑活跃起来，就可以进行创造性的思考，它正是基于以上原理来分析解决问题。

3. 亲和图的适用范围

（1）掌握各种问题重点，想出改善对策；

（2）市场调查和预测；

（3）企业方针、目标的判定及推展；

（4）研究开发，效率的提高；

（5）全面质量管理的推行。

4. 亲和图的特点

（1）混淆的状态中，采集语言资料，将其整合，以便发现问题。

（2）打破现状，产生新思想。

（3）把握问题本质，让有关人员明确认识。

（4）集体活动，对每个人的意见都采纳，提高全员参与意识。

5. 亲和图的类型

（1）个人亲和图　主要由一人来进行，重点放在资料的组织上。

（2）团队亲和图　以数人为一组来进行，重点放在策略、方针上。

6. 亲和图的实施步骤

亲和图的实施较为简单，没有复杂的计算，亲和图法的核心是头脑风暴法，是根据结果去找原因。个人亲和图主要发挥圈员的个人能力，重点在于列清所有项目，最后加以分类整理；而团队亲和图则是重点在于发动大家的主观积极性，先把问题与内容全部列出，再共同讨论整理。一般按以下十个步骤进行。

（1）确定主题　用一个整句来描述主题。因为亲和图是将零散的语言和资料按照其亲和性进行归纳和总结，对情况很模糊，因此，大都以"不够了解的事物""无法做整理的事物""不知如何是好的事物"等作为主题。

主题的选定可采用以下几点中的任意一点：①对没有掌握好的杂乱无章的事物寻求掌握；②将自己的想法或小组想法整理出来；③对还没有厘清的杂乱思想加以综合归纳整理；④打破原有观念，重新整理新想法或新观念；⑤读书心得整理；⑥小组观念沟通。

（2）收集情报　在主题方面，收集使用"看到""听到""想到""感到""查到"等语言信息，并将其内容以尽可能简单、精炼、明了的语句整理写在资料卡上。每位圈员需将语言资料填写在25张左右资料卡里，为传达最基本印象，语言资料多以陈述句表达。针对主题进行语言资料的收集，方法有：①直接观察法，利用眼、耳、手等直接观察；②文献调查法；③面谈调查法；④个人思考法（回忆法、自省法）；⑤团体思考法（头脑风暴法、小组讨论法）。

（3）排列卡片　即归纳卡片。将收集到的所有人的卡片全部摊开在桌面或者大白纸上，要做到一览无余地摊开，接着品管圈小组成员对收集的卡片进行再次研读，反复几次，做到资料信息明朗。在读卡片时，找出相似或者感觉一样的具有亲近感的卡片放在一起，这种有亲近感的情形，就称为有亲和性，见图5-4-2。

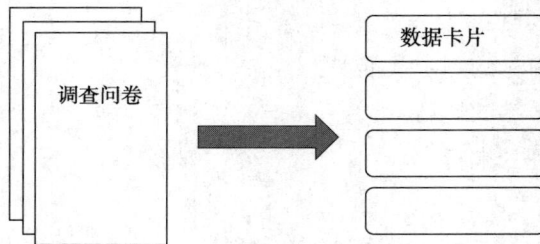

图5-4-2　归纳卡片

（4）相近信息汇总在一张卡片上　将最初的相同信息的卡片资料汇总到一张卡片（亲和卡）上，如图5-4-2所示：小组感受资料卡所想表达的意思，而将内容恰当地描述出来，写在卡片上，我们称此卡为亲和卡。亲和卡是必须将原本2张或2张以上的卡片上所叙述的事情完整地转述，而且不可以超越其原本的内容，见图5-4-3。另外，若只是将语言罗列汇总到卡片上也是不好的做法。

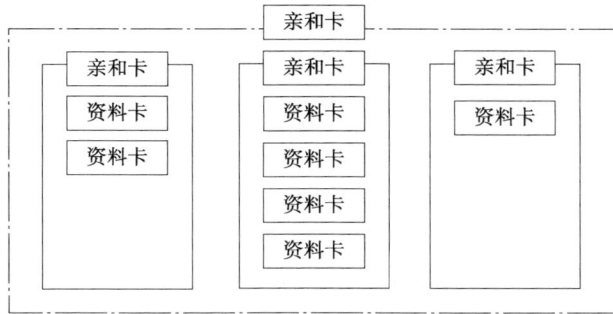

图 5 - 4 - 3　亲和卡

（5）信息卡分类　亲和卡制作好之后，以颜色区分，将亲和卡叠放在同一含义的原始卡片上方，用环形针或橡皮筋固定，放回资料卡堆中，与其他资料卡一样当作是一张卡片来处理，继续进行卡片的汇集、分群。

（6）信息卡汇总在一卡上，继续分类　实施者重复以上两步（将卡片继续归类及堆叠成束），在卡片归类进程中，卡片间的亲和性会越来越远。由"好像类似""好像一样"变成了"有关系""有点共通性"。这种亲和性的连接关系变得松散，即为重点所在。

（7）亲和卡的摆放与布置　实施者将卡片进行配置排列，把一沓沓的亲和卡依次排在大白纸或桌面上，并将其粘贴、固定。为了方便亲和图完成以后，更容易了解其构造，应适当地决定其相互间的位置关系。

（8）全体卡片的摆放　实施者取下回形针或橡皮筋，决定全体卡片的位置在哪里适合，与归纳卡片相反的是，要取下每组卡片的环形针或橡皮筋，按照亲和卡来摆放每一组的卡片。

（9）依决定的位置将卡片粘贴在大白纸上或桌面上　制作亲和图，将亲和卡和资料卡之间相互关系用框线连接起来。框线若用粗细或不同颜色描绘的话，会更加清楚。

（10）理顺关系，完成亲和图　完成最终的亲和图，将零散的资料卡，按照亲和性理顺出关系。（图 5 - 4 - 4）

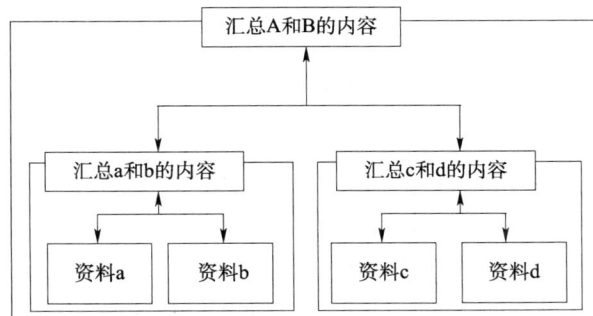

图 5 - 4 - 4　亲和图

完成亲和图后可以让小组成员共同讨论，加深组员对该亲和图的认识，并指定专人撰写报告。完成亲和图后要记录成员、主题和绘制日期等。

第五节　药店品管圈原因解析

一、查找药店品管圈现状的原因

为了达到设定的目标，根据药店经营现状找到运营中需改善的重点，并一一对应分别展开分析。通过对问题产生原因的分析，找出关键所在，圈员要开阔思路，集思广益，从而能够从设想的所有角度去想象可能产生问题的全部原因。药店品管圈成员解析这一步至关重要，因为没有找到问题背后真正的原因，会造成对策实施后出现事倍功半的情形，即使经过长时间的努力，仍然无法彻底解决问题，所以圈员必须认真讨论、透彻分析、深入追查真正影响问题的原因。

什么是原因？所有可能造成问题的因素都可以被称为"原因"。在解析过程中，原因的查找是所有工作的基础，只有深入透彻地分析问题，才能尽可能找出问题产生的所有原因。下面介绍几种常用的发现原因的方法。

（一）头脑风暴法

头脑风暴法是一种通过集思广益、发挥团体智慧，从各个不同角度找出问题所有原因或构成要素的会议方法。

实施者利用头脑风暴法可以对问题进行透彻的分析，利用集体的智慧初步得到问题发生的多种原因。

（二）心智图

1. 什么是心智图

能够将各种点子、想法以及它们之间的关联性以图像视觉的方式呈现，也能够将一些核心概念和事物形象地组织起来，输入我们脑内，有利于我们把复杂的概念、信息、数据加工成更形象、易懂的形式，展现在我们面前。被认为是全面调动分析能力和创造能力的一种思考方法。

2. 心智图对药店的功能

（1）把员工提出的经营信息进行形象化、直观的交换活动。

（2）对收集起来的门店营业信息进行组织、重组以及过滤、归纳整理。

（3）分析门店实际信息、实现门店信息分类并结构化，并辨识出每类信息所包含的关键要点之间的联系。

（4）提高改进员工头脑中的知识管理系统化。

（5）以最佳的方式生成和展示药店信息属于总部问题，还是门店基层问题，把信息形成体系。

3. 心智图在药店的应用

当我们需要查找药店工作问题产生的原因时，可以使用心智图，把我们需要考虑的所有要素都"画"出来，在我们的头脑中形成一幅"全景图"，既照顾到了宏观目标，又不会漏掉细枝末节。在画心智图的过程中，由于自始至终都是围绕改善重点思考，所以不会"误入歧途"。圈员之间互相交流时，也易于达成一致。例如，圈会组织者可以就"药品采购品种数量筛选"为中心关键词，以"采购人员""采购方式""采购药品标准"等作为一级分支的关键词，再以"采购人员"为原点，画出"店员""实习生"等为二级分支，以此类推。

在圈员们采用小组讨论的方式研究时，他们需要共同思考问题。这时，可以由全体圈员共同绘制心智图。圈员们可以一起在一张大白纸上一边讨论一边绘画，也可以先让每个圈员各自画出自己的心智图，最后再汇总成一张大的心智图。在整个过程中，心智图可以不断被扩张和更改，每位圈员的意见都不会被漏掉，大家也能够从其他人的想法中得到启示，更容易产生出新的想法，如图 5 - 5 - 1 所示，是圈员对于"影响药店选址因素"的心智图示例。

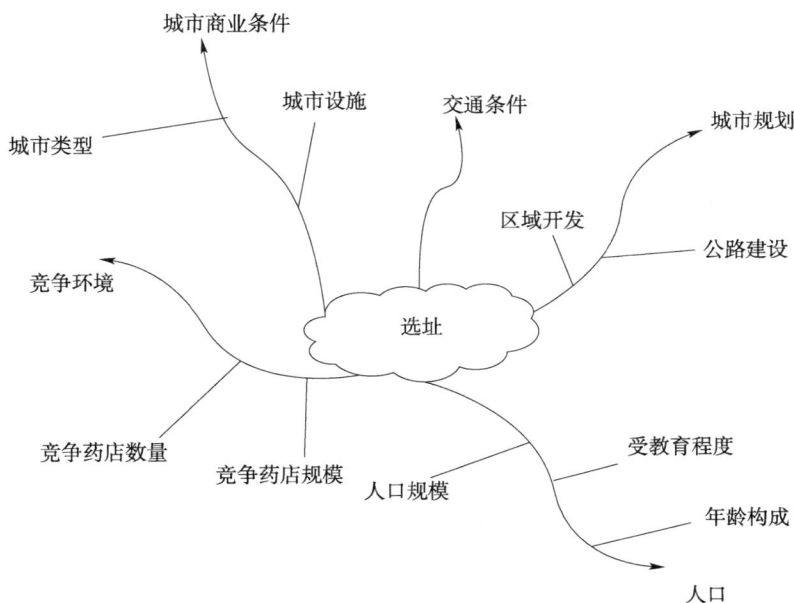

图 5 - 5 - 1　药店选址心智图实例

（三）曼陀罗法

1. 什么是曼陀罗法

曼陀罗法是一种有助扩散性思维的思考策略，利用一副九宫格图，将主题写在中央，然后把主题所引发的各种想法或联想写在其余的八个圈内。此方法由问题的核心出发，向八个方向去思考，发挥八种不同的意见。

2. 曼陀罗法的分类

曼陀罗法可以分为"四面八方扩展型"和"围绕型"两种形式。

（1）"四面八方扩展型"是一种没有设限的模式，特别适合用来收集灵感进行创意思考，如图 5 - 5 - 2 所示。

（2）"围绕型"比较适合作为流程性质的思考与安排，是一种顺时针的思考顺序，在中心格内列出主题后，便可以开始以顺时针的方式安排行程，如图 5 - 5 - 3 所示。

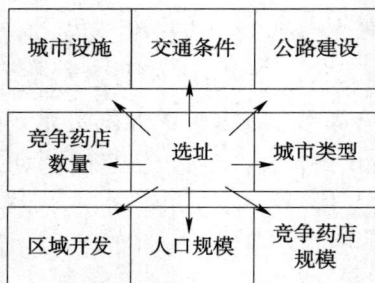

城市设施	交通条件	公路建设
竞争药店数量	选址	城市类型
区域开发	人口规模	竞争药店规模

图 5 - 5 - 2　药店选址"四面八方
扩展型"曼陀罗图

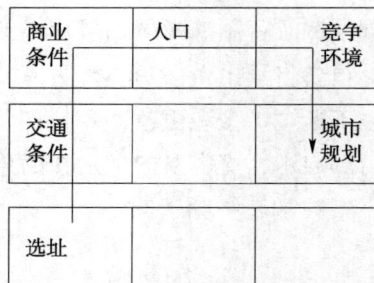

商业条件	人口	竞争环境
交通条件		城市规划
选址		

图 5 - 5 - 3　药店选址"围绕型"
曼陀罗图实例

二、调查问题原因并解析要因

在找出众多原因之后，我们不可能针对所有原因一一制定对策，所以我们还需要找到其中一些关键的原因进行解决，解决了这些原因之后，我们通常会发现问题应基本得到了解决，这些原因就是主要原因，简称"要因"。下面介绍几种解析要因的常用方法。

（一）特性要因图

1. 什么是特性要因图

特性要因图，又称为鱼骨图。特性要因图是指系统地整理工作的结果和原因。换句话说，它是一种针对特性来分析其要因所带来的影响，以便追求原因的品管手法。用箭头表示结果（特性）和原因（要因）之间的关系，箭头前端标注结果，能够清楚直观地表示多个原因与一个结果之间关系的系统化方法。多运用于小团体活动中。

特性要因图由日本管理大师石川馨先生发明，所以国外亦有称石川图，已成为全世界均在运用的方法。特性要因图是一种发现问题"根本原因"的方法，也可以称之为"Ishikawa"。其特点是简捷实用，深入直观。它看上去有些像"鱼骨"，问题或缺陷（即后果）标在"鱼头"外。在"鱼骨"上长出"鱼刺"，上面按出现机会多少列出产生问题的可能原因，有助于说明各个原因之间如何相互影响。

它可以集合4~10人的相关人员（对此问题具有专业知识与经验者或有职责关系者）进行头脑风暴，并在轻松的气氛下，畅抒己见。所有问题原因均已发掘提出后，再请大家轮流发言，经讨论确认发生原因后，依其重要性之大小加以标示。

2. 特性要因图的功能

（1）明确并可清晰一些模糊的问题；

（2）整理出对问题的假定原因；

（3）找出问题本质原因和真因；

（4）解决小团体活动主题。

3. 特性要因图的分类

（1）整理问题型鱼骨图 各要素与特性值间不存在原因关系，而是由结构构成关系。

（2）原因型鱼骨图 鱼头在右，鱼尾在左，特性值通常以"为什么……"来写。

（3）对策型鱼骨图 鱼头在左，特性值通常以"如何提高……"。

4. 特性要因图的要因关系

（1）分析特性要因关系。

（2）表达特性要因关系。

（3）通过识别症状、分析原因并确定主要原因，采取措施促进问题的解决。

（4）特性要因图的应用程序。

5. 特性要因图的应用

（1）明确要分析的质量问题 明确扼要地确定问题的结果。当分析的问题不明确时，可用 KJ 法或矩阵数据解析法明确问题的所在。当要分析的问题明确，但问题较多时，可用排列图等工具确定主要问题。规定可能原因的主要类别。

（2）广泛、深入调查研究 针对要分析的问题，开展广泛、深入的调查研究，以尽快找到影响事件的全部潜在原因。调查研究过程中广泛采用的辅助工具是调查表，而当以座谈会的方式调查时，常采用头脑风暴法激发被调查人的思维，产生创造性、开拓性的设想。

（3）整理取得的语言资料。

（4）绘制图形 开始画图，把"结果"画在右边的方框中，然后把主要的各类原因放在左边，作为"结果"框的"输入"，寻找所有下一层次的原因并画在相应的

"大骨"和"中骨"上，并继续发展下去。一个完整的特性要因图至少有两层，许多特性要因图有三层或更多层。

（5）图形分析 从最高层次的原因中选取少量的（3～5个）可能对结果有最大影响的原因，对它们开展进一步的工作，如收集资料、控制结果等。从末端因素中确定影响质量问题的主要原因。

常用的辅助工具有排列图、散布图、矩阵图、正交法、工艺试验（加显著性检验）。但这些方法的应用都有一定的制约条件。因此，在很多情况下常应用经验论证法，常见的专家会签法和两两对比法都是经验论证的形式。

6. 特性要因图的绘制步骤

（1）分析问题的原因/结构 ①针对问题点，选择层别方法（如人、机、料、法、环等）；②按头脑风暴法分别对各层别和类别找出所有可能原因（因素）；③将找出的各要素进行归类、整理，明确其从属关系；④分析选取重要因素；⑤检查各要素的描述方法，确保语言简明、意思明确。

（2）分析要点 ①确定大要因（"大骨"）时，现场作业一般从"人、机、料、法、环"着手，管理类问题一般从"人、事、时、地、物"层别，应视具体情况决定。②大要因必须用中性词描述（不说明好坏），中、小要因必须使用价值判断（如……不良）。③运用头脑风暴法时，应尽可能多而全地找出所有可能原因，而不仅限于自己能完全掌控或正在执行的内容。对人的原因，宜从行动而非思想态度着手分析。④中要因跟特性值、小要因跟中要因间有直接的原因－问题关系，小要因应分析到对策；⑤如果某种原因可同时归属于两种或两种以上因素，请以关联性最强者为准（必要时考虑三现主义：即现时到现场看现物，通过相对条件的比较，找出相关性最强的要因归类）；⑥选取重要原因时，不要超过7项，且应标识在最末端原因。

（3）绘图过程 ①填写"鱼头"（按为什么不好的方式描述），画出主骨；②画出大骨，填写大要因；③画出中骨、小骨，填写中小要因；④用特殊符号标识重要因素。要点：绘图时，应保证大骨与主骨成60度夹角，中骨与主骨平行。

7. 特性要因图的使用步骤

（1）查找要解决的问题。

（2）把问题写在"鱼骨"的头上。

（3）召集同事共同讨论问题出现的可能原因，尽可能多地找出相关问题。

（4）把相同的问题分组，在"鱼骨"上标出。

（5）根据不同问题征求大家的意见，总结出正确的原因。

（6）拿出任何一个问题，研究为什么会产生这样问题的理由。

（7）针对问题的答案再问为什么，这样至少深入五个层次（连续问五个问题）。

（8）当深入到第五个层次后，认为无法继续进行时，列出这些问题的原因，而后列出至少20个解决方法。

图5-5-4是关于"顾客到店率的影响因素"特性要因图示例。

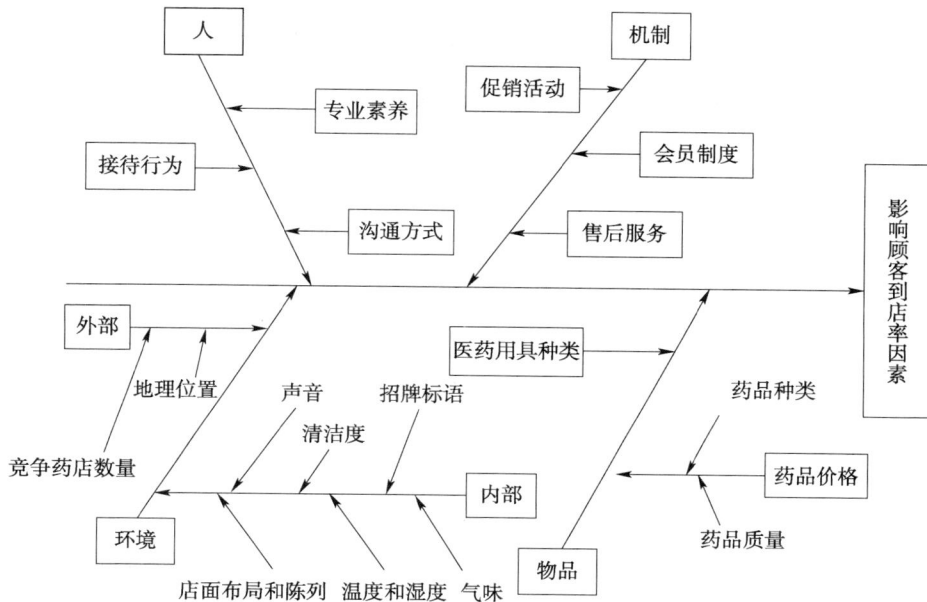

图5-5-4　顾客到店率的影响因素特性要因图

8. 特性要因图应用注意事项

（1）特性要因图只能用于单一目的的分析，即一个问题画一个特性要因图。

（2）绘制特性要因图时，按照分层图分析的结果，大分支上是原因类别，中分支上是第一层的原因。小分支上是第二层，更小分支上是第三层，以此类推。一个完整的特性要因图至少有两层，许多特性要因图有三层或更多层。

（3）因素分层的逻辑关系必须保持上一层次是下一层次的结果，下一层次是上一层次的原因，因素分层的要求是展开到底，即末端因素必须是可以直接采取措施的因素。

（4）主要原因必须从末端因素中确定，不可以确定在中间环节上。

（5）因素类别应根据实际情况确定，一般可以按人、机、料、法、环分类。有时也可以将管理、检测、用户等作为类别。当出现的类别因素数量不均衡时，还可以把某一类别细分为若干类别，如"中药饮片质量差"分析中，把"原料"类又分为"饮片""炮制""中药材"三类。

（6）绘制特性要因图的另一种方法是用头脑风暴法收集所有可能的原因，然后用分层图把它们归纳成主要原因和子原因。

（7）在某种情况下，列出一个过程的主要步骤作为主要原因可能是有益的。例如，当将某过程流程作为改进的结果时，常利用流程图来规定这些步骤。

（8）绘制出特性要因图后，经过进一步完善成为一个"活工具"，从中可获得新的知识和经验。

（9）特性要因图一般由小组集体绘制，但拥有足够过程知识和经验的个人也可画出。它是根据许多人的经验总结出来，对于任何场合出现的问题，人们可能想到"这是不是原因呢？"，便将尽可能多的、具有现场体验的人的思想逐渐归纳而成。因此，特性要因图还不是事实的阶段，是立足于意见产生的假设，对其中有疑问的点，依据现场、现物和统计，逐步确认事实，特性要因图是这个过程的起点。

（二）系统图

1. 什么是系统图

简单来说，当某一目的较难达成，一时又想不出较好的方法，或当某一结果令人失望，却又找不到根本原因，在这种情况下，建议应用品管新七大手法之一的系统图。通过系统图，一定会豁然开朗，原来复杂的问题简单化了，找不到原因的问题找到了原因。系统图就是为了达成目标或解决问题，以目的—方法或结果—原因层层展开分析，以寻找最恰当的方法和最根本的原因。系统图目前在企业界被广泛应用。

系统图是指系统寻找达到目的的手段的一种方法，它的具体做法是把要达到的目的所需要的手段逐级深入。系统图可以系统地掌握问题，寻找到实现目的的最佳手段，广泛应用于质量管理中，如质量管理因果图的分析、质量保证体系的建立、各种质量管理措施的开展等。企业目标的实现通常是多途径的，如何从多种途径中选出一条达到目标的最佳路径呢？系统图就是系统地分析、探求，以达到目的的最理想的方法。

系统图由方块和箭头构成，形状似树枝，又叫树枝系统图、家谱图、组织图等，它是把价值工程中所用的机能系统图的手法应用到药店管理中来的一种图形方法。在药店管理中，为了达到某种目的，例如某门店开业前的促销活动，就需要选择和考虑某一种手段；而为了采取这一手段又必须考虑它下一级相应的手段。这样，上一级的手段就成为下一级手段的行动目的。

系统图就是把要达到目的所需的手段、方法按系统展开，通过制作出系统图，然后利用此系统图掌握问题的全貌，明确问题的重点，进而找出欲达到的目的的手段。

利用系统图的概念，把达到某一个目的所需要的手段层层展开成图形，就能对问题有一个全貌的认识，并且能提炼问题的重点，从而寻找出实现预定目的的最理想方法。系统图不仅对明确管理的重点、找出质量改进的方法和手段十分有效，而且是企业管理人员不可缺少的"目的—手段"思考方法。

2. 系统图的分类

（1）对策型系统图　以"目的—方法"方式展开，例如问题是"如何提升品质"，则开始发问"如何达成此目的，方法有哪些？"经研究发现有推行零缺点运动、推行品质绩效奖励制度等（以上为一次方法）；"推行零缺点运动有哪些方法？"（二次方法）；后续同样就每项二次方法换成目的，展开成三次方法，最后建立对策型系统图。

（2）原因型系统图　以（结果—原因）方式展开，例如问题是"为何品质降低？"则开始发问"为何形成此结果，原因有哪些？"经研究发现原因是人力不足、新进人员多等（以上为一次原因）；接着以"人力不足、新进人员多"等为结果，分别追问"为何形成此结果，原因有哪些？"其中"人力不足"的原因有哪些；后续同样就每项二次原因展开三次原因等，最后建立原因型系统图。

3. 系统图的绘制步骤

如图5-5-5所示，是针对"顾客不满意因素"的系统图分析。

（1）组成制作小组，选择有相同经验或知识的人员。

（2）决定主题：将希望解决的问题或想达成的目标，以粗体字写在卡片上，必要的时候，以简洁精炼的文字来表示，但要让相关的人能够了解句中的含义。

（3）记录所设定目标的限制条件，如此可使问题更明朗，而对策也更能依循环条件找出来，此限制条件可依据人、事情、时间、地点、物质、费用、方法等分开表示。

（4）第一次展开，讨论出达成目的的方法，将其可能的方法写在卡片上，此方法如同对策型因果图中的找要因。

（5）第二次展开，把第一次展开所讨论出来的方法当作目的，为了达成目的，在哪些方法可以使用呢？讨论后，将它写在卡片上，这些方法称为第二次展开方法。

（6）以同样的方法，将第二次方法当成目的，展开第三次方法，如此不断地往下展开，直到大家认为可以具体展开行动，而且可以在日常生活中加以考核。

（7）制作实施方法的评价表，经过全体人员讨论同意后，将最后一层展开的各种方法依照其重要性、可靠性、急迫性、经济性进行评价，评价结果最好用分数表示。

（8）将卡片与评价表贴在白板上，经过一段时间后，再集合小组成员检查一次，看是否有遗漏或需要修正。

（9）系统图制作完毕后，填入完成的年、月、日、地点、小组成员及其他必要的事项。

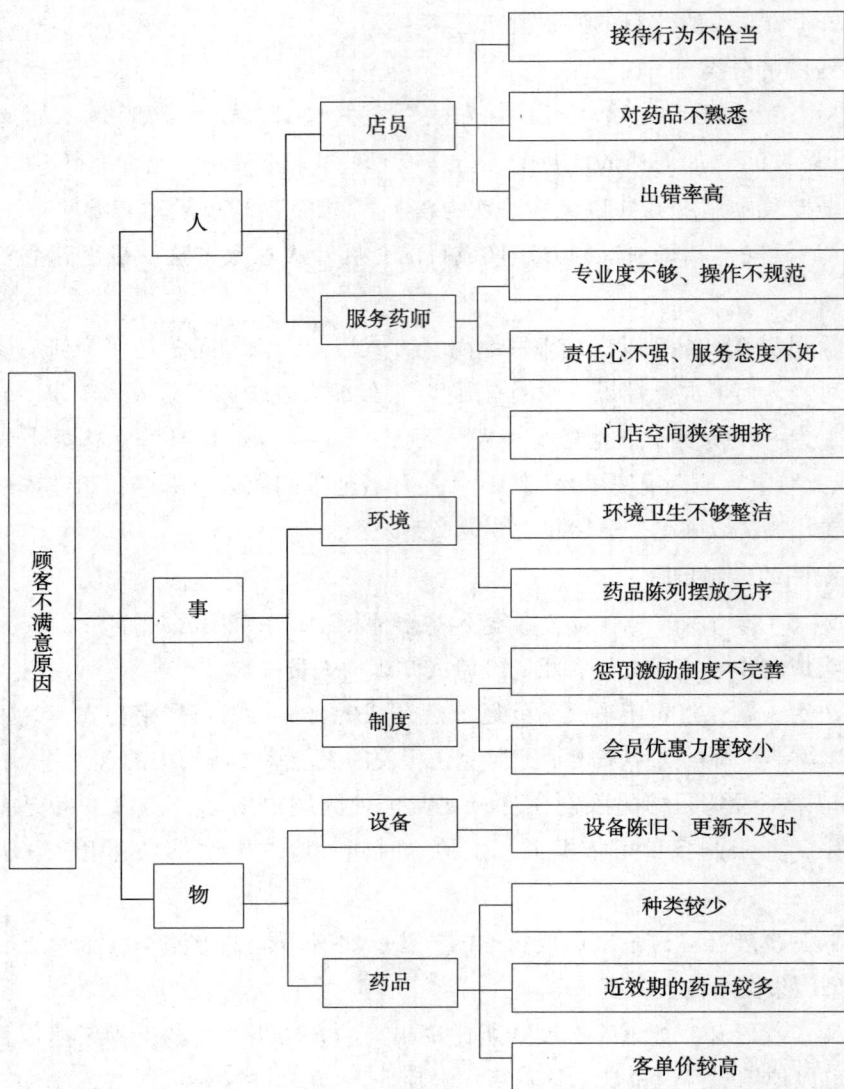

图 5 - 5 - 5　药店顾客不满意系统图实例

（三）关联图

1. 什么是关联图

关联图又称关系图，是对原因—结果、目的—手段等关系复杂而相互纠缠的问题，在逻辑上用箭头把各要素之间的特性因果关系连接起来，从而找出主要因素和项目的方法。

2. 关联图的类型

（1）按应用形式分　可分为单一目的型和多目的型。

（2）按结构分　可分为中央集中型、单向汇集型和应用型。

应用型，指关联图与其他几种图形（系统图、矩阵图等）联合应用的情况。在关联图的外框排列有职能部门、工序名称等方框图为多目的型。

3. 关联图的绘制步骤

（1）组织有关人员，针对所需分析的问题，广泛收集情报，充分发表意见。

（2）将各要素或问题归纳成简明的短句或词汇，并用□或○圈起。

（3）根据特性因果关系，用箭头连接短句。箭头绘制原则：原因→结果，手段→目的。对图形进行多次修改、整理，尽量减少消除交叉箭头。

（4）在图中确定要因和问题，并标示出来。

（5）图中箭头只进不出的是问题。

（6）只出不进的是要因，是解决问题的关键。

（7）箭头有出有进的是中间因素，出多于进的是关键中间因素，一般可作为要因对待。

4. 关联图的功能

（1）分析整理各种复杂因素交织在一起的问题。

（2）明确解决问题的关键，准确抓住重点。

5. 关联图实例

图5-5-6是针对"连锁药店配送模式选择的影响因素"的关联图示例。

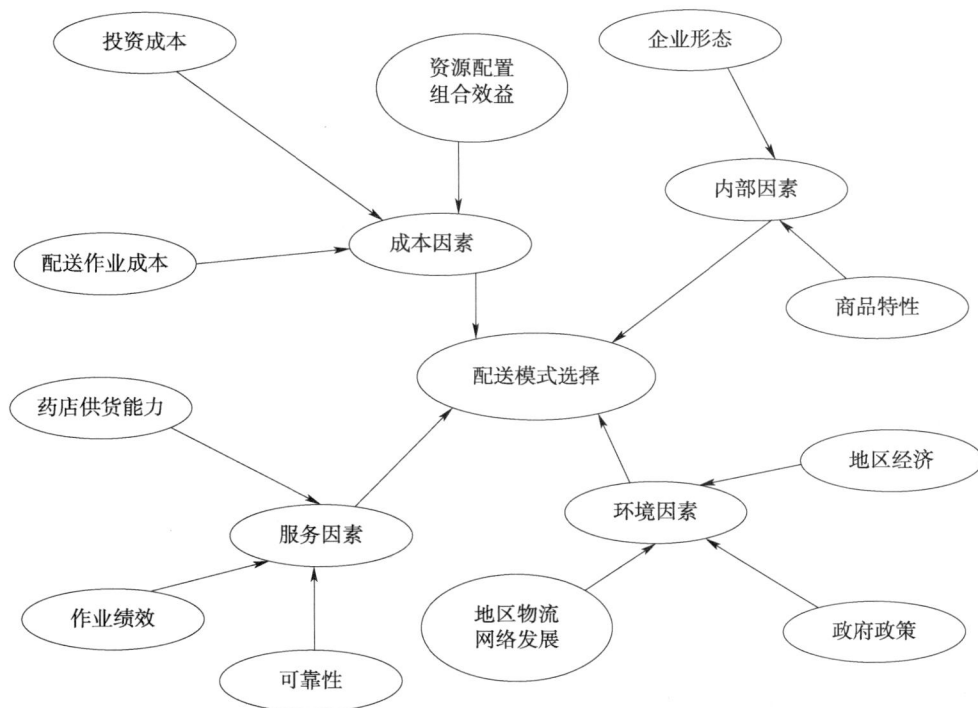

图5-5-6　连锁药店配送模式选择的影响因素关联图

三、寻求问题真因

寻求问题真因是药店品管圈活动中最有价值的步骤，也是最需要之辅助工具，能让圈员的专业技术如虎添翼。品管圈成员对于之前所查找的相关问题，需要对其进行鉴别，把确实影响问题的主要原因找出来，将对存在问题影响不大的原因排除掉，以便为制定对策提供依据。

（一）寻求问题真因的步骤

1. 实施者把特性要因图、系统图或关联图的末端因素收集起来，因为末端因素是问题的根源，所以主要原因在末端因素中选取。

2. 实施者在末端因素中寻找是否有不可抗拒的因素，所谓不抗拒的因素就是指活动者乃至企业都无法采取新的对策。

3. 实施者对末端因素逐条确认，以找出真正影响问题的主要原因，确认就是要找出影响该问题的证据，这证据要以客观事实为依据，用数据说话，如数据表明该事项确实对问题有重大影响，就"承认"它是主要原因。如数据表明该因素对问题影响不大，就不承认该问题是主要原因，并予以排除。个别因素一次调查得到的数据尚不能充分判定时，就要再调查，再确认。

（二）验证问题真因的方法

1. 现场验证

品管圈成员到营业现场通过试验，取得数据来证明，常常适用于方法类因素。如对某个制度定的不合适影响效果进行确认，就需要到现场做一些观察，完善制度条款，看执行效果如何，来确定他是不是影响问题的主要原因。

2. 现场测试、测量

实施者到营业现场通过亲自测试、测定，取得数据，与标准进行比较。常常适用于设施设备和材料因素、环境因素。

3. 调查、分析

由药店专业人员设计调查表，到现场进行调查、分析，取得数据来确认，常常适用于人的因素。

（三）寻求问题真因应注意事项

1. 实施者在确认每条末端原因是否为主要原因时，应根据它对所分析问题的影响程度大小来确定，而不能根据它是否容易解决来确定。

2. 末端因素要逐条确认，不逐条确认，就有可能把本来是主要原因的因素漏掉。

3. 实施者进行现场测试、测量的数据要具有代表性，取平均值，不要收集一次就做结论。总之，确认必须要品管圈成员到现场，亲自去观察、调查、测量、试验，取得数据才能为确定主要原因提供依据。只凭印象、感觉、经验来确认是依据不足的。

4. 实施者确定主要原因是为制定对策提供了依据，为此"确认"做得好，就可以为制定对策打下基础。

第六节　药店品管圈对策拟定

一、提出药店品管圈对策

（一）提出对策的准备方案

1. 针对要因进行相对应方案的探讨

通过特性要因图或者系统图选出较全面的要因，针对这些要因提出所有可能的方案。此时，为了提出全面正确有效的策略，圈员必须采用发散性思维，提高创造性，充分利用之前介绍过的头脑风暴法等有效方法。

2. 针对每个要因拟定两个以上对策

针对每个要因至少应该拟定两个以上的方案，才能使解决方案更加完善。如果实在没办法拟定两个及以上的对策，可以视情况而定，拟定一个方案。但是这种特殊情况的发生也就意味着圈员针对要因的解决能力不够、方法不多、创意不足等，应该尽量避免这种状况的发生。

3. 尽可能多地提出解决问题的对策

为了尽可能多地提出解决问题的对策，需要采用各式各样的方法，利用各种各样的渠道去搜集资料以备用。比如，对过去的相关案例进行整理，并利用他们的研究方法和成果；了解对此有同样研究兴趣的同行，借鉴他们的经验做法，取其精华，结合到所在药店自身的问题中；充分展开圈员的想象空间，找到具有很高的改善效果、圈员的工作展开不会太困难、合理高效地解决问题的对策。

（二）提出对策的步骤

1. 针对要因提出可用的改善对策。

2. 对改善对策进行评价选择。

3. 针对有效对策制定实施进度。

4. 圈员工作分配。

5. 送请上级主管核准。

6. 针对要因思考改善对策——愚巧法。

不需要注意力；不需要经验与直觉；不需要专门知识与高度的技能。

（三）提出对策应注意事项

1. 药店已经在运作执行的事情不可以再继续作为对策使用。

2. 所提出对策一般不要超出本圈自己的能力范围，否则该对策将难以实施，无法开展实施的对策没有实际意义。

3. 提出对策时，圈员不可以单打独斗，要本圈全员参与，一起思考创造。

4. 应从经济实用方面出发考虑，选择符合经济效益的对策。

5. 应在以顾客为中心的前提下切入考虑问题解决。

6. 提出的对策一定要获得上级的批准和支持，否则无法保证对策实施的顺利性。

二、确立药店品管圈的对策

上一步中，尽管在针对要因提出解决策略时，已经考虑到了很多可能会影响提出解决策略的因素。仍然不是所有的对策都是可行的，因为有的经费昂贵难以实施，有的解决起来很难达到预期效果，有的圈内成员由于能力有限、实施困难。因此，我们需要从之前提出的各种对策中选取和确定能够解决问题并容易实施的对策，并加以落实和开展。

（一）确定实施对策的方法

1. 选定评价的指标

确立对策是一项抽象的工作，我们要把它变成具体的、可操作性的内容后才能更科学的选定。因此选定评价的指标就变得尤为重要。针对不同的问题所提出的对策类型也不同，品管圈内成员可以自行商议评价的指标，没有准确的界定。

2. 常见的评价标准

（1）可行性　这个指标是用来评判对策的可操作程度，需要考虑圈内成员解决问题的能力以及此项对策实施的难易程度等。

（2）效益性　这个指标是用来评价对策有效程度，是否可以通过此对策达到良好的改善效果，实现预期目标。

（3）经济性　这个指标是从经济角度来考虑，对所提出对策的投入比以及所能获得的经济收益进行权衡，评价经济投入是否在圈员所能够承受的范围之内等。

（4）长远性　选定的对策一定不能短时间应用，或者只能解决一部分表面问题。有效的对策一定是深入解决问题，抓到问题实质，可长久使用的对策。

3. 决定各评价指标内的等级分数

通过赋值方式对各个指标进行区分层次。

4. 圈所有成员针对每个评价指标进行打分

全体圈员依据前面确定的指标来打分，然后进行列表统计，选定优先对策。

（二）确定实施对策应注意事项

1. 确定实施对策要视情况而定

有些问题比较单一，所选择的对策相对简便，容易操作，有时仅仅一个对策就可以解决。但实际上很多问题都是复杂的，并且执行中影响因素众多，无论是圈员的个人能力还是问题所需要达到的最终目标，都会影响对策进行。这时，只采用一个对策可能无法达到目标，需要同时采用多个对策同时进行，或者按照一定逻辑的阶段性实施对策。也就是说，我们要通过准确地把握预期目标的高度和问题所需改善的幅度，选定合理的对策数量和对策安排。

2. 选定的对策数量不宜太多

虽然可以有多个，但尽量在4～6个，便于合理地安排人力、物力，避免浪费情况发生，达到最佳效益。

3. 选定的对策要有针对性且不失创新性

针对性的对策是解决问题的根本，而创新性则可以使解决问题的广度得以扩大，丰富了整个对策群。

4. 对策拟定评分表中最好注明提案人

对策拟定评分表中注明提案人的好处是：

（1）表达了活动圈对所提对策者的肯定，增加提案人的成就感和荣誉感。

（2）会对没有提出对策的圈员起到激励作用，促使未提案的圈内成员也加入对策选定的队伍当中，扩大对策的数量。

5. 选定的对策可以变化

选定的对策并非一成不变，实际操作与事先计划并非完全吻合。要在对策实施过程中及时整理分析资料数据，跟进活动的进展。如果发现异常，应立即召开会议修正选定的对策，采取调整更改等补救措施。

6. 对策负责人有管理权

是指该对策执行的负责人，并非一定要该负责人亲自去执行，而是指该对策负责人应设法使该对策能顺利实施并做有效管理。

三、药店批准对策

在提出对策并确定了对策之后，需获得药店管理者管理的认可，且需按照程序向上级申请批准。只有品管圈活动的对策被批准后，才能开始顺利的实施，达到高效推进。

1. 拟定的对策要通过药店管理者领导，管理者允许按照此对策进行活动，该对策实施才有其意义。

2. 将对策交至药店品管圈委员会，拟定的所有对策必须获得委员会同意后，方可实施。

3. 将对策公布于品管圈的领导层，获得圈长、组长、课长等的认可和支持后，按照拟定的对策执行完成活动。

第七节 药店品管圈对策的实施与讨论

一、药店制订对策实施计划

在确立对策以后，药店便可以让圈现场开始对策的试行，决定试行的时间和顺序。

对策的实施不一定要同时进行，尤其是对相互影响、相互干扰的对策，必须要分开实施。因此，制订对策实施计划是关键。

具体的制定步骤：

1. 根据圈员的能力和特性，将对策中的业务工作进行合理分配，尽量使每个人都可以将自己的能力发挥到最大。

2. 对选拔出来的圈员进行教育培训、任务分工说明，该步由专项负责人完成。

3. 分析收集资料和数据，制订详细的实施计划，包括工作项目、实施时间、完成时间、负责人员等。

4. 对制订的计划进行预算，力求经济合理，确保对策可以顺利实施。

5. 提前与相关职能部门进行沟通和协调，获得其他部门的人力、设备、技术等的支持。

6. 整理出较为完整的实施计划书，及时上报主管及相关部门。

二、药店实际运行对策

对策试行计划做好之后，首先要汇报给药店上级主管，获得上级的支持后，即可以开始对策实施准备。

对策试行应注意的事项：

1. 对策的试运行必须获得药店上级主管的同意。

2. 对策实施是有效性的一种检验方法，关系到它能否作为合理对策进行实际推行，以及后期的标准化，应密切关注它的运行情况。无论实施过程中出现怎样的状况，都要准确详细地将数据记录下来，作为检验的重要依据，为对策的实际运行提供参考。

3. 在对策试行的过程中，发现任何与原来设计差异很大的问题，应当及时停止该对策的实施，调整完善对策或者改用其他策略重新试行。

三、药店对策的落实与改善

（一）对策的落实

对于实施方案，首先一定要让圈员了解，对其进行培训后合理分工。对于每一个改善过程，务必掌握其动态，对未能赶上进度、数据不完整、对策不具体或对策实施发生困扰，而无法产生预期效果时，圈长应给予辅导、督促、鼓励，使圈的活动得以落实。

运用直方图进行对策实施结果检讨。

各对策改善结果尽可能用数据表示出来，如效果不佳，可视其实际状况，可以考虑再从"解析"这个步骤重新开始，或重新提出对策后实施，直至效果产生。同时，让上级主管了解对策实施情况，以获得主管支持。

(二) 对策的改善

1. 对策实施中可能存在的问题

(1) 对策方法实施得不够彻底，没有长时间坚持，未达到长久的效果。

(2) 在对策实施过程中没有进行有效的监督和控制。

(3) 只关心对策实施的结果，没有对过程及时检查。

(4) 思维不够发散，对对策实施中的问题把握不全面，忽略了潜在问题。

(5) 没有对对策实施中的数据进行处理分析，导致修改和完善得不够及时。

2. 针对可能存在的问题应注意事项

(1) 对策的实际执行必须获得药店上级主管的同意。

(2) 从试运行中总结经验，并且对策必须采取分段实施，即一个对策一个对策地实施，才可区分对策的效果。

(3) 对实施过程中的数据结果及时记录并加以分析，无论正面结果还是负面结果都要准确记录，以便事后的核查工作。

四、药店改善对策应注意事项

1. 改善结果一般用数据表示，如果效果不佳，可再次制定对策，或修正对策，务求其效果产生为止。

2. 掌握实施变化（对策—实施—确认—再对策—再实施—再确认）。

3. 让药店上级主管了解对策实施情形。

4. 若遇到需在短期内解决的难题，要考虑修正方案及完成日期。

5. 对策设计要考虑长久有效，并且可以产生持续效果。

6. 不一定所有有效的对策都要标准化。

7. 尽可能分段实施及追踪检讨（但对策相互独立可以同时实施）。

8. 尽可能详细记录实施过程与结果。

9. 运用 PDCA 循环，对对策实施过程加以记录。

P——对策内容：可说明改善前的状况，并说明如何工作，将对策内容给予具体化。

D——对策实施：说明对策执行人、实施时间、实施地点和对策详细实施过程。

C——效果确认：①实施结果；②附带效果说明；③对策效果确认尽量以数据或图表来表示；④此阶段是确认个别对策是否有效，若等到所有对策都实施完毕才做效果确认，会不知道到底是哪一个对策较为有效，所以在这个阶段便要仔细地做每一个对策——效果确认。

A——对策处理：①效果良好（达到目标）时，可列入标准化。对策实施后确实有效果，而且是有持续的效果，才列入标准化，但并非每一个对策都要列入标准化。②效果不好（未达目标）时，则需修正做法或另行对策。如果经过检讨还不能达到预期效果，则继续进行对策拟定—对策实施—对策动态跟踪和检讨，直至产生效果为止。一旦产生效果后，则进入下一步"效果确认"。表5-7-1以"完善绩效考核激励制度"改善对策为例，拟定计划表。

表5-7-1　对策实施记录表

对策	对策名称	完善绩效考核激励制度
	主原因	奖励机制不够

改善前： 原有的考核激励制度不够完善，激励措施太少， 没办法提升店员工作的积极性与主动性 对策内容： 1. 药店店员一起协商，完善绩效考核制度 2. 建立新的奖励制度，并明确奖励办法，如奖金、休假 3. 由专人负责评价考核，确保奖励机制的公平、公正、公开	对策实施： 药店工作人员 负责人：王某 实施时间：2011.11.1~2011.11.20 实施点：某连锁药店门店

P　D

A　C

对策处理： 1. 经由效果确认该对策为有效对策 2. 该对策进入药店绩效考核制度	对策效果确认： 药品的销售额由平均每日1500元，增加到日销售额达到2200元左右

销售额

4000

2000

0

1500　　1800　　2200

改善前　　改善中　　改善后

通过表 5 - 7 - 1 可知，对店员奖励机制重新制定之后，药店的整体销售额有了一定程度的提高，说明药店工作人员在新的奖励机制激励下，有了更高的工作热情和积极地工作态度，从而提升了业绩。因此，新改善的奖励制度产生了良好作用，可以继续使用。

第八节　药店品管圈效果确认

一、药店品管圈效果确认的目的和确认的条件

（一）药店品管圈效果确认的目的

1. 问题型品管圈，可以达到解决药店营业中的问题，对现状改善的状况，也就是对策实施后日常经营结果有何改善？

2. 改善对策实施后是否有真正效果，每一个对策是否达到真正有效？改善程度均以数据表示。

3. 需要诊断是否对药店日常经营管理有其他效果，或负向效果，若有，影响程度如何？

4. 对策实施后门店营业效果是否持续维持中，能否予以量化管理，是否被药店或顾客承认？

5. 对策实施后门店确认效果的衡量尺度是否恰当？

（二）药店品管圈效果确认之先决条件

1. 对策实施后收集的数据必须是第一手资料，保证正确无误。药店查检表要持续、真实地收集数据营业现场（不论情况好坏）。

2. 品管圈成员配合所有对策逐一检讨，同时要进行层别确认。

3. 对策实施是否影响到药店营业工作其他环节的效率，实施者必须同时考虑利多或弊多，是否有更好的配合对策。

4. 掌握确认效果的要领，对策实施后应连续收集三点以上的数据，再做改善前与改善后之比较。

5. 对策实施效果确认后，不管实施对策有无效果，必须让全体圈员知道。

6. 对判定为有效果的对策，应继续在药店工作中实施。对判定为效果不显著的对策，应立刻停止实施，并召开圈会检讨效果不显著的原因，以便采取新的对策。

7. 确认效果时最好能收集层别的单一对策所发生效果的数据来做比较。

二、药店品管圈效果确认方法

药店品管圈活动取得的成果可分为两类：一类是"有形成果"；一类是"无形成果"。

（一）有形成果的类型

1. 计算方法

$$目标达成率 = \frac{（改善后数据 - 改善前数据）}{（目标设定值 - 改善前数据）} \times 100\%$$

$$进步率 = \frac{（改善后数据 - 改善前数据）}{改善前数据} \times 100\%$$

2. 结果分析

一般来说，目标达成率过高（大于150%）时，表示在目标设定时对自己信心不足，以致目标值设定太低；而目标达成率太低（小于80%）的原因可能是在设定目标值时高估本圈改善能力，故在设定目标值时，请圈员根据实际情况共同商讨自己本圈的圈能力。

（二）有形成果运用比较方法

1. 直方图

（1）什么是直方图　直方图（histogram）又称质量分布图、柱状图，是一种统计报告图，也是表示资料变化情况的一种主要工具。直方图由一系列高度不等的纵向条纹或线段表示数据分布的情况，一般用横轴表示数据类型，纵轴表示分布情况。作直方图的目的就是通过观察图的形状，来判断品管圈研究的问题，研究前的现状及品管圈活动对策实施前后变化状况的比较，如药店来客数量的变化，库存资金周转之变化，近效期药品总量之变化，服务水平之变化等经营中的相关问题。

药店在药品质量管理中，如何预测并监控药品质量状况？如何对药品质量波动进行分析？直方图可以一目了然地把这些问题图形化地展现出来。它通过对收集到貌似无序的数据进行处理，如中药饮片、方剂等都可以通过直方图反映药品质量的分布情况。

直方图可以解析出资料的规则性，比较直观地看出药品质量特性的分布状态，对于资料分布状况一目了然，便于判断其总体质量分布情况。实施者在制作直方图时，涉及统计学的知识，要首先对数据进行分组，一般直方图会按组距相等的原则进行分组，两个关键的要素是组数和组距。直方图是一种几何图表，它是根据从药品储存过程中收集来的药品质量数据，画成以组距为底边、以频数为高度的一系列连接起来的直方型矩形图，如图5-8-1所示。

（2）直方图的特点　①图比表比文字更易观察了解，易于比较分析；②对数据群体的分配情形与范围一目了然，个体与总体的差异性能直观的呈现；③显示质量或者总体波动的状态；④直方图较直观地传递有关药品质量状况的信息，对营业趋势能做到预测；⑤对于具体产品而言，通过研究质量波动状况之后，就能掌握过程的状况，从而确定在什么地方集中力量进行质量改进工作。

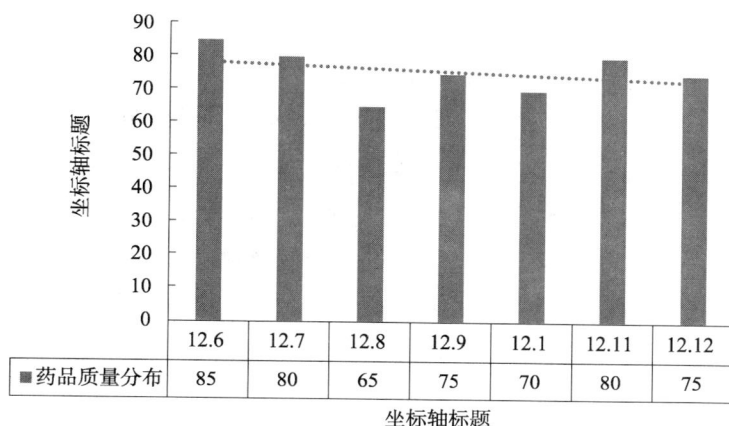

	12.6	12.7	12.8	12.9	12.1	12.11	12.12
■药品质量分布	85	80	65	75	70	80	75

坐标轴标题

图 5 - 8 - 1　药品质量分布情况图

（3）直方图的绘制方法　①集中和记录数据，求出其最大值和最小值。数据的数量应在 100 个以上，在数量不多的情况下，至少也应在 50 个以上。可以把分成组的个数称为组数，每一个组的两个端点数据的差称为组距。②将数据分成若干组，并做好记号。分组的数量在 5～12 较为适宜。③计算组距的宽度。用最大值和最小值之差去除组数，求出组距的宽度。④计算各组的界限位。各组的界限位可以从第一组开始依次计算，第一组的下界为最小值减去最小测定单位的一半，第一组的上界为其下界值加上组距。第二组的下界限位为第一组的上界限值，第二组的下界限值加上组距，就是第二组的上界限位，依此类推。⑤统计各组数据出现频数，作频数分布表。⑥作直方图。以组距为底长，以频数为高，作各组的矩形图。

（4）绘制直方图应注意事项　①抽取的样本数量过小，将会产生较大误差，可信度低，也就失去了统计的意义。因此，样本数不应少于 50 个。②组数 k 选用不当，k 偏大或偏小，都会造成对分布状态的判断有误。③直方图一般适用于计量值数据，但在某些情况下也适用于计数值数据，这要看绘制直方图的目的而定。④图形不完整，标注不齐全，直方图上应标注：公差范围线、平均值的位置（点画线表示）不能与公差中心 M 相混淆；图的右上角标出：N、S、Cp 或 CPK.

2. 推移图

（1）什么是推移图　推移图也叫时间序列图，是以时间轴为横轴，变量为纵轴的一种图。推移图主要目的是观察变量是否随时间变化而呈某种趋势。它是统计技术中的一种，便于管理者随时掌握管理效果或产品的主要性能参数的动态趋势，便于管理者及时分析、改进。其好处是一目了然。

（2）推移图的五大重点

①趋势（trend）　过程数据呈现连续向上或向下的改变，造成该分布的特殊因素诸如温度或湿度的逐渐改变、库存资金占比逐渐下降、在行业内竞争力的变化、工具的逐渐磨损等。

②震荡（oscillation）　经营过程销售额突然地改变与跳动，造成该现象的特殊因素诸如新的竞争者进入、政策的出台、店员的变化、改变经营方法、供应品种短缺等。

③混合（mixture）　样本数据来自两个不同的总体（如计算方法不同、地区规定不同等）的表现，由靠近中心线的点来判断。

④群集（cluser）　数据点聚集在图中的一个区域，该现象发生的特殊因素诸如抽到的不良样本、观察误差、调查项目不全等。

⑤循环型周期（cyclic patterns）　数据点显示出一个波状或是周期性的高低点，该现象发生的特殊因素诸如季节性影响、特殊时期、操作者周期性的轮换等。

（3）使用推移图的环境　①监督流程有无趋势移动或周期性的变化，如药店对每周、每月、季度、年度总结的客流量、销售额、会员数、客单价、动销率、周转率、人效、坪效等；②比较推行某项活动前后的绩效测量，如某药店在全国护眼日搞护眼药品的买赠促销；③记录有用的资料来预测趋势，如药店对某种新经营药品品种的销量进行分析。

（4）绘制推移图的要点　①确定收集营业数据的时间段；②收集哪一类药品的营业、哪一个事项的数据；③在方格纸上画上纵轴和横轴，纵轴表示测量项目单位，横轴表示时间；④按照所收集的数据画点，点与点之间用直线连接；⑤计算各期间的总平均值，画出与横轴平行的直线；⑥记录数据的期间及记录表目的。

（5）推移图的优点　①以视觉方式展现数据，非常直观，便于理解；②监管事件发生过程，以了解它的长期平均值是否有所变动；③经过一段时间，可以绘出关于一个工作过程的变化态势。

（6）推移图应用时注意事项　①掌握有无突发性不良情况发生，以了解有无管理上的问题；②若实际与目标相差太远，则应进行改善；③按照特性与特性（或特性与要因，或要因与要因）分别画推移图，可了解两者间是否有对应的倾向变动；④可判断所有对策是否有效及效果维持的长期性；⑤可按照时间段，划分改善前、中、后并画出各段平均线，并进行改善结果的确认。

（7）推移图实例　图5-8-2是"某连锁药店门店发药差错件数的变化"的推移

图实例。

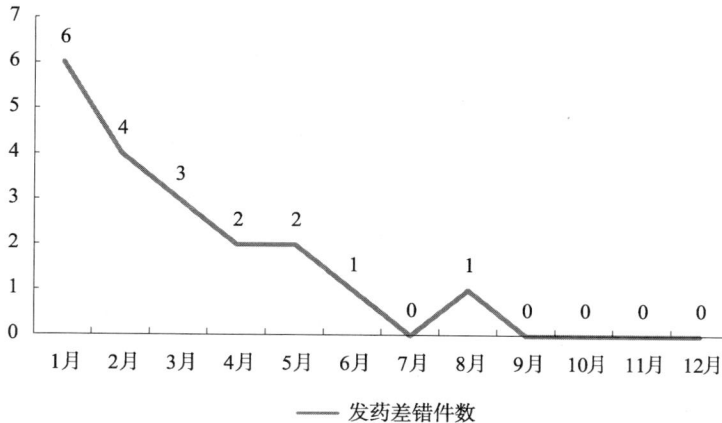

图 5 - 8 - 2　某连锁药店门店发药差错件数变化的推移图

(三) 无形成果的类型

1. 无形成果的范畴

无形成果并不是孤立产生的，往往是与"有形成果"相伴而生，应该在圈小组活动后，整理成果的时候应认真总结、提炼。

(1) 药店品管圈活动对团队和个人都会产生无形成果　个体可以充分利用学习机会充实自己，不断创新求进步，向更高水平挑战；可以学习到各种品管手法，更得心应手地解决工作中的问题；获得正确的品管意识，充分发挥人人都是品管圈员的精神；获得工作信心，充满责任感、荣誉感以及满足感；同事间关系变得更融洽，更乐于合作，更甘于做出贡献；真正了解品管圈活动的精神，使每天的工作不仅快乐而且变得更有意义。

(2) 药店品管圈活动对工作场所产生的无形成果　使圈员间感情融洽，工作轻松愉快；工作现场充满问题意识、改善意识；工作中品管手法得到灵活运用，发挥出无限的潜力；标准化的实施，达成工作环境的改善效果；消除部门及单位间的本位主义，使得各部门及单位更加协力合作；圈员工作压力减轻，快乐工作；现场工作获得消费者信任及好评。

2. 雷达图

(1) 什么是雷达图　雷达图 (radar chart) 又可称为戴布拉图、蜘蛛网图 (spider chart)，是在分析品管圈问题时，对各个因素进行比较的一种常用手段。

(2) 雷达图的应用信息　雷达图主要应用于药店经营状况——收益性、交易性、流动性、安全性和成长性的评价。上述指标的分布、组合在一起非常像雷达的形状，因此而得名。

（3）雷达图的绘制方法 首先要确定评价的项目，列出各个项目，将圆周进行等分，然后从圆心画出半径，再用直线将等分点相连。根据调查所得出的每个项目的评分，设计等分点代表的值，进行标定。我们也可以利用 Excel 工具，将各项指标的相关数据输入到工作表中，点击插入，方便快捷地制作出雷达图。

（4）雷达图的分析方法 以上述改善药店工作人员工作能力为例，在接待行为、沟通协调、积极性、耐心、亲和力以及工作效率方面，若以 5 分为满分，在活动开始之前，工作人员的得分普遍在 2 ~ 3 分，即雷达图图示中的蓝色部分，形成较小的圈。说明此时工作人员的工作能力普遍较低。而在进行了一系列改善活动之后，比如加大对工作能力较高人员的奖励、对店员各个方面进行考核评价、适当的淘汰机制等。一段时间后，我们可以直观地看出经过培训之后，店员的各项服务水平都有所提高，整体工作能力得到提高。

（5）雷达图的特点 直观是雷达图的显著特点。从雷达图可以直观地看出评价对象的状况，因而可以直接用雷达图进行定性评价。雷达图图形的大小反映了评价对象状况的好坏，可进行评价对象的诊断和控制。其优点是直观、形象、易于操作；缺点是当参加评价的对象较多时，很难给出综合评价的排序结果。

（6）运用雷达图的意义 雷达图已经进入我们的生活，在药店品管圈活动当中，雷达图作为一项实用性很高的工具，也开始崭露头角，应用越来越广泛。

雷达图用于同时对多个指标的对比分析和对一个指标在不同时期的变化进行分析。雷达图分为典型的图形分析方法和雷达图综合评价方法。前者主要通过先绘制各评价对象的雷达图，将其用于综合评价，由评价者对照各类典型的雷达图，通过观察给出定性评价结果。

表 5 – 8 – 1 是某药店某店员工作能力各项指标改善表。根据表 5 – 8 – 1 制作出的雷达图，如图 5 – 8 – 3 所示。

表 5 – 8 – 1 某药店某店员工作能力改善表

评价项目	活动前	活动后	活动成长
接待及时	2.4	4.4	2.0
沟通协调	1.6	4.5	2.9
亲和力	2	4.3	2.3
耐心	2.1	4.1	2.0
积极性	1.8	4.7	2.9
工作效率	1.9	4.3	2.4

（四）效果确认的好处

1. 以真实的统计资料，让药店品管圈管理者与圈员相信，依靠圈员全体努力就能达成任务，而且可以产生作用。

2. 圈的活动成果的统计数据显示出圈小组成员对药店的成果，使圈员感受到成就感和满足感。

3. 圈对策实施后从销量、质量、成本多方面比较，确实能够掌握药店整体的问题点。

4. 圈效果分析对单位及管理层产生多方面的影响。

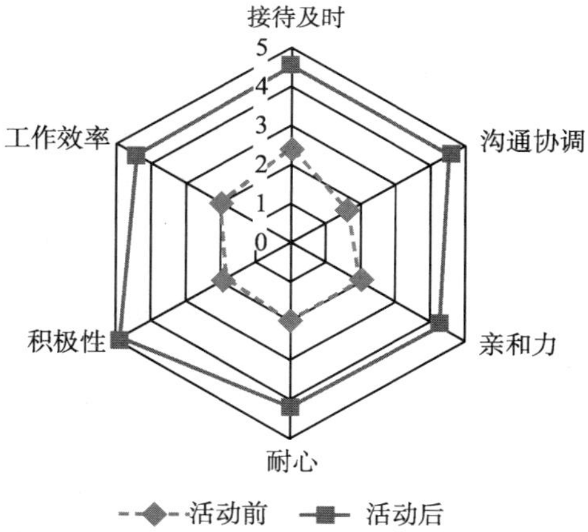

（五）确认效果应注意事项

1. 必须记录异常值出现时发生的现象、原因并加以说明，在计算中除去异常值。

2. 以数字表示结果，必须将改善前后所收集的数据全部列出，不能故意删除。

图 5 - 8 - 3　某药店员工工作能力活动前后雷达图

3. 效果如果有副作用时，必须对正向和负向效果两者同时比较其利弊得失。

4. 对策实施中要注意效果，有严重不良后果发生时应立即停止对策实施。

5. 数据要不断地收集，未完成的对策要继续实施，再确认效果。

6. 效果确认之时间

（1）改善前——对策开始实施以前。

（2）改善中——改善对策实施至对策标准化以前。

（3）改善后——有效对策实施标准化以后。

第九节　药店品管圈成果的标准化

一、药店标准化的目的

标准化是指在经济、技术、科学和管理等医药经营中，对重复性的事物和概念，通过制订、发布和实施标准达到统一，以获得最佳秩序和经营效益。药店标准化是以获得每个门店的最佳经营秩序和经济效益为目标，对药店生产经营活动范围内的重复性事物和概念，以制定和实施药店标准，以及贯彻实施相关的国家政策、医药行业、地方标准等为主要内容的过程，从而连锁药店经营管理制定对业务管理进行系列标准化。

依据药店的实际情况，合理地制定仓储流程、药品配送、冷链设备管理、招聘工作、药学服务等方面的管理，从而把营业内容、作业方法、业务手续等以标准、步骤或规定等方式用书面方式表示出来，谓之标准书，并有组织且灵活有效地运用这些标准书或者门店手册，以达到药店经营管理目的的一切活动，称为标准化。

药店标准化是一个过程。制定、执行和不断完善标准的过程，就是不断提高质量、提高管理水平、提高经济效益的过程，也就是一个可以使药店持续发展的过程。对于拥有众多门店并且门店分布区域扩散的连锁药店，制定药店标准化尤其重要，药店开展标准化活动的主要内容是建立、完善和实施标准体系，制定并对标准体系的实施进行监督、合格评价并分析改进。

药店用标准化进行管理是逐步改变传统管理模式的起步点，是管理上的重大转变，是实现连锁药店管理现代化的必经之路。药店标准化要求药店各部门的各项工作以及全体职工都要按标准办事，真正使每个部门、每个门店中每个人做到事事有人管，人人有专责，办事有标准，工作有检查，效果有奖惩，从而彻底扭转药店分散、制度贯彻变样、管理方式落后、事情部门间互相推诿、总部对门店缺乏控制、效率低下等众多不利局面。

二、药店品管圈成果的标准化原理

（一）药店标准化原理

药店标准化原理通常包括统一原理、简化原理、协调原理和最优化原理。

1. 统一原理

就是为了保证事物发展所必需的秩序和效率，对事物的形成、功能或其他特性，确定适合于一定时期和一定条件的一致规范，并使这种一致规范与被取代的对象在功能上达到等效。

统一原理包含以下要点：

（1）统一是为了确定一组对象的一致规范，其目的是保证事物所必需的秩序和效率；

（2）统一的原则是功能等效，从一组对象中选择确定一致规范，应能包含被取代对象所具备的必要功能；

（3）统一是相对的，确定的一致规范，只适用于一定时期和一定条件，随着时间的推移和条件的改变，旧的统一就要由新的统一所代替。

2. 简化原理

就是为了经济、有效地满足需要，对标准化对象的结构、步骤、规格或其他要求进行筛选提炼，剔除其中多余的、低效能的、可替换的环节，精炼并确定出满足需要所必需的高效能环节，保持整体构成精简合理，使之功能、效率最高。

简化原理包含以下几个要点：

（1）简化的目的是为了经济，使之更有效地满足需要。

（2）简化的原则是从全面满足需要出发，保持整体构成精简合理，使之功能效率最高。所谓功能效率系指功能满足全面需要的能力。

（3）简化的基本方法是对处于自然状态的对象进行科学的筛选提炼，剔除其中多余的、低效能的、可替换的环节，精练出高效能的并能满足全面需要所必要的环节。

（4）简化的实质不是简单化而是精炼化，其结果不是以少替多，而是以少胜多。

3. 协调原理

就是为了使标准的整体功能达到最佳，并产生实际效果，必须通过有效的方式协调好系统内外相关因素之间的关系，确定为建立和保持相互一致，适应或平衡关系所必须具备的条件。

协调原理包含以下要点：

（1）协调的目的在于使标准系统的整体功能达到最佳并产生实际效果。

（2）协调对象是系统内相关因素的关系以及系统与外部相关因素的关系。

（3）相关因素之间需要建立相互一致关系、相互适应关系（供需交换条件）、相互平衡关系（技术经济招标平衡，有关各方利益矛盾的平衡），为此必须确立条件。

（4）协调的有效方式，如使有关各方面的协商一致，多因素的综合效果最优化，多因素矛盾的综合平衡等。

按照特定的目标，在一定的限制条件下，对标准系统的构成因素及其关系进行选择、设计或调整，使之达到最理想的效果，这样的标准化原理称为最优化原理。

（二）药店品管圈成果标准化的制作方法

1. 药店建立标准化管理机构并明确各部门的职责和权限

药店的标准化活动，不是药店中的某一个部门的独立活动，而是各个部门都要涉及的一项整体性活动，因此在管理上连锁药店一般是由人力资源管理部作为标准化管理机构，对所有的标准统一进行管理。

2. 建立一套必要药店的规章制度

要使标准化活动过程和程序更加的规范化、科学化、系统化，从而确保标准化活动进行的正常有序，应当建立一套标准化管理制度，初步确立药店标准化的工作方针、目标和任务，赋予药店标准化机构的权力和责任，从制度上确保药店标准化工作在药店中的地位，对推动药店标准化工作起到应有的保障作用。

3. 药店培养并建设一支素质较高的队伍

通过品管圈活动，对标准化专职和兼职人员进行专门的标准业务知识培训，品管圈圈员在得到基础理论知识后，针对实际工作对业务模块内容进行标准的制订、修订、实施，并形成标准化，为制定、实施标准化工作奠定良好的基础。

4. 制定符合药店自身发展的标准体系

药店标准体系是包括总部标准体系、配送中心标准体系、门店管理标准体系的一个有机整体。药店标准体系是在药店方针、经营宗旨的指导下形成的。

5. 确保药店标准的实施

通过品管圈制定的药店标准，虽然来自一线现场，并且得到验证，但只有切实有效地执行，才能发挥其作用。标准制定以后，必须建立严格的考核保证体系，规定考核的内容、做法和要求。

（三）药店制度标准化要求

1. 统一化

连锁药店门店的工作大量是重复性的同类工作，需要规定统一的质量要求，以保证药店服务的质量，连锁药店中涉及的六统一、八统一等。比如对药品陈列的方式进行统一化。

2. 规格化

是指物质性质或事物量方面标准的主要形式，其实质是将物质技术质量定型化和定量化，比如店员服务中要求的站立姿势、手放的位置，微笑时要露出几颗牙齿等。

3. 系列化

是同一项工作中各个环节同时进行标准化的一种形式，主要是使药店服务的各个工作环节达到技术质量和服务质量达到系列配套的标准化工作。比如制定标准的贴签摆药的操作流程，节省上货摆药时间，减少店员的重复工作。

4. 规范化

主要是选择优化流程、提高经营绩效等形式，如药品陈列摆放规范化培训，服务仪表培训、服务用语培训等。

5. 目标指向

标准必须是面对目标的，一定要达成目的，传统的前店后厂型的中诊店，即遵循标准总是能保持生产出相同品质的产品。因此，与目标无关的词语、内容请勿出现。

6. 用词准确

要避免抽象，不可使用"适当、加强、注意、随时"等模棱两可的字眼。

7. 数量化和具体化

标准制定后，能使每个读标准的人以相同的方式解释标准。为了达到这一点，标准中应该多使用图表和数字，详细具体，不产生歧义。

8. 条款化

尽量以条款式书写标准，避免文章式，做到简明易懂。

下面是针对店员服务规范化培训制作的标准化操作流程表（表 5 - 9 - 1）。按照标准化的操作后，可以整体提升药店门店店员的服务质量。

表 5 - 9 - 1　店员服务规范化培训标准化操作流程表

类别： 提升质量	作业名称： 店员服务规范化培训标准化	编号：QCC - 1
		主办部门：某药店××门店

目的：为了使药店门店店员的服务更加规范化，服务质量得以提升，从而提高顾客的满意度，建立良好的服务口碑，提升药店品牌形象

适用范围：药店门店新进店员

说明：（一）操作流程

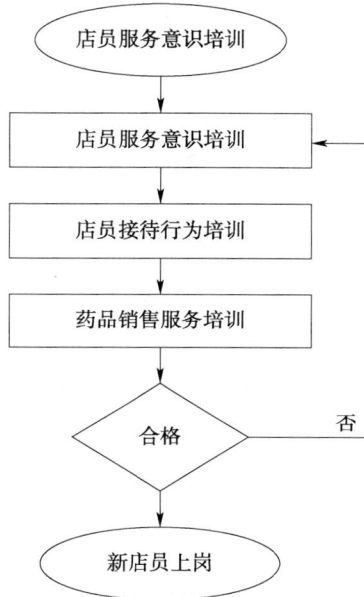

```
        ┌─────────────────┐
        │  店员服务意识培训  │
        └────────┬────────┘
                 ↓
        ┌─────────────────┐ ←──────┐
        │  店员服务意识培训  │        │
        └────────┬────────┘        │
                 ↓                  │
        ┌─────────────────┐        │
        │  店员接待行为培训  │        │
        └────────┬────────┘        │
                 ↓                  │
        ┌─────────────────┐        │
        │  药品销售服务培训  │        │
        └────────┬────────┘        │
                 ↓            否    │
              ◇ 合格 ◇ ─────────────┘
                 ↓
        ┌─────────────────┐
        │    新店员上岗     │
        └─────────────────┘
```

（二）操作方法

1. 连锁药店店员新进到位

2. 店员服务意识培训

　　通过课程教育的方式对店员进行服务意识的理论知识培训，提高店员整体的服务意识。

3. 店员接待行为培训

　　对店员进行各类接待行为和语言等方面基本方法和实际模拟情景相结合的实地培训，提升店员服务水平和仪表形象。

4. 药品销售服务培训

　　加强店员对于药品销售前、销售中和销售后，专业药品知识和接待技巧培训，与顾客沟通方法和识别顾客类型等情况的相关服务培训

5. 考核

　　新员工培训结束后，由内训师对新店员进行相关知识考核和模拟情景考核，将考核成绩计入《新进人员考核成绩单》中

6. 新服务面貌店员上岗

　　考核合格的店员上岗服务，不合格的店员继续培训或者淘汰

注意事项：无

附则：1. 实施日期　于 2012 年 12 月正式全面实施

　　　2. 修订依据　若工作流程有所变更，则本标准随时修正

修订次数：	核定		审核		起草	
修订日期：						
制定日期：2016 年 11 月 1 日						

三、药店品管圈成果标准化的意义

标准化是现代各行各业发展的重要手段和必要条件。对于药店来说，科学有效的标准化管理是进步的重要因素。只有实现现代化管理，才能使药店管理体制更加完善，提升药店工作人员的专业素质，使药店从上至下形成统一的高效经营模式，有利于药店在竞争中发展得更加长远。同时，标准化更加有利于推广新的药品、新的技术、新的业务，是消除地区障碍，促进药店向规模化、集中化发展的强有力手段。

具体表现在以下几个方面：

1. 药店管理标准化为科学管理奠定了基础。所谓科学管理，就是依据医药行业的发展规律和客观经济规律对药店进行规范管理，而各种科学管理制度的形式，都以标准化为基础。

2. 促进药店全面发展，提高经济效益。标准化应用于药店的管理研究，可以避免在研究上的重复劳动；应用于店员培训上，可以提升店员服务质量；应用于药品采购流通环节，可以一定程度上降低时间和采购成本；应用于新开发的经营方法中，可以使管理模式更加完善，在竞争中脱颖而出；应用于整体药店的管理，可促进统一、协调、高效率等。

3. 药店品管圈标准化是科研、生产、流通、使用环节之间的桥梁。品管圈成果的标准化，一旦纳入药店的相应标准，就能迅速得到推广和应用。因此，药店标准化可使新品管圈科研成果得到推广应用，从而促进药店管理质量提升等。

4. 随着社会的不断发展，消费者数量不断增加，医疗需求不断增加，药店的社会化程度越来越高，经营规模越来越大，体制要求越来越复杂，各部门分工越来越细，协作越来越广泛，这就必须通过制定和使用标准管理，来保证连锁药店各部门的活动，在实际操作中保持高度的协调统一，确定共同遵循的准则，建立药店稳定的整体发展秩序。

5. 促进对医药行业资源的利用，充分调动药店相关的信息，维护药店当前和长远的利益。保障大众身体健康和生命安全是药店发展的长远目标，药店自身较高的药学服务水平就是对顾客的首要保障，也是吸引顾客、增加顾客忠诚度的重要首要前提之一。合理采购药品的品种，提高药店面对环境变化的应变能力，以更好地满足社会公众的多样化需求。

6. 增强药店技术人员的储备，提高经营效率，防止再发生同样问题。明确工作现场各级人员的责任与权限，使药店职能部门主管顺利行使职权，且易于下达命令、指示、指导、监督。明确把握工作现状，使工作流程简单化，且能持续改善。

四、药店实行教育训练

（一）教育训练的背景

药店标准化是一项药店全员参加的工作，要搞好药店标准化工作，就必须对药店全员进行标准化培训，使药店全员意识到在市场经济竞争中标准化的重要性，从而增强标准化意识和贯彻标准的自觉性。通过品管圈活动，从我做起，从现在做起，从小事做起，使大家认识到标准化就在工作中，进而从被动地、盲目地、消极地、潜意识地开展工作和完成工作内容，变为主动地、自觉地、积极地、有意识地参加品管圈活动，最终形成标准并开展标准化工作。

员工培训是指一定组织为开展业务及培育人才的需要，采用各种方式对员工进行有目的、有计划地培养和训练的管理活动，其目标是使员工不断地更新知识，开拓技能，改进员工的动机、态度和行为，使药店适应新的要求。培训的效果并不取决于受训者个人，而恰恰相反，药店组织本身作为一个有机体的状态，起着非常关键的作用。

通过使品管圈结果有形化，完善规范的、科学的培训制度，发挥人力资本在现代经济增长中的决定性作用，使很多药店迅速增大教育培训投入。为了搞好药店教育培训，许多药店设立了专门的培训机构和培训人员，制定有规范的培训制度。可见，药店教育培训越来越受到高度重视，并正在走向规范化、科学化。

药店培训方式由简单化向多样化、科学化发展，药店培训已发展到全员培训的教育培训，上至董事长和总经理，下至一般员工，全员参与。目前，随着管理培训的市场化，不仅要培训不同文化背景下的经理人员，而且一些大连锁药店还承担了相关顾客的用药知识培训，通过培训顾客，使顾客产生忠诚和信任，从而扩大影响和销售。此外，现代药店多采用电化教学、研修讨论、模拟演习、职务轮换、自我测评等更先进和科学的手段，大大地改变了传统培训方法。

（二）教育训练的步骤

1. 提高药店工作人员标准化意识

品管圈活动本身就需要圈员的主动性、自发性。因此，药店员工思想上重视标准化是教育训练的基石。有了标准化意识，才能有标准化行动。定期对药店店员进行思想上的激励教育，根据实际需要举办职业内训和外聘职业培训机构的培训，强化自主培训功能，加强对药店员工特别是店员的专业技能教育和培训，形成良好的标准化氛围。

2. 药店做好培训前的需要分析

培训之前的调查分析很重要，它决定了培训对象是否需要、是否具有针对性、对培训对象来说是否具有可行性。需要对药店现有的人力、物力、财力进行分析，使店员培训资源用在"刀刃"上，以避免不必要的重复培训，造成有限资源的浪费。因此，药店要做好培训前的需要内容分析，一是对药店经营问题进行分析，二是对员工工作任务分析，三是对个人进行分析。比如通过分析药店员工的专业技能、工作绩效、工作态度，从而了解员工的性格特点和综合能力，从而制定适当的培训内容；通过分析药店所处的竞争环境，决定是否需要对管理者领导进行经营环境和变革趋势培训，重新制定药店管理的相关制度。

3. 药店采用的教育训练方法

（1）讲授法　这是最传统的员工培训方式，是由培训者来操控培训过程，店内员工处于被动状态。此法运用较为方便，但是此种方法对于药店员工来说，接受信息的方向是单向的，不能及时地反馈。常被用于对于药店店员药品知识、经营理念、销售性知识的培训。

（2）视听技术法　通过现代视听技术（如投影仪、DVD、录像机等工具），对药店员工进行培训。比如集中某一时间在店内播放有关药店发展历程、药店概况、药店文化等相关录像。这种方法容易将员工带入其中，利用视觉、听觉综合的方式，使员工拥有直观感受。但是这种方式实践性较低，成本也相对较高。

（3）讨论法　按照费用与操作的复杂程序又可分成一般小组讨论会与检讨会两种方式。对于药店店员来说，较为简便的方法是小组讨论。品管圈小组则采用持续检讨的方式，由店员自行发现药店中存在的问题，比如顾客到店率比较低，药店优惠活动开展较少等，及时地进行信息的交流和传递，有利于提高店员分析、解决问题的能力，并且有助于提高品管圈活动中圈员的团结协作能力。另外一种是检讨会的形式，由药店聘请执业药师、医生讲师、培训专家进行专题演讲，有针对性地对店员进行知识的扩充，品管圈前期活动的导入一般采用该方式。店员可以根据自身的情况与培训者进行交流，及时解决自身的困惑，效果较佳，但往往费用较高。

（4）网络培训法　这是一种比较新型的计算机网络信息培训方式，投入较高。但是这种方式所获得的信息广泛，并且具有时效性，充分发挥了新信息的优势。相对于传统的培训方式，此方式更加灵活方便。对于平时工作时间相对集中的药店人员来说，利用这种分散式的培训方法更为有效，比如利用执业药师远程授课视频、医药交流平台等，使店员随时随地可以接收新的知识，节省集中培训的时间和费用。因此，该方法特别为实力雄厚的药店所青睐，也是培训发展的一个必然趋势。

（三）药店教育训练应注意事项

药店的员工培训不能是"大锅饭"形式的培训，而应当根据员工们不同的专业水平和素质以及他们所处的岗位，进行多样化的、差异性的补充培训。例如，对药店店员进行药品知识的培训、接待服务的培训；对店长进行管理方式的培训等。充分满足不同员工的需要，高效地完成教育训练培训，实现其意义。

第十节 药店品管圈的检讨与改进

在前面的九个步骤结束以后，药店品管圈活动基本上已经结束，所涉及的事件和问题也已经基本得到解决。但是，活动结束并不意味着真正的结束，要对实施的整个品管圈活动进行全面的反思和评价，这就是接下来的检讨与改进步骤。这不仅有助于评价已经完成的品管圈活动，而且对于接下来即将开展的药店管理活动起着直接的影响作用，以及维持改进效果的作用。

一、药店品管圈实施检讨与改进的步骤

1. 药店品管圈活动结束后，应当在药店品管圈活动的基础上，对整个活动过程中每个步骤加以讨论，发现步骤执行中的优点与不足。例如，药店员工积极参与，活动进度较快；顾客满意度仍然没有较大程度的提高等。将整理出的优点与不足，作为日后对药店日常管理的参考。

2. 进行检讨和提出意见时，所有的药店品管圈成员都必须参加，达成品管圈成员的共识，所检讨的事项才会更趋于事实与完整。

3. 对于活动后的品管圈改进研究中的"残存问题"也需要列出，对以后药店人员继续进行品管圈活动提供了依据，有利于把握此问题解决的方向。

4. 品管圈活动的本质是组织一个圈项目活动，在一个圈项目内容活动结束后，不是终止品管圈活动，而是可以针对仍然遗留的问题，继续提出下一次的改善活动主题。从而，将圈活动循环起来，不断地发现和解决问题，这才是品管圈活动追求至善至美的意义所在。

5. 检讨与改进是对药店品管圈活动的有效回顾和总结，是对药店经营模式、管理体制的深入思考。因此，该步骤切忌空泛无物，而应当诚恳、确实具体地做出检讨改进，为接下来新一轮的活动打下良好的基础。

6. 检讨与改进可以通过开圈会座谈讨论、圈员访谈、问卷调查等多种形式进行。利用各类分析工具对收集到的资料进行分类，得出准确的总结和评价。

二、药店品管圈检讨与改进中的注意事项

应确实检讨品管圈实施过程中每一步骤以及品管手法运用上的优缺点，回顾总结实施过程中的心得和感受，特别是品管圈每一步实施过程中遇到的困惑和难点、品管手法运用、对策实施中遇到的困难等。避免发表空泛的心得感想，而是进行确切而诚恳的检讨，以此才可作为下次活动的参考。

三、药店品管圈检讨与改进的意义

按 PDCA 循环，药店品管圈的经营品质不可能解决所有的问题，就应该在每次完成一次 PDCA 循环后，考虑下一步计划，制定新的目标，开始新的 PDCA 改善循环。

任何改善都不可能是十全十美的，一个阶段的品管圈活动不可能解决所有的问题，总会存在不足，找出不足之处，持续进行质量改善，才能更上一个新台阶。老问题解决了，新问题又来了。所以问题改善始终没有终点。通过检讨与改进、明确残留的问题或新发生的问题，同时通过检讨与改进，追踪本次标准化的遵守状况，定期检查是否有维持预计的效果。

四、药店品管圈检讨与改进的实例

某药店改善药品积压状况的检讨与改进见表 5 – 10 – 1。

表 5 – 10 – 1　某药店改善药品积压状况的检讨与改进

活动项目	优　点	改进方向
主题选定	改善药店内药品的积压状况，有助于使药店采购高效进行，也有助于降低近效药品的数量	改善主题可以更深层次，不仅涉及药品积压问题，而且可以从整个采购流程出发
活动计划拟定	可操作性强，具有很强的实际意义	采集想法、意见不够全面，需要集思广益
现状把握	及时记录，认真检查	继续加强药品管理
目标设定	合理一致	充分考虑团队的整体能力
解析	熟悉并且良好的运用品管圈手法	加强品管圈工具的运用
对策拟定	收集对策数量广泛，思路清晰	对策的实际实施性仍然可以提高
对策实施与检讨	实施有效，及时跟踪与反馈	整个药店各部门需要积极配合
效果确认	直观简洁，清晰明了	希望在现有的效果下继续提高
标准化	标准化的模式运用到实际工作中	不断地改进和完善操作标准
圈会运作情形	圈员间的沟通能力、团结协作能力得到加强	采用更有效的激励手法，提高圈员的主动性和积极性
其他		

第六章　药店品管圈评价与激励

第一节　药店品管圈评价

一、概述

《周易》："君子终日乾乾，夕惕若，厉，无咎。"是说君子能整天整日显示出自强不息的行为状态，是因为到晚间，也要保持戒慎，即检查自己在白天的所作所为，不要把过错带进第二天。对药店品管圈的组建及活动实施进行评价，是优化药店内部控制门店部门自我监督机制的一项重要制度安排，是药店品管圈活动有效进行的重要组成部分，与药店品管圈的组建、活动改善，共同构成有机循环。

（一）评价的定义与分类、作用

1. 评价的定义

评价就是从特定的目标出发，根据目前正在进行的或者已经完成的工作数据资料，按照指定的标准或者程序，对其发展进行合理的判断，对其产生的质量或者成果进行检查，从而更好地总结回顾，以及制订下一步的发展计划。

2. 评价的分类与作用

评价的作用就在于检查过去及现在的发展状况，发现问题，明确发展方向。它的存在就是为了促进工作高效、高质量进行，是管理体系中不可缺少的工具。

（1）发展性评价　发展性评价是对于工作开展过程中的评价，是纵向性的评价。它可以判断出工作活动中的优势，也可以诊断出工作活动中出现的问题；通过评价更好地激励成员的工作热情，改善工作状态，提高工作效率；对继续的工作提供了发展导向，指明了前进目标和努力方向。

（2）水平性评价　水平性评价是对工作的某一程序中各项功能指标的评价，是横向的评价。它可以在各个指标下，对工作的某一程序进行监控和比较，以便于及时地发现问题和随时补充完善。同时，对其他程序产生良好的辅助作用。

（3）选拔性评价　通过对不同工作项目的质量进行评价，比较出不同工作项目的存在优势和劣势。有助于选择出更优秀的工作方式或者人员，提升整体团队的工作能力。

3. 评价应注意事项

（1）不要一味地强调甄别和选拔的功能，使评价的氛围变得高度紧张，无法有效地发挥其改进与激励的作用。

（2）不要过分地关注结果而忽视过程，这样不利于发挥评价、促进发展的功能。

（3）评价内容要全面，尽量避免存在偏颇之处，使评价的公平和权威受到质疑。

（二）评价药店品管圈活动的意义

1. 评价药店品管圈活动有助于提升药店自我质量管理体系

药店品管圈活动的评价是通过评价、反馈、再评价，反省药店品管圈活动开展中所存在的问题，并持续不断地进行自我完善的过程。药店品管圈活动的评价也可以帮助我们发现现有圈活动的优势和不足，在扬长避短中进行下一个阶段品管圈活动，不断地提升药店品管圈活动的质量。通过药店品管圈活动的评价、查找，分析品管圈活动存在的缺陷并有针对性地督促落实整改，可以及时堵塞管理漏洞，防范偏离目标的各种风险，并举一反三，从设计和执行等全方位健全优化质量管理制度，从而促进药店管理水平的不断完善。

2. 评价药店品管圈活动有助于提升药店形象和公众认可度

开展药店品管圈活动评价，需形成评价结论，并出具评价报告。通过自我评价报告，将药店的质量管理水平、内部控制状况以及与药店品管圈活动相关的发展战略、竞争优势、可持续发展能力等公布于众，树立诚信、透明、负责任的药店形象，有利于增强医药消费者的信任度和认可度，为自己创造出更为有利的外部竞争环境，促进药店的长远、可持续发展。通过药店品管圈活动的评价，可以使药店的产品服务拥有自己的特色，并与其他竞争者区分开来，有利于药店自身的价值、文化和个性的体现，对未来树立和完善药店品牌有着深远意义。

（三）药店品管圈评价的标准和评价内容

1. 药店品管圈评价的标准

药店品管圈评价是对品管圈活动的有效性发表意见。所谓品管圈活动的有效性，是指药店品管圈的建立与实施对项目改善目标提供合理保证的程度，包括药店品管圈活动步骤设计的有效性和药店品管圈活动运行的有效性。其中，药店品管圈活动步骤设计的有效性，是指为实现项目改善目标所必需的品管工具都存在并且设计恰当；药店品管圈活动运行的有效性，是指正在进行的药店品管圈活动按照品管圈步骤得到了正确有效的执行。

需要强调的是，即使同时满足品管圈活动步骤设计有效性和运行有效性的标准，药店品管圈活动因其固有的局限影响，也只能为部分品管圈活动目标的实现提供合理保证，而不能提供绝对保证，不应不切实际地期望药店品管圈活动的评价体系能够绝对保证品管圈项目改进目标的实现，也不应以项目目标的最终实现情况和程度作为唯一依据直接判断品管圈活动步骤的设计和运行的有效性。

药店品管圈活动是按照主题选定、活动计划拟定、现状把握、目标设定、解析、对策拟定、对策实施与检讨、效果确认、标准化、检讨与改进十大步骤实行的。每个步骤的评价标准都不同，常见的标准如表 6 - 1 - 1 所示。

表 6 - 1 - 1　常见的评价标准

序号	活动项目	评价标准
1	主题选定	重要性、迫切性，实施的难易程度
2	活动计划拟定	可行性、逻辑性、严密性
3	现状把握	准确性、分析数据的适当性
4	目标设定	合理性
5	解析	分析工具运用的适当性、分析深入程度
6	对策拟定	针对性、明确性、合理性
7	对策实施与检讨	有效性、落实性
8	效果确认	真实性、准确性
9	标准化	落实性
10	检讨与改进	全面性

2. 药店品管圈评价的内容

药店品管圈评价的内容涉及方方面面，因此在设定评价内容的时候，圈内成员要充分运用头脑风暴法，尽可能提高评价内容的完整度。我们需要考虑，药店品管圈活动相关的步骤、工具在评价期内是如何运行的；相关的步骤与工具运用是否得到了持续一致的运行；圈内成员即圈长、圈员是否具备必要的能力来进行品管圈活动步骤的实施。

具体的评价内容要根据实际情况而定。首先，在主题选定方面，需要评价该品管圈活动是否和药店政策结合；是否符合药店的需要；主题与利害关系的重要性是否相关；圈长对主题的支持程度。其次，在收集资料过程中，问题或主题相关的数据是否完整；资料搜集的时间及数量是否足够；数据的范围是否与药店品管圈活动的主题相关。分析方法及工具使用恰当；改善方案实施的努力程度；成员分工与参与程度。再次，在标准化过程中，我们需要评价标准化作业程序的完备性；现场作业与标准书是否一致；其与日常管理作业的结合程度如何。最后，在整个活动结束后，要评价品管圈活动的成效如何；团队协作能力如何，整个运作系统是否顺利；是否具备原始创意性。

（四）药店品管圈活动评价的原则

药店品管圈活动评价的原则是开展评价工作时应该遵循的准则，包括全面性原则、重要性原则和客观性原则。

1. 全面性原则

全面性原则强调的是药店品管圈评价的涵盖范围应当全面，具体来说，是指药店品管圈活动评价工作应当包括品管圈的整体运行，即从药店品管圈主题选定一直到活动的检讨与改进，也包括品管圈活动的工作环境和人文环境，涵盖项目活动的各种事项。

2. 重要性原则

重要性原则强调药店品管圈活动评价应当在全面性的基础之上，突出重点。具体来说，主要体现在制订和实施评价工作方案、分配评价资源的过程之中，它的核心要求主要包括两个方面：一是要坚持质量管理导向的思路，着重关注那些影响品管圈项目目标实现的点；二是要坚持重点突出的思路，着重关注步骤中关键的控制环节，以及重要的工具运用及其效果。

3. 客观性原则

客观性原则强调药店品管圈评价工作应当准确地揭示药店经营管理的状况，如实反映品管圈活动运行的有效性，不因某一主体使评价产生差异，以真实的数据资料为主，保证公平、公开的分析评价。只有在药店品管圈活动的评价工作方案制定、实施的全过程中始终坚持客观性，才能保证活动评价结果的可靠性，保证药店品管圈活动的实用性，才能使活动长久地循环运作下去。

二、药店品管圈的评价方法

药店 QCC 活动创造了价值，理所当然地应受到表彰奖励。许多药店 QCC 小组活动开展得比较好的药店逐步加大了奖金额度，还做出了优先晋级、晋职的规定等。不仅极大地调动了广大基层药店工作人员参与 QCC 活动的积极性，而且使广大职工能自觉地投身到各项练内功、抓管理、上水平、增效益的药店管理活动中，把参与 QCC 活动作为履行自身职责、展示自身价值、体现自身追求和维护自身利益的神圣义务。当药店 QCC 的品管圈活动进行到一定程度时，如何对其进行评价就尤为重要。在机构内若想举办品管圈期末成果或发表会，应该如何进行呢？我们把评价方式分为以下三组：定性评价与量化评价、日常评价与定期评价、现场实地评价与成果发表评价。

（一）定性评价与定量评价

药店品管圈活动的评价体系中，从评价方式上可以把评价分为两个指标体系，一个是定性评价体系，一个是量化评价体系。品管圈活动评价体系的设定确立了 QCC 小组及其圈员的绩效考核内容与标准，是评价结果与绩效考核的重要依据。

1. 定性评价

定性评价是不采用数学的方法，而是根据评价者对评价对象平时的表现、现实和状态或文献资料的观察和分析，直接对评价对象做出定性结论的价值判断。定性评价是利用专家的知识、经验和判断通过记名表决进行评审和比较的评标方法。定性评价强调观察、分析、归纳与描述。

药店品管圈的定性评价是指借助于对品管圈的知识、经验、观察及对发展变化规律的了解，科学地对药店品管圈进行分析、判断、评价的一类方法。为了使大家透彻地了解如何正确运用定性评价，需要注意以下几点。

（1）定性评价体现的是"范畴"的中心思想 药店品管圈的定性评价不是采用传统数字统计的方法，而是根据圈员的平时表现及品管圈的运行改善成效而定。品管圈活动体现的是对项目的控制协调水平、发展潜力等，而并非严格的数据化评定，充分体现了药店品管圈评价方式和方法的灵活性。

（2）定性评价由答辩、成员表现、课题达成效果的考察等多方面组成 药店品管圈的定性评价是多元化的。在对圈员的评价中，原始资料包括圈员在品管圈活动中的场地笔记、个人成长体会、圈长与其他圈员的评价等。对圈组的定性评价中，原始资料包括药店品管圈活动的成效前后对比说明、活动中的视频录音等，目的在于描述、解释、说明品管圈活动的开展成效，并达到让圈员更好地理解品管方法和手段的应用研究的目的。

2. 定量评价

定量评价是采用数学的方法，收集和处理数据资料，对评价对象做出定量结果的价值判断，如运用教育测量与统计的方法、模糊数学的方法等，对评价对象的特性用数值进行描述和判断。

"定量"可理解为"基于数量"，药店品管圈的定量评价是指根据统计相关数据，检测直接数据、同类和类似系统的数据资料，按已有的数据评价经验与方法，应用科学的方法构造数学模型，对药店品管圈进行量化评价。常见的定量指标有顾客满意度、顾客到店率、药品销售额、近效药品占比率、药品损坏比率、投标报价等。譬如一个关于药店客户满意程度的指标，达到96%的客户满意度就是定量的评价指标。而客户满意程度高、一般、差这样的描述就是定性指标。对于定量评价的完整说明应当包括以下方面。

（1）建立预期目标假说 我们以某连锁药店为例，为增加门店的会员数量，该药店店员自动自发组成了QCC。设定药店品管圈进行会员制度改进、增加促销活动的开展、提供个性化服务等活动，在一个季度内达到的预期目标，使门店增加至少10%的会员数量。

（2）收集品管圈活动过程中的相关数据　收集品管圈开展前后三个月的新会员数量。

（3）用统计模型测试数据的趋势性　运用处理数据的相关工具，如柏拉图、推移图、直方图等的运用，把数据转化为直观的图形，便于分析整个活动的运行状态，预测未来的会员发展趋势。

（4）说明数据与品管圈活动实施的相关性　通过相关图表，评价药店品管圈活动是否达到了预期效果，即是否使门店会员数量在一个季度内增加了10%。同时，用严谨的语言撰写并说明品管圈活动的开展，对药店会员数量增加的必要性及成效性。

定性评价法要求评价者具备丰富的品管圈方面的专业知识及经验，定量评价法则基于大量真实、有效的品管活动数据。单纯的定性分析会造成评价的浅显，而有关数据的不完善，也会促使定量分析的结果难以得到有效应用和检验。因此，采取定性与定量的方法相结合的分析和评价，可使两者相辅相成，使药店品管圈活动的评价更加准确有效。

（二）现场实地评价与成果发表评价

根据评价的时间和评价的场所，可以分为现场实地评价法和成果发表评价法。

1. 现场实地评价

现场实地评价是指评审员实际去检查各圈项目活动实施的进展程度，并给予改善建议的方式。它具有直接、生动和深入的特点，在许多管理工具的评审中应用广泛。现场实地评价不仅是评定品管圈活动成果的重要手段，更是直接收集一线经营数据资料的途径。药店品管圈在完成某一主题后，应当通过现场实地评价其效果，了解该QCC活动实现的新成效及继续需要改进的地方。

（1）现场实地评价应当包括的内容　①品管圈活动注册的及时度和上级领导的支持率；②品管圈活动的实施难易度；③计划与活动的协调一致性；④圈长的积极性与指导能力；⑤圈员对活动的参与与认识程度；⑥品管圈活动中圈员的合作协调性；⑦品管圈活动的有效性；⑧标准化程度与活动的持续性；⑨成果交流的次数与范围；⑩品管圈活动的成果对本部门的贡献程度。

具体内容详见药店QCC现场实地评价表6-1-2。

表6-1-2　药店QCC实际运行评价表

小组名称：　　　　　　　　　　　　　　　　　　　日期：

项次	评价项目	优	良	中	差	评分
1	小组注册及时性	5	4	3	2	
2	活动整体开展情况	6	5	4	3	

续表

项次	评价项目	优	良	中	差	评分
3	计划与活动一致性	6	5	4	3	
4	组长的积极性	6	5	4	3	
5	组员对活动的参与度	7	5	4	3	
6	搜集并运用资料数据的全面性	7	5	4	3	
7	对策的具体性、有效性	7	5	4	3	
8	思考问题的科学性	6	5	4	3	
9	创造力的发挥程度	5	4	3	2	
10	成员对本次活动方法运用的认识程度	7	5	4	3	
11	成员对活动全过程了解程度	7	5	4	3	
12	标准化程度	7	5	2	3	
13	小组活动的持续性	7	5	3	3	
14	活动后的成效	4	3	2	1	
15	成果交流的及时性	5	4	3	2	
16	活动成果对本部门贡献程度	8	6	5	4	

优缺点说明

评审人：

（2）现场实地评价法的种类

①观察评价法　观察评价活动是药店评审者在对品管圈活动有系统的认识和理解的基础上进行的，其结果的解释也是以理论为前提的。观察评价法是评审委员对药店QCC所上报的数据、记录进行实地考察和确认，并对数据的真实性、一致性、实用性、收益性做出科学判断的方法。观察评价法在药店品管圈活动中的考察评价应用广泛，具有三个特点：首先，观察评价是一种有目的、有意识地去收集相关资料的活动。例如某QCC提交的主题是降低近效期药品占比的问题，要收集的数据就是药店前后三个月的近效期药品数量情况。其次，观察是在自然发生的条件下，在对品管圈的圈员及品管圈环境不加任何干预控制的状态下进行的。最后，观察评价法的对象即药店品管圈是当前正在进行活动的状态，具有直接性。

②访问评价法　连锁药店是药品供应渠道的终端企业，是药店员工直接接触消费者的重要一环。所遇到的很多问题与人都有很大的联系，这种情况下我们还可以运用的方法有访问评价法。访问评价法是收集原始数据最常用的方法。在对药店品管圈的评价时，评审者通过口头或书面的方式对被访者进行提问，达到了解品管圈活动成果的目的。访问评价法分为标准化访问评价法和非标准化访问评价。标准化访问评价

法是指按照事先设计好的有一定结构的访问问卷进行访谈提问，整个访问过程是在高控制下进行的，不能随意添加和删减问题。非标准化访问评价法是指事先不制定统一的访问问卷，只根据访问目的列出大概的访问提纲，由访问者和被访问者根据提纲自由交谈。例如当药店 QCC 的主题为如何提高客户满意度，评审者需对消费的客户进行标准化或非标准化访问，将其访问结果纳入评价的依据中。

为了使访问达到很好的效果，在访问前需要做的准备工作包括三点：一是明确主题。在访问之前访问者要明确主题，需要特别注意的是调查访问人员在访问前对访问的主题要有了解。二是选择访问对象。根据确定的主题选择客户类型，进而实施访问。三是工具准备。访问前准备常用的工具，例如给被访问的消费者的小礼品等。

（3）现场实地评价法的作用　首先，可以通过现场评价的方式，真实准确地了解药店品管圈活动运行的整体状况，从评审委员的专业指导与自身的改进学习、外部指导与内部意识结合两方面，提高药店品管圈的整体水平；其次，让参与评价的主管了解各圈的优势和所遇到的困难，及时帮助各圈解决问题；最后，通过最新圈内成果的交流，促进圈与圈的协同进步，循环使用。

（4）评审委员　现场实地评价的评审委员由药店主管、内部讲师、辅导员组成。辅导员是药店品管圈的灵魂，是一个协调和决定的角色，更是品管圈内部活动持久性和永久性的保障。为了保证品管圈活动的顺利且有效开展，药店品管圈对辅导员制定了以下标准：①辅导员必须亲自参与过一期以上的品管圈活动；②熟悉药店品管圈的改善步骤及 QCC 手法；③具备领导能力及组织能力；④有沟通协调能力、倾听别人意见并加以整合的能力；⑤有开放的心胸与弹性的作风等。

辅导员一般是由药店店长直接担任，除此之外，还可由优秀的圈长或圈员遴选产生。

2. 成果发表评价

药店品管圈的成果发表评价是通过组织品管圈成果发表会来考评品管圈活动成果的一种重要评价方式，针对活动步骤、QCC 手法的运用、活动整体的逻辑思维、活动报告书等方面做出评价。它是一种辅助性的考评方式。成果发表评价主要是以成果发表会的形式开展，它一般采取层层发表、层层选拔的方法，将优秀的品管圈成果筛选出来。评价内容包括：

（1）活动步骤

①选题　简要阐明选题的理由、现状调查及分析的程度、目标设定的理由及适应性。

②原因分析　掌握问题的因果关系；分析问题的努力程度；把握主要原因的程度；实地地运用技法。

③对策与实施　正确制定对策；实施对的措施；实地地运用技法。

④效果　效果确认和改进目标达到的程度；改进前后有形、无形效果的比较；效果的维持巩固情况。

⑤发表　发表内容通俗易懂，以图表为主，文字为辅，清晰简明；发表内容系统分明，逻辑性好；仪表端正，态度诚恳，口齿清楚，交流效果好。

⑥特点　课题具体、务实；具有启发之特色。内容详见药店 QCC 成果发表评价表 6 – 1 – 3。

表 6 – 1 – 3　药店 QCC 成果发表评分

药店名称：		课题类别：	
小组名称：		发表日期：	
		课题名称：	评分
1	主题选定	（1）选题理由	9~15 分
		（2）现状调查及分析的程度	
		（3）目标设定的理由及适应性	
2	现状把握	（1）掌握问题的因果关系	13~20 分
		（2）分析问题的努力程度	
		（3）把握主要原因的程度	
		（4）实地地运用技法	
3	对策与实施	（1）正确制定对策	13~20 分
		（2）实施对的措施	
		（3）实地地运用技法	
4	效果确认	（1）效果确认和改进目标达到的程度	13~20 分
		（2）改进前后有形、无形效果的比较	
		（3）效果的维持巩固情况	
5	成果发表	（1）发表内容通俗易懂，以图表为主，文字为辅，清晰简明	8~15 分
		（2）发表内容系统分明，逻辑性好	
		（3）仪表端正，态度诚恳，口齿清楚，交流效果好	
6	特　点	（1）课题具体、务实	5~10 分
		（2）具有启发下之特色	
	总体评价		总得分

评审委员

（2）活动的成果报告书

①QCC小组概况　药店品管圈活动的报告书首先要进行药店QCC改善活动成员的介绍。介绍主题名称、小组类型、注册时间及活动次数等，接下来再介绍圈组成员。内容详见表6-1-4。

表6-1-4　药店QCC改善活动团队成员情况介绍

课题名称						
小组类型			注册时间		活动次数	
活动时间			出勤率			
姓　名	性别	年龄	学历	职务	组内分工	

②发表对象简介　要用最通俗的语言、最简练的表达手段让评委迅速理解此药店品管圈主项目内容。"发表对象简介"犹如一本书的内容提要，不可等闲视之。它是对药店品管圈活动的精炼概述，使得活动的主要内容，即需要提高和改善的问题一目了然。一般用文字描述，也可以用数据介绍发表对象，可能的话，画一张发表对象示意图，并简述其作用。如果发表的品管圈主题专业性词汇太多，则应做形象的比喻和通俗的说明，可以采用流程图（或框图）说明发表对象，比如优化药品的采购流。

③按照药店品管圈的主题选定、活动计划的拟定、现状把握、目标设定、解析、对策拟定、对策实施与检讨、效果确认、标准化、检讨与改进十大步骤对药店品管圈活动的课题进行一一说明。

其中，需要强调说明的是：进行主题选定时，要综合运用文字、数据、图表等结合的方式，强调出所选主题的必要性；现状把握时要根据实施措施的时间长短和序列关系来安排顺序；目标设定时，要说明圈员是如何根据现况设定出合理的目标值；在对策拟定及对策实施的说明中应当同文案、图表、数据比较详细地介绍实施对策的过程并说明在实施过程中遇到问题时是如何解决的；效果确认时要进行对策实施前后的对比、与目标值的对比、和国内外同行业水平进行对比等；标准化说明时，应将标准化的规程、制度写出；巩固措施应具有可检查性、可操作性，不可变成空洞的口号。

撰写的成果报告书中，设计的计量单位必须使用国际单位制，要按照活动程序，将活动内容、方法和效果，用文字、图表、数据等形式表达清楚。言简意赅，层次分明，逻辑性强。

（三）外部评价与内部评价

药店品管圈活动最珍贵、最难做到的一点就是圈员们的自动自发精神，如果品管圈圈员们是被动的或是按上级指令强制执行做法，必使品管圈活动的效果大打折扣，因此怎样激发员工的积极性和自主性就尤为重要。全国各行各业的品管圈，组成了一支战斗在生产第一线的、富有生气的、很有战斗力的队伍。药店品管圈活动在这样的条件背景下，不断地完善和进步，其评价的方式、种类也在发展中变得丰富多样。合理优秀的评价方式可以公正、公平、客观地评价一个圈活动，能够指出圈活动的优点和不足，增加圈员的成就感，从而激发他们的热情，促进更多优秀的药店品管圈活动的涌现。

根据评审者的身份与药店的隶属关系，可以分为外部评价和内部评价。

1. 外部评价

品管圈大会是由财团法人先锋品质管理学术研究基金会主办，自1970年举办第一届全国品管圈大会以来，至今以推行40年。期间，透过诸多企业、医院各方的热烈支持与参与得以顺利圆满举行，成果显著，普受管理方面的重视与肯定。对于我国品管圈的发展水平提升了很多，而各医院和企业的知名度更加提高。

全国品管圈大会设石川奖、健峰奖及主题征文奖，其目的在于促进全国品管圈的普及落实及活泼化，并以提升全国品管圈活动的水平为宗旨。后危机时代是企业竞争，质量是命脉，效益要优先。在全国竞争的大环境下，各企业运用各种不同的手法追求更卓越的品质与效益，稳固根基，为快速地达到"全员参与、全员改善"的目的，首推"品管圈活动"（QCC）。品管圈的推动，能协助企业不断自主提升品质管理水平，并达到持续改善与进步的品质活动。企业深入展开QCC活动，除了耗能低之外，更能改善生产环境，全球各先进国家均认同且大力推动企业内部的品管活动改善小组，并将其作为内部品质持续改善及员工品质管理理念提升的重要推广组织。品管圈作为全面质量管理的重要工具，具有无比鲜活的生命力，成为医院及各企业的管理者切实改善医疗质量和服务的抓手，打破了唯领导管理和唯制度管理的禁锢，也为广大的医务人员提供了展示创新、智慧的广阔平台。

全国品管圈大赛赛程分为品管圈发表、问题交流与讲评、主题征文、优秀文章的发表与颁奖仪式。品管圈的发表是由圈员现身说改善过程，以良好的演讲能力展现改善成果，时时都是学习机会，处处都是观摩现场。在此过程中，评委将根据发表内容进行提问。

随着品管圈的触角不断延伸，不仅在传统的护理、医疗领域成果显著，在药店等零售方向也开始展露自己的光彩。药店品管圈参与到全国品管圈大赛中，是对活动的一种权威性评价。这种外部评价方式将药店品管圈放置在一个更加全面和开阔的环境中，使药店不仅局限在自身，还可以从各行各业的品管圈活动中汲取营养，拓宽改善思路。同时，全国品管圈大赛本身无疑是对药店品管圈活动的一种肯定和激励，能够帮助药店品管圈迅速地成长起来。

2. 内部评价

QCC 是可以吸引药店从业人员积极参与管理的有效组织形式，其组成人员是药店内的全体员工，不管是管理者领导，还是店长、组长都可以参与，不同职位的人在不同的时期会有着不同的需求。QCC 也是群众性管理活动的一种有效组织形式，是员工参加民主管理的经验同现代科学管理方法相结合的产物。药店品管圈的内部评价是上至药店管理者，下至普通店员都可以参与的评价方式，是更加贴近药店实际状况的评价方式。因为药店内的工作者最熟悉药店各个管理方面和实际运行状态，对于药店品管圈所带来的成效评价也最具有发言权，因此，药店的内部评价相对于外部评价来说，更加具体，更加具有针对性。药店品管圈所建立的评价与激励机制也应该灵活，在执行国家相关奖励制度的同时也要有自己的特点，根据活动的成果通过相应的评价与激励最大限度地使参与者得到需要的满足。比如对有求知需要的青年职工，在获得其他奖励的同时可以进行相应的培训激励；对需要得到认可的优秀者可以进行荣誉激励等。

药店品管圈活动的内部评价一般分为日常评价与定期评价。内容详见 QCC 的评价方式，见表 6 - 1 - 5。

表 6 - 1 - 5　QCC 活动的评价方式

评价对象	评价时机	评价方式	评价目的
QCC 小组活动	日常评价	推动部门或主管负责组织评价	协助小组日常活动顺利进行，掌握小组活动过程
	完成一个课题后的评价	①自我评价 ②现场实地评审 ③发表会评审	针对一个课题的解决和成效加以评价，了解其优缺点，克服其缺点
	定期（每年）	自我评价	经过长期活动后，自我评价其素质及整体贡献程度
部门推行状况	定期（半年或每季度）	部门负责人或推行委员会指派评审	了解本部门推行做法及绩效，评定对企业的贡献
企业活动状况	定期（每年或每一阶段）	推动单位自我评价或外聘专家协助评审	掌握企业推行现状，定期检查问题点，为今后参考

（1）日常评价　日常评价是推动部门或主管负责组织评价的一种常见方式，它以协助圈日常活动顺利进行，掌握圈活动过程为目的。其中，评价的对象包括：圈长的能力、品管圈的活动气氛、圈员的自主性和圈会情况。内容详见 QCC 的日常评价。（表6-1-6）

表6-1-6　QCC 的日常评价

评价人：　　　　　　　　　　日期：　　　年　　月　　日

序号	评价项目		评价	选项	备注
1	活动时间（每周至少一次）	A	延时召开		注：1. 每周考核一次
		B	延迟一日		2. 打分标准：A 5 分、B
		C	延迟二日		4 分、C 3 分、D 1 分
		D	没开		3. 总分为 30 分
2	成员出勤率	A	90% 以上		
		B	75% ~ 90%		
		C	60% ~ 75%		
		D	60% 以下		
3	计划进度执行	A	完全依照计划执行		
		B	延迟一周		
		C	延迟二周		
		D	未执行		
4	会议记录及时性	A	规定日期内完成		
		B	延迟一日		
		C	延迟二日		
		D	三日以上		
5	会议记录完整性和真实性	A	与会议内容相符		
		B	与会议内容大致相符		
		C	尚可		
		D	待改进		
6	上级主管关心程度	A	列席会议有指导		
		B	列席会议没指导		
		C	平时有指导		
		D	未曾参加会议无指导		
	合计总分				

①圈长的能力　评价药店品管圈圈长有无领导能力，主持圈会及引发大家问题意识的能力，包括组织活动的技巧、主持会议的技巧、问题意识、组织活动的技巧、对

QCC 手法技能的了解程度、与圈员之间的关系、自我学习及启发的程度等。

②活动气氛　对圈成员的集体精神及工作意识加以评价，包括圈的向心力、努力程度、团结协作程度、对于目标的追求过程、自我激励的方式。

③自主性　药店品管圈能否自主开圈会，能否自主活动及设定目标，包括自主开圈会的次数，遇到问题主动与主管、辅导员商讨的频率。

④圈会情况　药店品管圈成员的参与程度，即出席率；圈员的发言程度，包括创意量及创意追求；发言热烈程度；工作落实情况；是否能随时提出新的问题，加以研讨改进。

⑤问题解决能力　药店品管圈成员能否运用各种手法解决问题，包括解决问题数（活动项目数）；对于技巧及手法的运用情况；提出提案改善件数；提出合理化建议数；已解决问题的现状。

⑥人际关系　药店品管圈是否能够上下沟通，了解部门目标，参与组织内各项活动情况，包括协调会议次数（与其他部门）等。

（2）定期评价　定期评价是指按照一定的周期和固定的程序、方法进行的评价方式，通过定期评价的模式，可以针对圈长和圈员，对品管圈活动的绩效进行全方位的评估，进行有目的性、计划性和系统性的评价。那么，药店品管圈活动的定期评价应从哪些方面着手？

①目标评价　对品管圈项目的结果评价采取目标评价。在一个品管圈活动周期前，圈长与指导员进行项目的规划，制定系统的阶段性目标说明，说明中要明确该品管圈活动的项目名称、任务描述等内容。

②自评　自评即被考评人的自我评价，评价结果一般不计入考评成绩，但它的作用十分重要。自评是品管圈圈员对自己的主观认识，它往往与客观的评价结果有所差别。圈员通过自评结果，可以了解被考评人的真实想法，为评价的沟通做好准备。另外，在自评结果中，评价者可能还会发现一些自己忽略的事情，这有利于更客观的进行考评。

③互评　互评是品管圈圈员之间相互评价的评价方式。互评适合于主观性评价，例如"活动积极性"部分的评价。圈员互评的优点在于，首先，圈员之间能够比较真实地了解相互的工作态度，并且由圈内多圈员同时互相评价，往往能更加准确地反映客观情况，防止客观性误差。互评在人数较多的情况下比较适用，适合品管圈活动大多数情况。

④上级评价　在上级评价中，评审者是由药店品管圈活动的管理者包括店长、辅导员或主讲师等对药店品管圈项目进行客观的、系统的评价，并提出合理的建议。

QCC 活动效果确认见表 6 - 1 - 7。

表 6 – 1 – 7　QCC 活动效果的确认

QCC 编号		QCC 名称		所属单位	

改善前、中、后数据收集：

有形成果	成果简述：				
	成果计算	效果金额 = 每年节省金额 – 每年投资分摊金额			
		改善率 = [（改善后水准值 – 改善前水准值）/ 改善前水准值］× 100%			
		目标达成率 = [（改善后水准值 – 改善前水准值）/（本期目标值 – 改善前水准值）] × 100%			
所在单位					
组长	辅导员	主管	分会主管	主任委员	

注：①针对各项评价特性进行改善前、中、后实际的数据收集，并绘制统计表；②"有形成果简述"请以条列式、重点式、具体化、数值化的方式叙述。

第二节　药店品管圈激励

在管理学一般概念中，激励是指影响人们的内在需求或动机，从而加强、引导和维持的行为或过程。美国管理学家罗宾斯把动机定义为个体通过高水平的努力而实现组织目标的愿望，而这种努力又能满足个体的某些需要。我们要明确的是，激励的对象是人，确切地说，组织范围中的员工或领导。品管圈活动最珍贵、最难做到的一点就是圈员们的自动自发精神，如果圈员被动或是由上往下逼的做法，必使品管圈的活动效果大打折扣，因此怎样激发员工的积极性和自主性就尤为重要。

正确认识激励的对象，有助于体现领导的管理学职能。从激励的内涵看，意味着组织中的领导者应该从行为科学和心理学的基础出发，认识员工的组织贡献行为。即认识到人的行为是由动机决定的，而动机是由需要引起的。动机产生以后，人们就会寻找能够满足需要的目标，而目标一旦确定，就会进行满足需要的活动。一般而言，动机指的是为满足某种需要而产生并维持行动，已到达目的的内在驱动力。因此，无论是激励还是动机，都包含三个关键要素：努力、组织目标和需要。

从需要到目标，人的行为过程是一个周而复始、不断运行、不断升华的循环，也就是说，人类有目的的行为都是出于对某种需要的追求。未得到的需要是产生激励的起点，进而导致某种行为。我们组建了一个药店品管圈，那么如何对圈内的员工进行激励？这要求我们必须建立在对人动机和对品管圈认识的基础上进行分析。

一、药店品管圈运用的激励原理

产生激励的根本原因可分为内因和外因。内因由人的认知知识构成，外因则是人所处的环境，即品管圈活动的环境。显然，若想增强激励的有效性，必须对内因和外因深刻理解，并将人的需求满足与药店品管圈整体成效或利益达成一致性。为了引导药店员工的行为，以达到激励的目的，药店的领导者可以借助各种激励方式，减少药店品管圈活动的阻力，增强其驱动力，提高圈内成员的工作效率，从而达到提高整个药店经营的质量水平。显然，激励是最原始的出发点，是激发圈内成员未满足的需要。通过具体的手段，让圈内成员对还未满足的需要产生某种期望值。因此，需要对管理学上的领导职能来说，是能否发挥管理作用并影响圈内成员完成品管圈活动目标的前提。正是从需要的这种导向出发，引出了关于如何激励的各种理论。对需要以及人内在动机和环境的激发，形成了各种各样具体的激励理论。一般把激励理论分为激励的需要理论与激励的过程理论。

我们首先讨论激励的需要理论。激励的需要理论又可分为需要层次论、四维度激励效应、品管圈的心理安全效应、双因素理论、X 理论和 Y 理论。

（一）需要层次论

这一理论是由美国社会心理学家亚伯拉罕·马斯洛（Abraham Maslow）提出来的，因而也称为马斯洛需要层次论。在 20 世纪 30 年代著名的霍桑试验中，梅奥等研究人员以工厂为研究对象，希望找出提高工人劳动生产率的手段。结果发现，工人劳动积极性的提高，在很大程度上取决于他们所处的环境，既包括车间环境，又包括工厂外的社会环境。为此，梅奥认为工人在劳动过程中被激励的前提，是作为"社会人"的人格状态而存在的人，而不仅仅是简单的"经济动物"。马斯洛在这种意义上深化了包括霍桑实验在内的其他关于激励对象的行为科学研究，他认为每个人其实都有五个层次的需要：生理的需要、安全的需要、社交或情感的需要、尊重的需要、自我实现的需要，并指出只有前面的需要得到充分的满足后，后面的需要才显示出其激励作用，他由此得出一个很重要的结论："我们把这些需要得到满足的人叫做基本满足的人，由此，我们可以期望这种人具有最充分、最旺盛的创造力。"

人最基本的需求是生理需求，实施品管圈活动可以改善药店的经营，繁荣药店，使药店获利成长，员工自然获得更好的待遇与福利，满足生理上的需求，假设药店年年亏损，员工就不可能有好的生活待遇，工作的积极性就会下降，服务质量也会下降，从而导致药店顾客的到店率减少，形成恶性循环。当生理需求获得满足后，就会有安全上的需求，实施了品管圈活动，可以不断改善、解决药店的问题，使药店更好地运营，长期有活力地成长下去，员工也就没有失业的危险，生活就业有了保障，也就是满足了就业安全的需求。人不能独居，需要合群，需要团体、同事、朋友和亲人，而品管圈活动最重视的就是圈员的团队活动，相互启发及意见的沟通；人人均有无限的脑力资源，人人都想发挥自己的潜能，希望被人看重、尊敬和肯定，而品管圈活动正是活用脑力激荡、全员参与、全员发言、提出创意及构想，进而满足自我的需求。药店内无论是管理层还是基层普通员工，都积极地参与到品管圈活动中，扩充品管圈内容的同时还能够实现自身价值。人的最高理想就是能自我实现，被他人赞赏，获得自信与成就感，在品管圈活动的过程中，时时刻刻发掘药店存在的问题，提出改善的对策，当提出的对策获得上司或他人的认可时，甚至实施后产生效果时，所享受的成就感就是满足自我实现的需要。总之，实施药店品管圈不但能满足员工之需要，达成繁荣药店之目的，而且对社会、国家的发展都能够起到繁荣药品零售市场的作用。

马斯洛的理论得到了实践管理者的普遍认可，这主要归功于该理论简单明了，易于理解，具有内在的逻辑性。马斯洛还将这五种需要划分为高、低两级。生理的需要和安全的需要称为较低级的需要，而社交需要、尊重需要与自我实现需要称为较高级需要。高级需要是从内部使人得到满足，低级需要则主要是从外部使人得到满足。马斯洛的需要层次理论会自然得到这样的结论，在物质丰富的条件下，几乎所有的员工的低级需要都得到了满足，在此基础上，药店店员工作积极性提升较多。但是正是由于这种简洁性，也提出了一些问题，如这样的分类方法是否科学等，其中一个突出的问题，就是这样的层次是绝对的高低还是相对的高低？马斯洛的理论在此问题上没有回答。事实上，高低的需要被满足是一种相对的过程。我国管理学家从这一问题出发，对马斯洛的需要本身进行了讨论，认为人类需要实际上具有多样性、层次性、潜在性和可变性等特征。在此基础上，我们补充了以下理论。

（二）四维度激励效应

根据 Liden 和 Maslyn（1998）研究，得出四个维度：情感、忠诚、贡献、专业尊敬。品管圈从领导部署层面分析，还具有以下的心理激励效应。

1. 情感

情感是指领导与下属双方建立起来的，主要基于个人相互吸引而非工作或专业知识方面的彼此间的情感体验。圈员们在相互交流中，在与领导层的交流中，增进了解，促进感情，改善人与人之间的关系，增强员工之间的团结协作精神，获得心理满足感。药店的领导应当及时关心店员的工作状态，基本了解每个人的思想和生活情况，并给予充分的理解和帮助，拉近领导与员工的距离。那么，店员就可以将药店视为情感上可以得到满足的工作环境，更愿意付出自己的劳动。

2. 忠诚

忠诚是指领导与下属中的一方对另一方的目标和个人品质公开表示支持。通过品管圈活动，员工的积极参与和领导的大力支持都会增强员工对企业的忠诚度。

3. 贡献

贡献是指领导与下属关系中双方对共同目标所付出努力的数量、方向和质量方面的知觉。门店品管圈提出的合理有效建议，如果被领导层采纳，并进一步推广到整个药店的其他门店，会大大提升员工对药店的贡献感。药店对员工的有效激励，促使店员对药店的管理提出建议，或者通过自身的努力，比如提高自身的服务质量、丰富自身的药品知识，从而能增加销售额和顾客满意度，提高药店的服务形象。这样能够对药店做出贡献的店员不仅可以得到领导的重视，获得职位和薪资的提升，还可以使自己获得更高的发展平台。

4. 专业尊敬

专业尊敬是指领导与下属关系中双方对彼此所拥有的，在工作领域中的声誉的知觉程度。领导对圈员们自行解决专业问题方案的采纳，表现出对专业人才的认可，提升了基层员工的专业荣耀感，进而可以促进圈员对专业技能的进一步学习和掌握。即使是初步学习药店相关知识的新店员，也要对他的专业给予尊敬和适当的肯定，这样才能更好地激发出他的学习热情，进而自发地去充实自己，提升自身的专业水平。

（三）心理安全效应

心理安全是指员工感到能够展示并且表现自我，且不用担忧会对自身形象、地位及职业生涯形成负面影响。心理安全是个体自我的内部心理状态与自我感知，会影响内部动机及角色塑造。为了能产生更好的工作参与度，必须让员工感受到更多的心理安全。

药店品管圈活动的积极推进，是在领导层的支持下进行的，同一工作场所性质相类似的基层人员相互之间就他们熟悉的工作展示自己的看法，提出自己的意见，不必担心不良影响，合理有效的建议还会被领导采纳实施，得到正面激励，对同事、领导乃至药店都会产生心理安全感，进而激发创造力，提升工作业绩，促进药店发展。兑现激励，激发员工的质量管理积极性和创造力，通过建立健全激励机制，形成公平竞争的环境，注重发挥示范效应，奖励获得优秀 QCC 成果奖及相关荣誉奖的员工，逐步使全面质量管理迈上新台阶，改变药品零售行业 QCC 活动相对落后的局面，确保 QCC 活动不断发展。

（四）双因素理论

这种激励理论也称为"保健—激励理论"（motivation – hygiene theory），是美国心理学家佛雷德里克.赫茨伯格（Frederick Herzberg）于 20 世纪 50 年代后期提出的。这一理论的研究重点，是组织中个人与工作的关系问题。赫茨伯格试图证明，个人对工作的态度很大程度上决定着任务的成功与失败。由此，赫茨伯格提出，影响人们行为的因素有两类：保健因素与激励因素。保健因素是那些与人们的不满情绪有关的因素，如药店的加班降薪政策、管理强度过大、人际关系不理想、工作条件恶劣等。保健因素处理不好，会引发药店店员对工作不满情绪的产生；处理得好，可以预防或消除这种不满。但这类因素并不能对员工起激励作用，只能起到保持人的积极性、维持工作现状的作用，所以保健因素又称为"维持因素"。激励因素是指那些与人们的满意情绪有关的因素。与激励因素有关的工作处理得好，能够使店员产生满意情绪，而不会导致不满。他认为，激励因素主要包括：工作表现机会和社会带来的愉快，工作上的成就感，由于良好的工作成绩而得到的奖励，对未来发展的期望，职务上的责任感等。比如，药店店员的升职、获得的顾客好评、加薪等物质奖励。然而我们必须正视的事实是，赫茨伯格理论讨论的是员工满意度与劳动生产率之间存在的一定关系，但他所研究的方法只考察了满意度，并没有涉及劳动生产率。

（五）成就需要论

需要层次理论与双因素理论出现于 20 世纪 50 年代，对它们的一些明显不足之处进行的一些补充，一般认为就构成了当代激励理论。在激励的内容理论方面，有一种比较有名的理论，就是下面要介绍的第五种激励理论——成就需要论，由美国管理学家大卫. 麦克利兰（David Maclelland）提出。成就需要论认为，在人的一生中，有些需要靠后天学习生活的经验获得。其中，广泛传播包括成就的需要、依附的需要和权利的需要三种。

1. 成就的需要

成就的需要是指渴望完成困难的事情，并获得某种高的成就。当成就感存在时，个人的自信心也会增加，对接下来面对的即使是难度较大的工作，也会迸发出更多的热情和积极性。药店的工作中，当遇到棘手的问题，而个人的药品相关知识储备不足以解决此困难时，品管圈的开展就显得格外有意义。各位圈员的出谋划策，更会拓展自己的思维，踊跃发言，进而在解决问题的同时，满足自我成就的需要。

2. 依附的需要

依附的需要是指渴望结成紧密的个人关系、回避冲突以及建立亲密的友谊。人是社会人，在工作环境里会渴望与同事结成紧密的人际关系。品管圈活动是在以团队为单位进行的管理过程中为圈员的依附需要提供了良好的环境。药店品管圈中，各个药店成员相互合作，发挥每个人在药店工作中擅长的部分，协调互助，产生亲密的情谊，建立起药店内部良好的人文环境。

3. 权利的需要

权利的需要是指渴望影响或控制他人、为他人负责以及拥有高于他人职权的权威。在品管圈活动中，圈长与指导员所起的作用仅是指导规划与统筹，在圈员做出精彩发言时，整个圈的成员都会被之鼓励，并产生思想追随，在此便实现了权利的需要。同时，当药店店员具有很强的表现欲、控制欲，并对职业生涯有着很高的规划时，善于发现并给其提供一个展示的平台和机会，满足其对于权利的需要，对于员工的激励会更加有效。

（六）X 理论和 Y 理论

X 理论和 Y 理论是关于人性的问题，由美国管理心理学家道格拉斯．麦格雷戈（Douglas Mc Gregor）总结提出。管理者关于人性的观点是建立在一些假设的基础上，管理者正是根据这些假设来塑造激励下属的行为方式。管理者对人性的假设有两种对立的基本观点：一种是消极的 X 理论（Theory X）；另一种是积极的 Y 理论（Theory Y）。

1. X 理论

所谓 X 理论，反映的是经理人对员工的不信任，主张对员工严加看管。这些赞同 X 理论的经理认为，企业目标和员工个人目标不可能是统一的。因此，要想各项工作得以完成，唯有对员工制定严格的纪律，采取强制、监管、惩罚等措施，并对属下的一言一行都非常敏感。他们更倾向于采取严厉的管理办法，要求属下对上级的指令一味地服从，否则就要对他们实行责罚。其主要观点如下：

（1）员工天性好逸恶劳，只要有可能，就会躲避工作；

（2）以自我为中心，漠视组织要求；

（3）员工只要有可能就会逃避责任，安于现状，缺乏创造性；

（4）不喜欢工作，需要对他们采取强制措施或惩罚办法，迫使他们实现组织目标。

2. Y 理论

所谓 Y 理论，跟中国古代认为的"人之初，性本善"的观点很是相似，认为人都是有良心和自觉性的，只要条件合适，员工就会努力工作，而不是靠苛刻的管理制度和惩罚措施。因而，如果企业能够采取正确的激励措施，员工不仅能够在工作中约束自己，自觉地完成所分配的工作任务，而且还会发挥自己的潜能。持有这种信念的管理者往往采用松散、诱导的方式，通过与员工一起制定目标的方式，促使员工参与管理，从而达到完成工作任务的目的。其主要观点如下：

（1）员工并非好逸恶劳，而是自觉勤奋，喜欢工作；

（2）员工有很强的自我控制能力，在工作中执行完成任务的承诺；

（3）一般而言，每个人不仅能够承诺，而且还主动寻求承担责任；

（4）绝大多数人都具备做出正确决策的能力。

麦格雷戈本人认为，Y 理论的假设比 X 理论更实际有效，因此他建议让员工参与决策，为员工提供富有挑战性和责任感的工作，建立良好的群体关系，有助于调动员工的工作积极性。总的来说，激励的内容理论突出了人们根本的心理需求，并认为正是这些需要激励人们采取行动。需要层次论、双因素理论和成就需要论，都有助于管理人员理解是什么在激励人们。所以，管理人员可以设计工作去满足需要，并付诸适当的和有效的工作行为。

以上是激励的需求理论，下面介绍激励的过程理论。过程型激励理论着重研究人从动机产生到采取行动的心理过程，主要包括佛隆的期望理论、亚当斯的公平理论、洛克的目标设置理论等。过程型激励理论更强调在管理过程中，要充分调动人的积极情绪。下面主要介绍有代表性的佛隆的期望理论和亚当斯的公平理论。

（七）期望理论

1. 期望理论的内涵

佛隆在1964年首次提出了期望理论。其基本观点是：人们只有在预期其行为有助于达到某种目标的情况下，才会被充分激励起来，产生内在的激发力量，从而产生真正的行为。这种激发力量的大小等于该目标对人的效价与人对能达到该目标的主观估计（期望值）的乘积。可用下面的公式表示：

$$MF = V \cdot E$$

动机激发力量（motivational force，MF）是指个人所受激励的程度。

效价（valence，V）是指个人对自己所要采取的行动将会达到某一成果或目标的偏爱程度，是个体对这一成果或目标有用性的主观估计。当个人对达到某种成果或目标漠不关心时，效价的值为零；当个人宁可不要出现这种结果时，效价为负值；当个人希望达到该预期结果时，效价为正值；当个人强烈期待出现预期结果时，效价的值就很高。总之，只有在效价大于零时，个体才会有一定的动力。效价值越高，动力越大。

期望（expectancy，E）是指某一特定行动将会导致预期成果（或目标）的概率，即个人据其经验对自己所采取的行动将会导致某种预期成果的可能性的主观估计。实际上，在佛隆的期望理论中还提出了工具性或手段性（instrumentality，I）的概念。

佛隆认为，个人所预期的成果有两个层次，即一级成果（组织目标）和二级成果（个人目标）。二级成果是个人在某一行动过程中最终希望达到的个人目标，一级成果则是为了达到二级成果而必须达到的组织目标。因此，一级成果可被看作是达成二级成果的工具或手段，是一个过渡性的概念。工具或手段反映了个人对一级成果和二级成果之间内在联系的认识。例如，一个人希望得到提升，他认为突出的工作表现是达到这一目标的因素，因此他努力工作，希望自己能出色地完成任务。这里，提升是二级成果，而良好的工作成绩是一级成果。按照他的认识，工作成绩可以导致提升的可能性，就是工具性或手段性。尽管佛隆提到了这一重要概念，但并没有将其反映在数学公式 $MF = V \cdot E$ 中。

2. 运用期望理论的措施

根据期望理论，管理者要将员工积极性充分调动起来，有以下几个措施。

（1）根据员工的需要设置报酬和奖励措施　要使员工产生很大的激发力量，必须提高各种报酬和奖励措施在员工心中的价值。为此，首先是要调查、了解不同员工的需要及偏好，根据不同的需要给不同员工设定报酬和奖励方案，让员工可以选择。例如，年轻员工可能更喜欢得到进一步培训、深造的机会以及外出旅游；中年员工可能更喜欢得到经济上的报酬；老年员工可能更喜欢各种送温暖和关心活动。另外，效价也会随着个人所处的时间和场合的不同而变化，管理者应该动态地了解和把握这些变化。

（2）给员工创造良好的工作条件，增强其达到目标的信心　要使员工产生激发力量，必须提高他们对达到目标的信心。为此，首先要根据员工的能力和外部条件，合理地给员工设定有一定难度但又是可以经过努力达到的目标。另外，要给员工创造工作条件，投入所需要的人、财、物资源。这样员工才会信心百倍、干劲十足地去工作。

（3）建立有功必赏的奖励制度，提高员工的工作热情　除了要提高员工对达到组织目标（相当于一级成果，如生产指标、工作任务等）的期望值外，还要提高他们对其完成组织目标后达到个人目标（相当于二级成果，如薪酬、安全、认可、成就等）的期望值。只有这样，他们的积极性才会被真正地调动起来。为此，必须在组织中建立有功必赏的奖励制度，这样就会增强员工的工作热情，使他们感到有奔头。

（八）公平理论

公平理论是美国心理学家亚当斯在20世纪60年代提出来的。他认为，在组织中，员工对自己是否受到公平合理的对待是十分敏感的，他们有时更关注的不是他所获得报酬的绝对值，而是与别人比较的相对值。人们往往喜欢不断地与他人进行比较，并对公平与否的程度做出判断，从而对自己工作积极性产生影响。

1. 公平理论的内涵

亚当斯的公平理论可以用下面的公式表示：

OAIA = OBIB 报酬相当，A 感到公平（满意）

OAIA > OBIB 报酬过高，A 感到不公平（满意）

OAIA < OBIB 报酬不足，A 感到不公平（不满意）

这里的 A、B 表示相比较的两个个体；O（output）表示个人通过某项工作从组织中得到的报酬或产出，例如工资、奖金、提升、表扬、尊重、对工作本身的兴趣等；I（input）表示个人对该项工作所投入的努力或代价，例如时间、产量、质量、学历、职称、技术等级、职位、职务、社会地位、资历、对工作的投入（努力程度）、对组织的忠诚度、年龄、性别等；OAIA 与 OBIB 分别表示个体 A 与 B 的"所得的报酬"与"所投入的努力"的比率。公式中具体显示了 A 与 B 相比较后所出现的三种基本心理状态：

第一，A、B 两者比例相等，即报酬相当，个人感到公平。此时员工受激励的状态不变。

第二，A 与 B 比较报酬过多，尽管感到"不公平"，但一般都会产生满意、受到激励。

第三，A 与 B 比较报酬过少，感到不公平。这时员工可能出现的情况是：①心理挫折和失衡；②改变投入；③要求改变产出；④改变对自身的看法；⑤改变对他人的看法；⑥改变比较对象，与一个更差的人比较；或自我安慰，与自己的过去进行比较；⑦离开现在的环境，进入新的组织去工作。

2. 不公平感产生的原因

（1）组织在客观上确实存在不合理分配的现象；

（2）不同员工在投入和所得上存在不可比性，人总是过多地估计自己的投入和别人的所得；

（3）不同员工对投入和产出的认知不同，他们总是挑选对自己有利的方面与人进行比较；

（4）组织中的一些绩效考评和奖励制度不透明，总是暗箱操作，增大了员工的猜测和不公平感等。

3. 公平理论的启示

（1）要重视、了解员工的公平感　无论在西方国家还是我国，公平比较都是客观存在的现象。我国由于多年的计划经济和"大锅饭"的影响，人们的比较心理较重。尤其是在改革开放、各种经济形式并存的今天，"红眼病"情况有时还很严重。因此，作为管理者，首先要注意了解员工的公平感，从而对症下药。

（2）建立赏罚分明的制度　员工的不公平感有时确实是因为组织没有合情合理地奖励员工，存在着"有功者不奖，无功者领赏"的不良现象。当组织中不良的现象和行为（如照顾个人情面、拉帮结派、徇私舞弊等）较多时，就会这样。组织只有消除这些不合理的现象，建立赏罚分明的制度，才能让广大员工真正感到公平。

（3）实行量化管理，增加透明度　公平感的产生很大程度上是员工主观猜测的结果，人们总是倾向于认为自己得到的比别人少，而付出的比别人多。因此，如果能在绩效考评和奖励制度上实行一定程度的量化管理，制定出合适的标准制度，按照规定严格执行，做到一切都可以打分计算，并提高整个工作的透明度，那么员工就会心服口服。但是，实行量化管理和增加透明度会给一些领导的权力造成冲击，因为有些领导的权力往往就来源于他们暗箱操作、主观人治的过程。因此，要在企业中实行这种制度，阻力还是很大的。西方一些企业有时采用"信封"发工资，即以保密的形式发放工资，以消除人们的不公平感。在我国，也有企业采用这种形式，但由于中西方文化的差异，这种方式可能使员工产生各种猜测。表面上是工资保密，但实际上大家私下都会打听，反而会造成更强的不公平感。

（4）战略为主，平衡为辅，加强对员工的教育　在一个组织中，由于操作中的因素以及人们认知的差别，做到绝对的公平是不可能的。组织一方面要从自身最重要的战略需要出发来建立制度，另一方面要适当地采取平衡和补偿的策略。另外，还要加强对员工的思想教育，加强沟通，将员工由不公平感所造成的负面影响降到最低程度。在药店中，可以定期聘请专业药师对药店员工进行培训，扩展其医药行业的知识；定期进行店内学习交流座谈会，使员工资源分享，视野开阔，思维方式得到拓宽。

（5）寻求广泛的认同　要在企业中真正建立起公平的管理机制是难以做到的，实际上也是不可能的，绝对的公平是不存在的。因此，企业在管理中追求的公平应该是对"公平的认同"。这就告诉管理者，当企业出台一项制度和方案时，在根据企业实际尽量做到合理的前提下，制度和方案的实施还必须在员工之间充分地沟通，做到让大部分员工理解、认同企业的实际和制度的合理性。只有在广泛认同的基础上实施制度，才能在员工心目中产生真正的公平感。这是一种体现民主理念的方式，更加从人性的角度出发，尊重员工的意见，关怀员工的心理。

二、激励药店品管圈的效应

根据管理心理学家的研究，目前我国企业在激发职工动机方面存在着极大的潜力，职工的积极性尚有 50%～60% 未能发挥出来。如果能够深入了解职工的心理和情绪，把注意力放在调动职工积极性上，将会收到意想不到的效果。

药店 QCC 是药店内的一线工作职工，围绕药店的经营战略、方针目标和现场存在的问题，以改进经营管理的质量，降低成本，提高人的职业素质和经济效益为目的而组织起来，运用质量管理的理论和方法开展活动。药店 QCC 活动的宗旨是提高药店员工的药品专业素养，激发店员工作的积极性和创造性，建立文明的、心情舒畅的药店工作环境，进而改进工作质量，降低成本，提高药店的经济效益。QCC 活动具有明显的自主性、广泛的群众性、高度的民主性和严密的科学性。

通过药店 QCC 小组活动，有利于开发药店智力资源，增强药店的凝聚力，激发药店员工的积极性和主人翁责任感，发挥员工的潜能，提高员工的素质；有利于预防潜在问题的发生和工作质量的改进；有利于实现全员参加管理；有利于改善人与人之间的关系，增强员工之间的团结协作精神；有助于提高员工的科学思维能力、组织协调能力、分析与解决问题的能力，从而提高药店员工的整体素质。

（一）激励药店品管圈活动的作用

世界上有两件事做起来比较困难：一件事是把别人的钱放进自己的口袋，另一件事是把自己的思想放进别人的脑袋里。对一个药店来说，科学的激励制度至少具有以下几个方面的作用。

1. 增进员工团结

在药店品管圈施行过程中，药店员工的参与和支持程度是决定活动成败的重要变量。很多药店开展品管圈活动时，往往将活动效果作为个人业绩的考核指标，结果效应确实落在每个人的身上，这样在激励政策的作用下，全体药店工作人员在同一个目标下，为了取得药店品管圈活动的成功，便会紧密有效地合作，在协作中增进员工亲密度，促使团队更加团结。

2. 减少优秀人才的流失率

竞争力强、实力雄厚的药店，通过药店品管圈的优惠政策、丰厚的奖励待遇、品管圈活动的晋升途径来吸引药店需要的人才。自古以来，水往低处流，人向高处走，每个人都会希望自身的利益最大化。有效的激励机制配合品管圈活动可以为药店自身员工铸下心理保障，有助于为药店留住更多优秀的人才。

3. 开发员工的潜在能力，充分发挥其才能和智慧

管理学家的研究表明，员工的工作绩效是员工能力和受激励程度的函数，即绩效＝F（能力×激励）。如果把激励制度中对员工创造性、革新精神和主动提高自身素质的意愿的影响考虑进去的话，激励对工作绩效的影响就更大了。药店品管圈活动中，制定的相应评分标准是根据圈内成员在解决问题的过程当中提出建议的质量和数量，由圈长进行评价和打分，通过分数的高低，进行不同程度的奖励，从而在激励层面启发并肯定圈员的思维或对策。

4. 营造良性的竞争环境

科学的激励制度包含着一种竞争精神，它的运行能够创造出一种良性的竞争环境，进而形成良性的竞争机制。在具有竞争性的环境中，圈员就会受到环境的压力，这种压力将转变为员工努力工作的动力。正如麦格雷戈所说："个人与个人之间的竞争，才是激励的主要来源之一。"在这里，圈员工作的动力和积极性成了激励工作的间接结果。比如在"增加药店的会员数"的品管圈活动中，通过对每位成员一段时间内发展的会员数量进行不同程度的奖励。这在一定程度上，促使店内成员提高自身的服务质量和交流推广能力，产生良好的竞争环境。

（二）激励的基本原则

激励的基本原则包括目标结合性原则、物质激励与精神激励相结合的原则、引导性原则、合理性原则、明确性原则、时效性原则、正激励与负激励相结合的原则、按需激励原则等。

1. 目标结合原则

在激励机制中，设置目标是一个关键环节。目标设置必须同时体现药店品管圈活动的目标和满足圈员的需要。

2. 物质激励与精神激励相结合的原则

物质激励是基础激励，精神激励是根本激励。药店品管圈活动所建立的激励体制必须是在两者结合的基础上，逐步过渡到以精神激励为主的激励形式，提高激励的层次。

3. 引导性原则

为管理者周知的事实是外部激励措施只有转化为被激励者的自觉内在意愿，才能取得激励效果。只有在引导性的激励下，品管圈活动才会处于一种正确的、有序的可持续性状态，环环相扣，朝着预期设定的目标不断发展下去。因此，引导性原则是激励过程的内在要求。

4. 合理性原则

药店品管圈活动中激励的合理性原则包括两层含义：一是激励的措施要适度，要根据品管圈活动所实现目标本身的价值大小确定适当的激励程度；二是奖惩要公平。管理者往往容易疏忽的一点就是奖惩不分明，在品管圈活动中尤其需要注意，要根据品管圈开展结果价值的数值进行激励，使激励更具有客观性和权威性。只有在圈内的成员都认同的条件下，激励的才能充分发挥它的作用。

5. 明确性原则

明确性原则包括三层含义：一是明确性，要明确激励的目的是需要做什么和必须怎么做；二是公开性，特别是分配奖金等大量员工关注的问题时，公开性显得更为重要；三是直观性，实施物质奖励和精神奖励时都需要直观地表达其中的指标，总结和授予奖励和惩罚的方式，直观性和激励所影响的品管圈活动人员的心理效应成正比。

6. 时效性原则

要把握激励的时机，"雪中送炭"和"雨后送伞"的效果是不一样的。在药店品管圈活动中，对活动的激励进行得越及时，越有利于将圈员的激情推向高潮，使其创造力连续有效地发挥出来。激励及时，圈员则热情高涨，会推动品管圈活动向着高效的方向发展。

7. 正激励与负激励相结合的原则

药店品管圈中的正激励就是对圈员的符合药店品管圈活动目标的期望行为进行奖励；负激励就是对圈员违背药店品管圈活动目的的非期望行为进行惩罚。正负激励都是必要而有效的，不仅作用于当事人，而且会间接地影响周围其他人。

8. 按需激励原则

所谓"你送的苹果不是我要的梨"，就是指激励没有满足被激励人的需要，并不能到达被激励人心中的要求，这样的激励只能起到事倍功半的效果，浪费人力、物力。激励的起点是满足圈员的需要，但员工的需要因人而异，因时而异，并且只有满足最迫切需要即主导需要的措施，其效价才高，其激励强度才大。因此，药店管理者必须深入地进行调查研究，不断了解基层药店员工需要层次和需要结构的变化趋势，有针对性地采取激励措施，才能收到激励的实效。

（三）激励的目的

激励在药店品管圈的作用之所以惊人，很大程度就体现在，其目的在于协助品管圈活动，促进药店基层员工参与提高药店管理质量水平方面的积极性。对一个企业而言，不能缺少激励员工的机制，在日本的大多数企业里，激励体制下的品管圈基层工作者对自己的工作往往感到有意义，因此，激励在药店品管圈活动中除了给员工带来更加有动力的工作体验外，同时也给药店零售连锁企业带来利益。品管圈活动中激励的目的主要在于下列三个方面。

1. 鼓舞士气，营造朝气蓬勃的药店工作气氛

推行药店品管圈活动可以提高药店基层员工对上班工作的愉悦感与成就感，并增强药店基层员工的向心力，提升整体员工的士气，进而提高工作效率。同时，提高药店最基层员工对药店管理的品质意识、问题意识及水平改善意识，并能将此氛围贯彻至药店管理的每一个方面。这种氛围不仅对药店内部工作人员带来工作的热情，也能使到店顾客感到轻松、愉悦。

2. 提高管理者解决问题的能力，激发基层员工工作的潜能

在连锁药店开展品管圈，不仅能够发挥品管圈独到的优势，而且还可满足我国连锁药店亟待提高经营质量管理的需求，激发提高门店营业现场班组长的管理能力及领导能力，进而提高部门绩效。

3. 保证质量水准，提高工作效率

品管圈活动的开展使药店营业现场成为经营水平保证的核心，使各部门管理稳定并持续进步，工作效率被大大提高，公司方针、目标之达成度得以提高，业绩得以改善。品管圈还可以使药店各部门间促进沟通、相互协作，消除本位主义，使品质（quality，Q）、成本（cost，C）、交期（delivery，D）、安全（safety，S）、技术（tech-

`nology，T)、成果（production，P）这六方面达到高度的统一，产生更佳的效果。

4. 为药店营造和谐人文环境

药店品管圈活动改变了可以传统命令式的管理模式，可以有效发挥药店基层员工的个人才能和潜力。另外，通过品管圈，可以使药店内部的质量管理水平得到持续改善。在这样的正反馈的激励下，会逐渐形成一种追求质量的营业服务环境。

三、药店品管圈激励的种类

药店基层员工是公司的基础，是公司发展的重要奠基石，调动员工的积极性具有重要的意义。影响药店员工的积极性包括主观认识的调节和客观环境两个因素，但是只要正确处理人的需要、认识、环境和行为效果反馈的关系，就能得到最有效的激励，充分地调动人的积极性，并转化为物质力量。建立健全激励机制是调动广大基层药店职工参与和药店 QCC 成员积极性的有力措施。激励的类型是指对不同激励方式的分类，从激励内容角度可以将激励分为物质激励和精神激励，从激励作用角度可分为正激励和负激励，从激励对象角度可分为他人激励和自我激励，从激励主体角度可以分为外部激励和内部激励，从激励形式角度可以分为有形激励和无形激励。

（一）物质激励和精神激励

物质激励和精神激励有不同的内涵，可以满足员工不同的需要及不同人员工的需要，如奖金可以满足药店员工的物质需要，但其精神上的荣誉感是不够的，而荣誉表彰可以满足员工的成就感，但不能满足员工的物质需要。

1. 物质激励

物质激励就是从满足人的物质需要出发，对物质利益关系进行调节，从而激发人们向上动机并控制其行为的趋向。物质激励多以加薪、发奖金的形式出现。在目前社会经济条件下，物质激励是激励机制中不可或缺的重要手段。由于物质利益对于企业职工的活动具有巨大的刺激力量，因而能够把它作为管理的手段，用来引导、推动、控制和协调职工的活动。物质激励得到保障，是工作得以顺利展开的基础。可以从以下几个方面入手。

（1）**奖金激励** 表现优秀者依比赛结果给予适度的现金鼓励。

（2）**奖品激励** 依该期药店品管圈项目的难易程度、参与圈数、整体水平等因素调整获奖名额。当本期项目中课题困难程度普遍较高，可在最终奖项中按一定比例增加数名优秀奖。奖项数目可参考预计为参赛圈数的1/3，奖金与奖品额度大小可由主办方具体定制。

（3）**成就激励** 药店应将活动表现及所取得的成就纳入员工或门店的年度考核中，作为调整员工绩效的条件之一。

（4）补助激励　若药店品管圈在药店外获奖，该圈可获得比赛奖金或药店相对的补助。

（5）机遇激励　表现优良的圈员每年可获准一次以公假公费方式，参加全国品管圈管理相关的研讨会。

（6）优先激励　工作突出的圈员可以在药店的各项福利待遇中享有优先权。

2. 精神激励

精神激励就是从满足人的精神需要出发，对人的心理施加必要的影响，从而产生激发力，影响人的行为，它也是一个社会健康发展的动力源泉之一。而且，随着经济的发展和人们生活水平的提高会日益显得更为重要。物质利益固然是激发积极性的基本因素，但精神需求也是一种巨大的推动力，是具有较高物质需求管理者的需求，可以持久地起作用。而且，精神激励是非报酬性的，利用精神激励药店可以减少对物质激励的依赖，使药店从不断加薪、再加薪的循环中摆脱出来。不仅如此，在当今高速发展的知识经济时代，人力资源管理的对象多是知识型员工，他们更加注重精神激励。往往发展水平越高的药店，越重视精神激励。思维决定行为，只有精神激励得到有效的发挥，人们就能够根本提升自己的思想境界，化被动为主动，提高整体的工作效率。精神激励可以从以下五个方面入手。

（1）荣誉激励　在品管圈活动中评选优秀圈员，对表现突出的员工实行公开表彰，并树立个人形象，在药店内加大宣传。

（2）培训进修激励　对于工作能力较强，上进心强的圈员，可以适当提供培训进修的机会，外出考察，开阔视野，丰富学习经验。还可以采用培训积分方式，对于每个圈员进行培训的情况加以把握，作为未来升职的参考标准之一。

（3）感情激励　比如为圈员祝贺生日、排忧解难、送温暖等。关怀圈员的内心需求，使其得到心灵上的温暖和激励。

（4）期望激励　对圈员进行目标的设定，建立活动规范、明确绩效标准。根据目标完成情况对圈员进行激励。

（5）沟通激励　定期与圈员进行沟通，了解其在不同阶段遇到的困难和取得的成就，提供适当的建议和帮助，也是一种有效的精神激励方式。

（二）正向激励和负向激励

1. 正向激励

正向激励又称"正激励"，是组织或领导在管理过程中，通过物质奖励、精神褒扬、关心、支持或领导人的言行感召等形式，使组织中的员工在物质或精神上不断得到满足，心理上不断接受领导者正面的引导与暗示，员工感受到的是积极向上的信息，领导者的人格魅力，使全体员工在价值观念、精神状态、集体荣誉感等方面与领导者日益趋同，从而激发全体员工爱岗敬业和极大的工作热情，促进组织的迅速发展。正向激励是一种通过强化积极意义的动机而进行的激励。以和尚吃水为例，正向激励可以指三名和尚决定给挑水的和尚以报酬，或选举他当寺院的住持，或派他出席全国和尚代表大会。这时，为了取得这些报酬或者荣誉，就会有人愿意当积极分子。

2. 负向激励

负向激励又称"负激励"，是与"正激励"相对而言的，它主要通过物质惩罚、口头或书面批评教育、专项整顿等手段，达到纠正错误、改进工作、提高工作效率和经济或社会效益的目的。负向激励是通过采取措施抑制或改变某种动机的激励。负向激励也是一种激励，是通过影响员工的动机来影响行为，使员工从想做某种事转变为不想做某种事。但这种手段要慎用，运用得当，成效显著，运用不当，则十分有害。另外，领导者个人的品质、修养、工作作风、是否廉洁公道甚至一言一行对所属员工都有很大的影响。同样，以和尚吃水为例，反向激励可以指其中一人主动给大家安排任务，并对不愿挑水的和尚进行禁水惩罚，为了免受处罚，大家就会轮流挑水，这就是反向激励。

（三）他人激励和自我激励

1. 他人激励

他人激励就是被激励者以外的人对个体的激励。对于药店工作者来说，他人激励主要来源于药店领导人、同事、顾客等几方面。我们可以采用以下方式进行他人激励。

（1）**充分授权和沟通** 没有权限的店员无法有效展开药店品管圈工作，不会有积极性和主动性。在药店领导的规定界限内，尽可能地给店员自由发挥的空间。充分的沟通会使店员产生信任和被尊重的感觉，减少逆反情绪，激励店员对工作投入更多的热情。

（2）**建立学习型组织** 为店员营造集体学习的优良条件，比如开展药品知识讲座、定期分发书籍等，使店员能够在学习型药店这样一个整体系统下，有意识地进行知识的扩充，不断地成长。

（3）**进行职业生涯设计** 药店管理者帮助每一位店员设计个人的事业发展计划，并协助进行定期的评估，将个人的工作与个人的发展联系在一起，实现激励的目的。

（4）**进行顾客喜爱的员工评选** 开展药店来客对店内员工的工作评选和提出意见，对顾客喜爱的员工进行物质奖励和授予优秀称号，激励店员。

2. 自我激励

自我激励，顾名思义，就是自己激励自己。自我激励与传统的来自管理者外在力量激励不同。在大多数激励过程中，被激励者受到外在力量控制，即必须接受他人的控制或鼓励。很显然，在这样的情况下，要使受激励者能产生持续的积极性，就应该不断地施加激励举措。然而，这种靠不断激励而产生的积极性，与更高的目标和实现目标的自觉性相比，无疑会有它的局限性。实际上，真正的动力绝不是来自外力，而是依靠自身，即自我激励。因为"人是不可能真正地被其他人激励的"，人的行为是由他们自己控制的，"他们需要在能使他们自我激励、自我评价和自信的环境中工作，而不是外界的激励"。自我激励是内在化的激励，是真正产生激励作用的、持久的激励，是对自己进行激励，是调整自己的动机。自我激励也应从需要、目标着手，通过分析自己的需要，选择合理的目标并实现这些目标。它的特点减弱了传统的外来式激励，加强了内在式激励，强调了管理者的激励目标是帮助药店中的每个人实现最大程度的自我激励。药店工作者可以从以下几方面入手：

（1）为自己设定一个目标，比如使自己清算盘点药品库存的工作时间缩短10%。

（2）用中、短期目标和一定的专门活动补充自己的长期目标。

（3）在顾客服务的工作中，要做出有益的成绩，要有超出他人的突出成绩，比如个人药品销售额高于平均销售额的10%。

（4）在自我领域内，达到优秀专家的水平，进行自我提高，比如激励自己考取执业药师资格证。

（四）外部激励和内部激励

美国管理学家道格拉斯·麦克雷戈把激励分为外部激励和内部激励两类。

1. 外部激励

外部激励是指掌握在管理者手中，由经理运用，对被激励者来说是外附的一种激励。由外酬引发的、与工作任务本身无直接关系的激励。外酬是指工作任务完成之后或在工作场所以外所获得的满足感，它与工作任务不是同步的。如果一个人欣然从事一项又脏又累、枯燥无味、别人都不愿干的工作时，或当别人都已下班回家，只有他甘愿留下来加班时，他所得到的激励可能多源于外酬的刺激。即他之所以留下来，纯粹是为了赶完这些任务后，会得到一定的外酬（加班费）、奖金及其他额外补贴，他对完成任务的态度只是例行公事，一旦外酬消失，积极性也就荡然无存。所以说，由外酬引发的外部激励是难以持久的。

2. 内部激励

内部激励就是某项工作的激励作用与完成工作任务所产生的激励作用之和，即兴趣、爱好、成就等对人们行为产生的影响，可以从以下几方面入手。

（1）赞许　这是一种常用的激励方式，当面称赞、当众夸奖、通报表扬等属于赞许，即客观上对受赞许者的行为给予肯定，因而有强化其动机的作用奖赏。奖赏也是一种赞许和鼓励，但它的激励作用要大得多。奖赏既可以是物质的，也可以是精神的，还可以物质奖赏和精神奖赏同时并用。

（2）竞赛　一般人都有好胜的心理，特别是有高度成就感的人，其好胜的心理更为强烈。因此，竞赛有激励上进的作用。但必须注意竞赛要事先公布评比的标准，使大家明白争夺的目标以及胜败的后果；标准要具有可比性，竞赛的结果要公布，许诺的奖励要兑现。

（3）考试　对药店品管圈圈员的录用、选拔、晋升，采用考试的办法，考察圈员对品管圈的认识及应用能力与效果改善，评价有较好的激励作用，而且可以在一定程度避免拉关系、走后门的弊端。

（4）评定职称　药店各种职位以及其他技术职称的授予，已经成为一种普遍现象，相当多的人正在为之奋斗。如果引导得法，评定合理，可以产生重要的激励作用。

内部激励是指工作任务本身的刺激，即在工作进行过程中所获得的满足感，它与工作任务是同步的。追求成长、锻炼自己、获得认可、自我实现、乐在其中等内部因素所引发的内激励，会产生一种持久性的作用。

第三节　激励药店品管圈活动的过程

药店品管圈活动中的激励应当是贯穿于药店员工工作的全过程，包括药店品管圈导入时的前期激励、药店品管圈开展过程时的中期激励与药店品管圈一阶段结束时的后期激励。药店品管圈激励活动应该是一个长期有逻辑地、富有递进性的过程，在这个过程中需要对药店品管圈圈员在品管圈活动中的思想有所了解、个性有所把握、行为过程有所控制和行为结果进行评价。药店品管圈的激励工作是需要耐心的。赫兹伯格说，如何激励员工：锲而不舍。

一、药店品管圈活动前期的评价与激励

何谓药店品管圈的前期过程呢？它是指在一定动机下，药店品管圈开展前的一切准备过程，包括药店品管圈的组建、培训、宣传等一系列有机步骤。换句话说，药店品管圈的前期活动即是药店品管圈在实施之前的所有准备工作。好的开始就等于成功了一半，前期过程筑基坚固，便会给后来的活动实施带来顺畅的发展。药店品管圈活动本身就是挖掘药店基层员工潜力的活动，而激励的目标是使药店品管圈中的圈员充分发挥出其潜在的能力，为达成药店与自身的目的而不懈努力。

药店品管圈的前期过程主要包括组建药店品管圈推行委员会；识别、诊断药店原有的质量管理体系；在相关人员的帮助下进行培训，制定初步的药店品管圈制度；培训者对所有人员进行药店品管圈的初步培训；大面积地宣传、培训，试运行；组圈，

进行具体的培训等。而我们的前期评价与激励就是对这些环节最有效的掌控和推进方式。

（一）课题投标的激励

一个优秀的药店不可能从一开始就一帆风顺，在长期的发展过程中会遇到各种困难，只有不断地发现问题与解决问题，才能快速成长。药店品管圈的诞生被誉为是新兴的最有效率的质量管理工具，它是在药店运营中的问题浮现出来后快速高效地解决问题。而任何事情开始之前都有一个动机，高效率的药店品管圈活动需要运用在已知的待解决问题之上。每一位员工都有一双发现问题的眼睛，往往基层员工对药店现状情况的察觉最敏锐，在选择药店品管圈课题时，基层员工提出的问题往往反映了当前最紧迫的问题。

这里我们要引进一个新的概念，叫激励程度。所谓激励程度是指激励量的大小，即奖赏或惩罚标准的高低。它是激励机制的重要因素之一，与激励效果有着极为密切的联系。能否恰当地掌握激励程度，直接影响激励作用的发挥。需要注意的是，不管是在制定对课题投标的奖励制度还是其他激励制度时，过高的奖励会导致用处不大的课题被提出，不仅浪费药店的评价资源，更会造成员工工作误区的形成。

如何鼓励药店基层员工踊跃提出问题呢？可以制定课题投标的奖励制度。

员工提出现状问题应当得到奖励，实施这个阶段时最适合的方式是物质激励，即报酬激励。根据药店自身实际情况，当店员发现药店目前存在的一个问题并提出时，经过药店成员的集中选择，课题投标者给予一定的资金启动奖励，经过药店品管圈采纳并进行课题活动的开展，所得的收益效果可适当地为该员工的年终绩效加分。

（二）教育培训的激励

所谓"教育培训"，就是"上所施，下所效"。其目的就在于，通过传播知识培养人的某项或多项行为技能，使受训者的能力得到提高和发展，整体素质进一步提高，从而更好地适应工作。

当药店员工充分了解药店品管圈，并决定在药店推行药店品管圈活动时，接下来的任务是全体药店员工的药店品管圈知识教育培训。教育培训的目的在于使药店的全体员工认识了解药店品管圈，使药店从上至下对药店品管圈产生浓厚的兴趣，提高店员对药店品管圈活动的积极性、自主性、创造性，产生统一的正确的观念，并且彼此之间能够进行有效的沟通。为了保证药店全体员工掌握与运用培训中得到的有效知识，对培训进行有效的激励是必要的。

1. 对管理层的激励

管理层是一个组织的方向标，也是整个组织的核心部分。因此，管理层对于药店品管圈相关知识的了解以及支持程度直接影响着品管圈一系列活动的进展。对于管理层的教育培训，也是整个教育培训中的重要部分。对管理层进行的药店品管圈教育培训可分为 3～4 次。前 2～3 次培训旨在让管理层人员树立良好的品管圈精神，了解药店品管圈的重要性，明确药店品管圈活动的意义、作用以及实际效用。最后一次培训也可称为实际教学，培训人员针对药店现存的某些问题，组成小型药店品管圈，就实际问题进行探讨，学习药店品管圈的步骤以及手法，同时解决药店存在的问题。

对药店管理层的要求甚于对基层员工的要求。在培训后如果药店管理层的人员对药店品管圈的知识无深刻的体会及理解，此时适用的就是负向激励。当进行了 3 次药店品管圈基础知识培训后，需要对被培训人员进行小型的测试，测试结果等级分为优秀、合格、不合格三级。成绩为优秀的人员可被推选为药店品管圈委员会成员，参与领导圈会；成绩不合格的人员给予适当的批评，并继续学习药店品管圈知识。

2. 对基层员工的激励

基层员工是药店品管圈的直接参与者，对药店品管圈的兴趣非常重要。品管圈对药店基层员工而言，实则是莫大的机遇与挑战。对基层员工的培训主要倾向于熟练掌握品管圈的概念及活动步骤，使基层员工对品管圈的操作过程了然于心，从而提高药店品管圈活动的质量与效率。

药店品管圈活动的概念被引入时，激励中的"自我动力"就启动了。这个阶段主要靠个人利益的吸引，当认真学习了药店品管圈知识，测试达标了就可以得到相应的奖金奖励。与管理层测试相同，学习了 3 次品管圈基础知识后，就可以进行小型测试，成绩达标且优秀的员工给予奖金奖励或礼品奖励，这正是对员工的物质激励。

员工参与药店品管圈活动本身，对员工来说就是一种锻炼机会。与此同时，在对基层员工进行品管圈的培训过程中，要侧重于强调药店开展品管圈活动对员工自身带来的收益，包括自身能力和素养不断提升等，无形中就给员工打好了坚定学习药店品管圈相关知识的决心，这正是对员工的精神激励。

（三）对宣传比赛的评价与激励

药店品管圈的宣传活动主要采取以下几个赛事：标语大赛以及海报大赛、圈徽和圈歌设计大赛、网页宣传设计大赛等。现在我们就前两者进行说明。

1. 评价标语大赛与海报大赛

标语及海报大赛的参与对象为全体药店员工，比赛的内容要求根据药店品管圈的特点、推行步骤以及推行过程的注意事项设计标语，标语需要新颖、有特色，体现品管圈的精神，首先在各个门店内进行评比，优秀者参与整个连锁药店的评比。评分细则见表 6－3－1 所示。

表 6 - 3 - 1　标语及海报设计大赛评分细则

序号	评价要点	分数	得分（百分制）
1	创意特色	20	
2	色彩搭配	20	
3	寓意	20	
4	展示情况	20	
5	口号	20	
	总分	100	

2. 评价圈徽和圈歌设计大赛

圈徽和圈歌是整个药店品管圈精神的体现，不仅能够使圈员时刻明确品管圈活动进行的初衷，还能给整个品管圈活动带来生机和活力，为我们的工作增添光彩。

圈徽和圈歌设计大赛的参与主体为药店品管圈全体圈员，要求圈歌和圈徽体现自身品管圈的精神与特色，圈徽为自身品管圈使用的标志，圈歌不仅药店品管圈使用，还需要所有圈员进行演唱，在整个连锁药店内进行相关的优秀评比。圈歌设计及合唱比赛评分细则见表 6 - 3 - 2。

表 6 - 3 - 2　圈歌设计以及合唱比赛

序号	项目	具体要求	分数	得分
1	思想	歌曲内涵深刻，内容健康，格调高雅，积极向上	20	
2	节奏	节奏优美，富有特色，朗朗上口	10	
3	音色	音色优美，音准好，音质纯净，音域宽广	10	
4	音准	音调准确，乐感好，速度紧跟节拍	10	
5	吐字	吐字清晰，表达清楚，演唱歌曲发音准确	10	
6	构思	构思新颖，态度认真统一	10	
7	歌词	歌词富有朝气，富有创意，体现药店品管圈的精神	20	
8	效果	舞台效果好，观众反响强烈	10	
	总分		100	

3. 激励大赛

一个药店，可以同时组建多个药店品管圈，也就是说，可以设计评比多个标语海报、圈徽圈歌及网页设计，品管圈数量是根据药店实际情况而定的。当选择得分最高的标语口号、圈徽和圈歌后，给予设计者或圈全体奖励。

大部分连锁药店门店人员薪酬主要包括基本工资、绩效工资、奖金、津补贴、福利。其中基本工资、绩效关系、奖金是薪酬的主要组成部分。门店内胜出者可以得到店长的点名嘉奖及适当现金奖励；若代表品管圈的是门店组织的参加整个连锁药店组织的大赛而获奖者，则结果可纳入年终的绩效考核内，并可获得评选月优秀员工的候选资格。

需要注意的是，现金奖励是一种激励性不强、较为拙劣的激励方式。如果药店员工因为圈形象设计得到了现金红利的奖励，这容易导致他们过分依赖于金钱，并提前花费；而且只会把它当作综合工资的一部分。而月优秀员工候选人的提名或者获得升职的机会，综合了精神激励部分，激励效果会大大增加。当然，作为一个需要时时进步的药店领导者，总是需要意识到这样一个事实：随着时间的流逝，用来激励员工的方式需要发生变化。

二、药店品管圈活动中期的评价与激励

有了清晰的组织架构后，就要辅以药店品管圈的运行机制。药店品管圈的中期活动就是指药店品管圈活动在进行中的整个过程，包括药店品管圈的主题选定、活动计划拟定、现状把握、目标设定、原因解析、对策拟定、对策实施与讨论、效果确认、标准化、检讨与改进等十大步骤。药店品管圈倡导以药店基层工作人员为中心，组建成经营质量改善圈，药店店长与圈员共同学习和运用品管方法，讨论、发现、解决药店营业中存在的问题，从而改善药店经营品质、提升药店经营效率、降低营业成本的经营管理活动。这个过程的核心是药店基层员工自下而上的自主管理，换句话说，药店品管圈活动成败的关键在于药店基层员工对自主管理及其自我潜力激发的程度。激励活动过程中的品管圈作用显而易见，是圈员能够把圈不断推进的催化剂，前两节已经对药店品管圈活动的评价与激励进行了介绍，下面介绍如何在药店品管圈活动的实际操作中系统地实施激励。

药店品管圈活动第一次启动就意味着激励层次的进一步提高。在前期激励里注重现金奖励，起到的是引导激励的作用。中期开始，对药店品管圈圈员深层次的自主管理要求更高、更明确、更自主。在中期的激励方式中，不要过多地依赖"金钱效应"，而要更多注重职务、岗位、工作环境、职位发展等多种不同激励的综合运用，以此形成科学的激励机制。

（一）制度是药店品管圈活动中期激励的基础

药店本身要建立健全的药店品管圈活动考评制度，人、责、权划分明确，建立个人责任状，明确项目的各项目标和奖罚制度。细化考评内容，做到奖惩分明，赏罚有依。

必须强调的一点是，药店品管圈活动单位是一个团队，在全力激发圈员品质管理潜力时，我们更要加强药店品管圈团队建设，增强圈员工作默契，创造团队合作精神。在特殊情况下，药店品管圈集体可签署"军令状"，并将活动结果作为考评的项目。在

建立特色的药店品管圈中期激励制度前，还需借助有效的评价工具，如品管圈的周例会、药店品管圈专家点评会等。

1. 药店品管圈的周例会

建立药店品管圈的周例会制度，具体措施是品管圈每周召开一次会议，即是反馈过去一周内和当前品管圈活动中存在的问题，形成记录，专人跟进。

（1）目的　①检查、掌握药店品管圈在本周的运行情况、圈会开展及步骤执行情况，逐步规范药店品管圈的日常管理，促进药店品管圈内部的沟通与合作；②提高药店品管圈圈员执行工作目标的效率，追踪到个人的工作进度；③集思广益，共同提出改进性及开展性的工作方案；④协调药店品管圈内每位圈员负责的具体步骤、工具方法、工作进度。

（2）要点　①周例会组织、责任部门：药店品管圈活动的执行部门；②周例会主持人（主要发言人）：药店品管圈圈长、辅导员或其他药店品管圈委员会相关成员；③周例会参加人：品管圈全体人员，由于出差等特殊原因不能参加例会的，应提前向圈会负责人请假；④列席人员：视事实需要，可让其他有关人员出席例会；⑤会议记录人：药店品管圈圈员；⑥会议时间：时间的确定比较灵活，根据圈员工作的具体情况而定，特殊原因需要延期召开、停开及临时增加会议，都应提前通知；⑦会议地点：视药店具体情况而定；⑧会议内容（议程）：主持人对上一周的重点工作进行总结，包括药店品管圈主要的步骤内容、原定计划（上周例会决定事项）的执行情况及在执行的过程中出现的问题及解决办法，有哪些不足需要加以改进，针对存在的问题进行沟通研讨，制定解决方案，对本周的工作计划进行布置、规划，追踪并改进日常管理工作，传达、解释总部的最新政策、文件和要求，对药店品管圈圈会的开展情况及圈员进行点评。

各圈员汇报上一周主要的工作内容、原定计划的执行及完成情况，在执行的过程中出现的问题及解决办法，有哪些不足需要加以改进，针对存在的问题进行沟通研讨，制定解决方案，按照品管圈活动的要求和指标，根据自己的实际对本周品管圈活动计划进行阐述。

每位圈员根据一周品管圈活动实际进展提出一项以上合理化建议，以改进完善药店品管圈，提出有利于药店经营管理和品管圈活动正常进行的方法和意见。

（3）会议周报管理　药店品管圈的周例会要求圈员采用工作周报的方式，向全体与会人员通报本圈上周工作完成情况及下周工作计划。周报具体要求如下：①周报内容要求：药店品管圈周报包括上周品管圈活动总结与本周品管圈活动计划，周报内容模板如表6-3-3所示。②周工作总结要求：对照品管圈周计划目标，逐条总结完成情况及主要工作，总结中应说明该周品管圈活动执行重点、达到的效果以及活动经验和教训。③对存在的问题要做出简要说明及分析，分析对目标实现产生重要影响的问题及导致该问题的关键因素。④对存在的问题提出进一步解决方案，并对未来的工作发展进行更深一步的规划。⑤本周工作计划：要逐条列出本周各项活动工作计划。要指明步骤预计的结束时间、本周的工作目标、是否需要其次相关人员的配合等内容。⑥由于特殊原因（出差、休假、重要事宜处理等）未按时提交工作周报者，应及时向行政部相关人员说明原因，经批准后，可在事情结束后两日内补交工作周报。⑦上述考核由药店品管圈负责人牵头。

表6-3-3 第×周工作报表

部　门		填表人		日　期	
项　目			内容		
上周工作总结	工作内容/进展情况		存在问题		分析、建议
本周工作计划	主要事项			工作目标	
备　注					

2. 专家点评

在药店品管圈活动中，我们所说的专家，是指品管圈活动的组织者、有过多次品管圈活动经验的店员、熟悉品管圈活动的专业讲师等。药店的药店品管圈管理办公室每周组织一次专家进行点评，出一期活动简报，通报整个药店各品管圈的工作进度，推广典型经验，借助标准化平台进行发布。

（1）目　的　①通过专家点评，从更专业的角度了解本阶段品管圈活动的优点与不足，进行相关活动计划的整改，在下一阶段的活动之中扬长避短，发挥长处，了解不足；②点评本阶段活动的成果，把握药店品管圈活动进行的方向，保障药店品管圈活动向着正确的方向前进。

专家对周例会中汇报的每个品管圈进行点评分析，肯定他们在上一周的优良做法，针对当前药店品管圈活动存在的不足提出意见建议。在专家点评中采取逐个小组发言并逐个点评的方式。

（2）点评内容　在不同阶段，专家点评的重点不同，主要分为以下几点。

①主题选定　良好的开端等于成功的一半。药店品管圈的主题选定是对整个药店所需进行问题改善的整体把握，选定的主题是否符合药店的宏观要求，符合公司的

当前政策，问题的迫切性以及可行性都是点评的重点，主题选定的重要性由此可知。在药店品管圈活动的起始阶段，尤其是专家点评的起始阶段，需要着重关注此问题。

②资料收集　需要对照药店品管圈活动选定的主题，分析收集的数据是否全面准确，是否符合主题，是否贴近实际状况，并对数据收集的数量以及经营质量问题进行点评。

③分析方法　分析方法关乎品管圈活动的顺利进行，适当的分析方法能使品管圈活动事半功倍，不当的方法则会使药店品管圈活动事倍功半。专家主要是对药店品管圈活动是否充分全面地运用数据分析以及重点、难点问题进行分析。

④对策改善　品管圈活动的问题以及对于上次专家点评的问题是否采取适当的活动改善，改善方向是否正确以及成员的分工是否合理。

⑤标准化落实　一是药店品管圈活动的落实是否与计划书相一致，如果一致，点评其优点，进行表扬；如果不一致，找出存在的问题，对于问题尽心指导。二是对于标准与日常作业的结合程度进行分析点评，对于契合度高的发现优点，点名表扬；对于契合度低的，点评存在的问题，予以指导。

⑥整体运作　一是对于药店品管圈活动之外的辅助活动，比如圈长会议、教育训练、公司支持等；二是对于会议内容进行分析点评，寻找其闪光点，分析不足；三是根据此次点评的优点以及不足，对于下次的活动提出指导意见。

（3）专家点评活动简报管理　①简报内容要求：专家点评的重点内容，包括各个品管圈的优点、典型问题以及专家提出的解决方案。②各个品管圈对于专家点评内容进行整理，对于专家提出的意见、建议进行简要分析，写出该品管圈的理解以及具体实施方案。③对于未来一周的工作进行简要的叙述，罗列可能存在的问题，为下次的专家点评准备。④由于特殊原因（出差、休假、重要事宜处理等）未按时提交工作周报者，应及时向相关人员说明原因，经批准后，可在事由结束后二日内补交工作周报。⑤上述考核由药店相关职能部门负责。

（二）药店品管圈活动中期激励的运用

1. 中期的约束激励

约束，顾名思义就是通过标准的程序制定，进行一系列规范组织成员行为的方式，便于组织有序运行，充分发挥其作用。药店品管圈活动中期激励贯彻了药店品管圈中十大步骤运用的整个活动过程，从字面上看，激励有激发、鼓励、诱导、驱使之意。而在药店品管圈管理科学中，激励不等于奖励。仅仅将激励狭义地从字面理解为正向鼓励，只强调利益引导一个方面是不准确的，用于指导药店品管圈实践也是有偏颇的。

药店品管圈的管理激励，从完整意义上说，应包括激发和约束两层含义，即正激励和负激励。奖励和惩罚是两种最基本的激励措施，是对立统一的。药店的一项奖励措施可能会引发药店员工的各种行为方式，但其中的部分行为并不是药店所希望的。因此，必须辅以约束措施和惩罚措施，将药店员工行为引导到特定的方向上。对希望出现的行为，药店用奖励进行强化；对不希望出现的行为，药店用约束进行控制。我们可以从以下几方面入手。

（1）圈员的角色和任务　整个药店品管圈活动的基础是药店的基层员工自发组成药店品管圈。在诸多品管圈活动中，圈员对角色定位存在一定的误区，在药店品管圈中期活动中，首先需要对圈员的角色定位及任务进行约束。

①圈员的角色　第一，参与品管圈，圈员参与到药店品管圈整个活动中，改善与提高药店经营管理水平；第二，永续不停。药店品管圈是一个大环扣小环，环环递进的过程，是完成了一个课题后，继续下一个课题的永续不停的活动过程。第三，积极活动。药店品管圈活动的本质在于药店基层员工的自我潜力的发挥，应当激励员工进行富有创造性的发言。第四，要以QCC活动做好本身工作的管理与改善为基础。管理与改善的核心在于员工自身，在药店品管圈中，员工理应被自我定位于此。

②圈员的任务　首先，参与药店品管圈的各项步骤活动，在此过程中学习先进品管知识并活学活用。其次，要与圈长和圈员保持良好人际关系，品管圈是集体的经营管理活动，良好的人际关系使得圈内管理更加有效。再次，利用圈会学习达到自我成长，与品管圈一起成长是展开活动的根本要求；药店品管圈要求各圈员遵守各项圈会决议事项，秉着"建议广求、决议服从"的原则与会。最后，圈员要通过品管圈过程的活动做好药店工作经营服务的品质。

之所以对圈员的角色如此强调，是因为如果圈员对自我任务定位不完整，将直接导致品管圈一系列活动步骤的完成情况不理想。根据以往多个药店品管圈活动经验显示，圈员常出现的问题如下：不参加会议，不发言讨论，不作决议事项，不分担工作，不执行决议事项等。这些都是圈员们没有正视品管圈活动，没有从根本上认识到品管圈活动意义的表现，会对整个品管圈活动的顺利进行造成不利的影响。

为保证药店品管圈圈会活动的顺利、有效进行，在圈会开展时，对圈员的基本要求如下：a. 开圈会必须全员参加，全员发言。在本期圈会开展前，参加圈会的圈员必须对圈会的主题熟悉了解，在圈会开展时各抒己见，发表建议与意见，做到人人发言；详填圈会记录表，其中圈会参加率及圈会记录皆列为圈活动评价要项，对于不按时参加圈会的圈员和圈会发言次数极少的圈员，将视情况进行批评教育，情节严重者可以取消其圈员资格。b. 药店根据每次圈会实际参与人数提供茶水费3元/人，并将根据活动计划定期对圈会进行稽查，当次未开者将取消本期茶水费。c. 圈会开展时，将检验过去一周圈员对圈会任务安排的实施结果。对于已完成的部分进行结果展示和对过程中产生问题的原因进行剖析，并对未完成的部分任务做出必要的书面报告，并在圈会开展时与全部圈员进行讨论，在下一周采取改进措施，继续完成。d. 对圈会安排的任务完成较差的圈员，超过两次未完成任务者，将其纳入年终奖考评结果，并取消其圈员资格。

（2）圈长和辅导员的任务

①圈长的任务　圈长是药店品管圈的直接管理者，也是全体圈员的代表，圈长的任务有很多：要带领和激励圈员参与活动；统一全体圈员的意志、观念和做法；要进行圈活动计划的拟定和执行；需要率先接受药店品管圈、品管改善手法等教育课程，提升自我能力；在活动中培养后继药店品管圈活动圈长的人选；需要向上级报告活动进度及概况，并配合辅导员参与指导活动；必须把握事实并充分运用品管手法；切忌靠经验、直觉，而仅凭"推测"进行活动；要有"只许成功不许失败"的决心。

②辅导员的任务　辅导员是一个药店品管圈的灵魂所在；要了解药店品管圈圈员对于活动的做法和想法；要教育训练，提高活动能力，并创造自主活动的气氛；帮助药店品管圈主题的选定，把握宏观大局；协助解决品管圈的问题；教导正确的品管手法的使用时机及技巧；公正评价活动过程并促使标准化；辅导活动过程应具有持续性。同时，辅导员也要着重关心圈员情绪和思想的变化，及时地进行指导和鼓励，确保圈员能够以良好、积极的心态进行品管圈活动。

一个药店品管圈成功的关键是圈长和辅导员的齐力协作，对于药店品管圈而言，圈长和辅导员的地位至关重要，对其的要求也会更严苛，具体如下：a. 学习质量管理手法，制定措施，实施计划。要求圈长和辅导员对药店品管圈的知识储备甚于圈员，在药店品管圈的阶段性知识测验中，累计两次成绩低于 65 分时，将被取消圈长、辅导员资格。b. 在活动过程中，必须组织好圈员基础技术的学习，练好基本功，提高圈员专业技术水平。只有扎实的基本功，才能进一步创新，将所学知识学以致用。同样的，在药店品管圈的阶段性知识测验中，该药店品管圈人数超过 30% 成绩低于 60 分，将被取消圈长、辅导员资格。c. 在活动过程中出现问题，应立即提出改进方案，修改活动计划。适当错误的存在可以给药店品管圈以提升空间，圈长、辅导员应立即提出改进方案；但在多次出现错误，药店品管圈难以继续进行的情况下，将取消圈长、辅导员资格。d. 及时总结活动成果，这是重要的一环，务必进行。

2. 中期的激发激励

激发和激励也叫正激励，药店品管圈的激发、激励是药店对严格执行药店品管圈制定的计划步骤，活学药店品管圈知识并将其运用到品管圈十大步骤中，做得好、做得正确，在活动中依据激励机制对取得了优异成绩的圈员以药店的名义给予肯定、赞许、鼓励的一种褒奖。

（1）对圈员的激发激励

①对圈员的精神激励　圈员是药店品管圈的基础构成，了解圈员的需要就完成了本品管圈中期激励制度的基础。圈员需要知道：品管圈活动对自身有较高的期望；自己在品管圈中有机会做最擅长的事；在过去的一星期里，自己出色的工作表现得到了承认和表扬；在药店品管圈中自己被当作一个有用的人；在品管圈中有人常常鼓励自己向前发展；在活动中自己的意见和想法有人听取；圈内的工作目标让自己感到药店品管圈的重要性；自己的同事们也在致力于做好药店品管圈工作；在过去的 6 个月里，自己的进步曾被人称赞；在过去的一年中，自己学到了很多东西，在技术和个性等方面也取得了长足的进步等。当圈员认真完成药店品管圈的计划后，就会切身体会到药店品管圈活动本身就是对圈员的精神激励。

②对圈员的高级物质激励　在药店品管圈活动的中期激励中，药店经营者应在"以人为本"的激励机制中针对物质激励进行重点研究。以往传统的简单涨工资、发奖金的方式，由于不能明晰体现药店品管圈激励理论中对圈员的激励和保证作用，因而成效并不显著。在药店品管圈活动的中期中要摒弃这些做法，取而代之以崭新体现"以人为本"的管理思想的激励方式，如现金期权制的激励。现金期权制这种激励方式是以科学合理的考核指标为基础，药店品管圈中期周例会的目标达成后给予相关圈员一定方式的现金奖励，但奖励是分期或延期兑现。在整个课题进行的过程中，由专家点评会选出的先进个人给予现金期权制的激励，这种激励方式往往和年薪制或者风险抵押等相结合，采用"传统支薪制＋支付方式创新"的模式，使以往的短期激励变成长期激励，不仅可以使药店品管圈圈员长期保持对药店品管圈运行的良好工作热情，而且可以避免药店品管圈工作中的短期行为。除此之外，还可将药店品管圈的效果纳入升职与年终奖的考评范围。

（2）对圈长的激发激励　与约束激励目标一致，圈长的任务完成效果良好时，将得到一定的激发激励。药店员工持股制的方式可以使每位圈长成为连锁药店门店的所有者并参与药店的经营、管理和利润分配，具有典型的合作经济的性质。这种激励方式也可经由圈长下发到圈员名下。这种方式由于满足了药店员工物质和精神双方面的需求，因此可以产生巨大的激励作用。其他的针对药店品管圈圈长的激励方式还有利润分享制、经营者持股、年薪制等。

三、药店品管圈活动后期的评价与激励

前面已介绍了药店品管圈活动的前期激励与中期激励，并指出应将激励贯彻到药店品管圈活动的前期准备与十大步骤活动的整个过程中，下面介绍后期激励。药店品管圈活动的后期激励是指通过对药店品管圈活动的效果评价，给予优秀的药店品管圈

以奖励、赞许等褒奖，进而推动下一阶段的药店品管圈课题以良性循环的模式继续进行。

在药店品管圈的后期活动中，随着长时间的身心投入及学习与改善药店品质管理，这个阶段的药店品管圈对课题完成效果的重视程度远远大于对物质激励的重视度，因此将以深层次的精神激励与物质激励相结合的方式作为药店品管圈的主导激励。

在前面章节中，已经介绍了在药店品管圈的后期活动中，对药店品管圈活动成果主要的评价方式有现场实地评价与成果发表评价，同样，正确的评价方式是药店品管圈活动后期激励的重要基础。下面首先介绍成果评价对于药店品管圈的重要作用。

（一）药店品管圈后期激励的评价细则

药店品管圈活动的评价是用一定的标准来审核药店品管圈运行成果的行为，下面介绍如何来实施这些评价。

1. 评价的着眼点

评价必须是全面的，在全面的基础上要求有一定的侧重和要点。可以将其分为药店品管圈活动运行的效果、解决问题的有效性。

①药店品管圈活动运行的效果　圈会运作情况；计划性与圈员工作分配合理性；圈员自主性的发挥；人际关系提升的程度；士气的鼓舞性；该圈特色性及实用性等。

②药店品管圈解决问题的有效性　每次圈会活动主题的选定动机与现由；问题解决步骤的有效性；使用 QCC 手法合理性；现状把握方法；数据收集、整理、解析方法的适当性；对策构想提出与实施的实用性；标准化方法的规范性等。

③成果发表评价　如果是口头发表，应注意发表时的易听易懂性、魅力吸引性、条理逻辑性等；如果是在杂志、报纸发表，要考虑杂志和报纸的等级；如果是著作和成果专利等，要看出版社和专利的影响力，可见成果展现情况是多样化的。

2. 评价中的问题

在药店品管圈活动的评价中，药店品管圈活动在实践中遇到的部分困难并不能在教学中进行解决，称之为"缺陷困难"。下面将有缺陷困难的药店品管圈活动的特点进行总体说明，以此为以后的药店品管圈活动提供参考。

（1）被驱使去改善　药店品管圈的定义是自主的改善活动，当药店品管圈的自我定位为被驱使去改善时，该药店品管圈便已经失败了。被驱使去做的药店品管圈有以下两个特点：①药店品管圈的作用，改善、改善再改善。药店品管圈将改善作为全部的药店品管圈的作用，这便是一个思想误区，应是解决问题。②忘了何谓药店品管圈。圈员、圈长及辅导员乃至药店管理层都要对药店品管圈的定位做准确的认识，不可按自己的未成熟的思想主观认识，要有利于药店、同仁和自身。

（2）只追求有形成果 只追求有形成果本身就是对药店品管圈的定位认识不准确的一种现象，它表现为：①追求有形成果效益。圈内各级人员只追求活动有形成果的效益，而忽略其他方面的得益。②不评价。对药店品管圈活动的无形成果不进行评价，如圈员的人性成长、药店品管圈对职场的调合等。

（3）只在发表时才活动 不管是由于前期激励的不到位亦或圈员整体对于药店品管圈活动的不重视，药店品管圈活动出现此种错误都需要更深的思考。问题主要体现在：①不开圈会，发表时草草了事；②捏造药店品管圈活动过程，不具备真实性；③与药店日常业务脱离。

（4）未形成学习型药店品管圈 不学习的药店品管圈在活动中的效果会大打折扣。表现为：①不自我启发、相互启发，圈员、圈长在药店品管圈专业知识方面及品管手法、活动方法的应用方面不学习、不启发，不主动自我补充；②成员之间不能相互探讨、各抒己见，未形成良好的团队学习氛围；③不能将吸纳的新知识运用到品管圈中，使圈的活动不能突破，达不到药店品管圈活动的目的。

（二）药店品管圈活动后期激励的运用

药店品管圈活动结束之后，需要对药店品管圈的成果进行验收与发表，通过奖励的方式为药店品管圈的持续进行及下期药店品管圈的有机循环奠定基础。下面介绍如何进行药店品管圈后期激励的应用。

1. 成果的报告与发表

（1）药店总部每半年举行一次药店内的成果发表会，由各门店择优参加总部半年一度的药店品管圈发表会。

（2）每期药店品管圈活动完成时，由圈成员共同制成成果报告书，并将其送至药店总部的药店品管圈委员会。

（3）药店品管圈活动成果发表的方法 ①报告书应说明活动主题选定的理由。②应说明改善目标及成果。圈活动的过程可以留到后面介绍，先提及多少成果，并把实际成果与预期成果作比较。③将活动得到的成果之成功性或成果的不理想性加以理由说明。④简要说明圈活动的经过。⑤发表时能带点趣味性更好。

2. 评选与评比

（1）由药店总部的药店品管圈委员会对各分店药店品管圈的成果进行评比。

（2）药店总部每半年举行一次药店品管圈发表会。

（3）评选出"优秀药店品管圈"的奖励依据 ①依据各评审员评审打分的结果排名而定；②评审员需根据《药店 QCC 小组实际运行评价表》和《药店 QCC 成果发表评价表》进行打分。

（4）评选出"优秀圈长奖"的奖励依据 ①针对参与到成果发表会中各圈圈员对

其圈长的打分结果排名而定；②评审员根据圈长的任务条例的完成情况为候选圈长进行打分。

（5）评选出"优秀圈员奖"的奖励依据 ①由辅导员和圈长推举本圈内 1~2 名"候选圈员"参加评选；②汇总"候选圈员"参加圈会的出勤状况及圈会表现记录；③依据圈长对圈员评审打分；④由各圈长代表本圈决定，以投票方式评选。

3. 评选方法

（1）选取现场评委 ①可从药店总部的药店品管圈委员会中选取；②选取对药店品管圈活动经验丰富的人员担任评委，如基层管理层人员及以上级别的人员；③由辅导老师或专家评选。

（2）公开公平原则 评审结束后，评委必须当场公布评审分数，增加发表会的透明度，受评的药店品管圈有疑问者，可与评委当面沟通。

（3）评审次数 ①药店品管圈的活动历程常常以月为单位，对于活动在不同阶段的进度，需提前在药店品管圈的评审会上做好记录；②在整个活动过程中，每月至少进行一次现场评审，由圈长及辅导员组织，并填写《药店 QCC 小组实地与运行评价表》。

4. 活动激励

（1）奖励经费 药店品管圈按流程向药店总部申请必要的奖励经费，即通过药店品管圈在整个活动中的表现，给予不同程度的激励，以达到激励的目的。

（2）奖励方式 于药店品管圈成果发表会当场发放。

5. 活动奖项类别

（1）圈会参与奖

①目的 为了激励员工积极参与圈会。

②发放标准 每由圈长召开一次圈会，当期圈给予一定圈的奖励金。

③申请资质 由辅导员监管，圈长填写会议记录，出勤人数达到 2/3 以上。

（2）优秀药店品管圈奖

①目的 为了对各药店品管圈的成果进行验收。

②奖励标准 如对药店总部的前三名药店品管圈分别给予以下奖励：第一名，奖金1500 元，纪念奖杯；第二名，奖金1000 元，纪念奖杯；第三名，奖金500 元，纪念奖杯。

（3）优秀圈长奖

①目的 为了奖励对药店品管圈活动中积极协同辅导员达成活动目标的圈长。

②名额 3 名。

③形式 由药店总经理颁发资格证书，并将其成果纳入年终考核范围，作为升职

加分条件之一。

（4）优秀圈员奖

①目的　为了鼓励在药店品管圈活动中表现活跃的圈员。

②名额　10名。

③奖励形式　由药店总经理颁发资格证书，并给予100元现金奖励。

（5）对药店品管圈活动改善成果进行持续推进，以半年时间评估经济效益

①对活动改善的有形成果的经济效益逾人民币5万元至10万元（半年）的药店品管圈，可以与经济效益挂钩，如将药店增加收益的1%～5%不等，给予该品管圈全体成员作为奖励。

②对活动改善的有形成果的经济效益逾人民币10万元以上（半年）的药店品管圈，可以与经济效益挂钩，如将药店增加收益的1%～10%不等，给予该品管圈全体成员作为奖励。

第七章　药店品管圈实例解析

药店进行品管圈活动，旨在通过药店品管圈十大步骤，解决药店营业的现场问题，全面提升药店的服务质量，树立药店的品牌形象。因此，药品零售领域所进行的品管圈活动，大多是针对药学服务品质、药品质量、营业现场和经营效果等方面的选题。本章中的实例"提高门店日均来客数""提高门店VIP占比"是药品零售企业的门店开展的品管圈活动，实例"降低病人多重用药的不安全率""提高门诊药房药师的用药交代率"是医院门诊药房开展的品管圈活动，为迎接未来医院门诊药房与医院的分开，希望能够带给药店从业者一定的启发。

实例一名为"满意圈"。该圈是由某医院药剂科开展，活动改善的主题是"降低病人多重用药的不安全率"。满意圈成员通过主题选定，发现病人多重用药不安全的现象需要快速解决，通过3~9月内的一系列品管圈活动，"多重用药不安全率"由最原始的5.38%降低至0.99%，目标的达成率为110%，进步率为81.6%。在对选定的主题进行真因的探究中，圈员运用特性要因图进行头脑风暴，全面地分析出了造成多重用药不安全的多重因素，并且准确地把握到要因所在，可谓"对症下药"，这便是使得满意圈最终效果远远高于目标值的关键之处。但是，在对策的拟定和实施过程中，由于病人配合情况不佳等不确定因素，也由于资料太过庞大，药师要在有限时间内进行审阅处方与找出多重用药病人，难免有些匆忙，如果能善于利用资料库，并且合理运用其他工具辅助，与其他部门进行配合，相信效果会更好。

实例二名为"湘药圈"，该圈是由某大药房××门店开展，活动改善的主题是"以自然月为计算标准，提高门店日均来客数"。经过全体湘药圈成员2个月的努力改善，本次"湘药圈"活动取得很大效果，日均来客数由原来的233人/日提高至为287人/日，超过设定的目标7人次/日。这对于某大药房××门店来说，是一次具有较高实际意义的品管圈活动。湘药圈成员能够从提高药店整体营业水平出发，着手解决根本问题，迸发热情，发散思维，采取许多直接有效的措施，能够从服务、药品、环境等进行剖析，从多角度进行对策的制定，效果颇佳。希望该圈再进行此品管活动时，能够更加注重市场需求，根据市场的变化及时做出调整，做到事半功倍。

实例三名为"优乐圈",该圈是由某药房××门店开展,活动改善的主题是"提高门店 VIP 占比"。经过优乐圈成员 8、9、10 三个月的不懈努力,门店 VIP 占比由原来的 34.4% 提高至 59%,处于目标值以上。优乐圈成员能够从门店的实际情况出发,选定出目前门店在 VIP 管理上需要提高。熟练运用关联图等有效工具,从人、事、物、环境等四个方面逐层解析,深究原因,提出有效的"提升 VIP 占比"策略,整体完善了 VIP 制度,对某药房其他门店发展会员有着很好的借鉴作用。只是本次优乐圈的实际运作时间较短,对策实施过程可能会出现的问题还没有暴露,为了相关方法能够更加长远而有效地运用,优乐圈可以延长开展周期,不断进行完善和提高。

"提高门诊药房药师的用药交代率"是本章第四个圈"药问圈"的活动主题。从 2016 年 3 月至 10 月,经过 6 个月的质量改善活动,药师的处方交代率由 40% 上升至 61%,提高比例上升至 21%,质量改善效果显著。药问圈圈员通过查找原因、要因分析以及真因验证,依据柏拉图 80/20 法则,找出前三项的真因为:单位窗口处方量大,发药流程繁琐。实施验证 9 个月后的用药交代率为 61%。同时,药问圈也完善了自身的知识结构,更好地为病人用药服务,增进了圈友的情感,使圈员了解了品管圈手法的运用,激发了圈友头脑风暴、逻辑思维的整合能力,提高了药师的专业形象等。药问圈在对策拟定和实施等方面做得很好,但是目标设定较高,实际活动并没有达到预定的目标,期盼药问圈在下次品管圈活动中能够合理设置目标。

实例一　满意圈——降低病人多重用药的不安全率

一、满意圈摘要

本次品管圈活动的名称是满意圈,本次满意圈活动改善的主题是降低病人多重用药的不安全率,本次满意圈活动时间是 2015 年 3 月至 2015 年 10 月。负责本次满意圈活动的单位是某医院药剂科。

满意圈由 2015 年 3 月 1 日提出,××年××月开始组建,××年××月成立。本次活动是本院进行的第 7 次品管圈活动。本次活动针对的主要工作是某医院本院的门诊、住院药房的药师服务以及分院区的门诊和住院药房药师组成对病人的药事服务。本次满意圈活动期间共开会 16 次,活动开展包含主题选定、活动计划的拟定、现状把握、解析、目标设定、对策拟定、对策实施与研讨、效果确认、效果维持、讨论与改进十个品管步骤。

满意圈的成员共 9 人,其中包括圈长 1 人,辅导员 1 人,圈员 7 人。圈长杨某药师在本院任××职务，其沟通能力强，态度乐观向上，工作认真负责，故此担任圈长的职务，辅导员徐某药师在本院任××职务，其工作细致，业务娴熟，曾经在××年××月参加过××品管圈活动，有一定的经验，故此担任辅导员职务。

本次活动的主题范围包含了所有某医院门诊和住院开立的处方、连续处方开方天数在 28 天（含）以上的口服药，本次活动的主题是根据医院管理目标的方向，主管的意愿，上级领导的指示及指引并考虑自行可解决的问题而提出的。经由满意圈全体圈员通过评价法，针对急迫性、重要性、可行性、政策性等一系列指标进行评价打分，最终确定下来。

通过对本院病人数据的检索发现，满意圈活动前多重用药的病人数为 687 人，经过计算得到多重用药不安全率为 5.38%，对此现象进行解析，通过查找原因、要因分析以及真因验证，找出多重用药不安全问题出现的原因主要有药品品项或数量不符，服药依顺性不佳，服药习惯不佳，计算机系统疏失，药品保存方式不佳，药袋显示复杂等。依照柏拉图 80/20 法则，找出前四项改善的真因为：药品保存方式不佳，药品品相或数量不符，病人服药习惯不佳，病人服药依顺性不佳等四项，再考虑圈外为新进药师，未接触品管圈者占 30%，计算出圈能力的大小为七成，最终运用公式得出目标值为 2.09%。为达到这一目标，满意圈的圈员针对要因提出相应对策，经过实施后验证发现，从 3 月份到 9 月份，多重用药病人数共为 704 人，而多重用药不安全比率为 0.99%，目标的达成率为 110%，进步率为 81.6%。相应的无形成果可以协助药师更进一步了解大众用药的需求，增进圈友的情感，了解品管圈手法的运用，激发圈友头脑风暴、逻辑思维的整合能力，提高药师的专业形象等，并由此建立了降低病人用药不安全率的标准化流程。

经过 3 个月的连续跟踪观察，本次满意圈活动的效果维持良好，2016 年 1 月多重用药不安全比率为 1.7%，2016 年 4 月降为 1.08%，均处于目标值以下。故此决定进行下一次品管圈活动，活动的主题为提升高血压病人的用药护理。

二、满意圈介绍

（一）满意圈的组成

满意圈组成时间是 2015 年 3 月 1 日，活动结束时间××年××月，在医院是第七期，组成人员共 9 名，其中 7 名是药师，3 名是研究生，4 名为本科生，满意圈组成相关内容见表 7 - 1 - 1。

1. 满意圈圈长杨某药师作为该品管圈的代表人，为全体圈员的代表，领导圈员参与活动，起到统一意见，分配工作，追踪进度，向上汇报，培养后继圈长的作用。

表 7 - 1 - 1　满意圈管圈组成

圈　名	××圈	成立日期	××年××月××日
活动期	第 N 期	活动期间	××年××月××日
圈　长	杨某药师	辅导员	石某药师
圈　员	某某药师，某某药师，某某药师		
活动单位	某医院××科室		
活动主题	降低病人多重用药不安全比率		

2. 满意圈辅导员石某药师创造出使品管圈有自主活动的气氛，起到为品管圈助产，对品管圈活动给予指导、建议，安排教育训练，协调工作的作用。

（二）满意圈名的意义

此次品管圈的名称定为满意圈，是因为药师身为医疗团队的一份子，不仅是专业的工作人员，亦是站在第一线的服务人员，因此希望给予病人专业且满意的药事服务。

（三）满意圈圈徽及其意义

1. 满意圈的圈徽中两个同心圆，代表"圆满""满意""和谐"的意思，内部设计用 R 代表药品，外层字母代表药房；整体想表达的意思是药房和药学服务圆满。（图 7 - 1 - 1）

2. 在某医院的大环境里，药房的药师皆致力于将用药安全的提升和提供满意的药师服务，作为至高无上的服务。

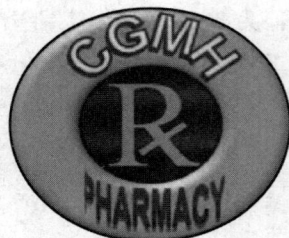

图 7 - 1 - 1　满意圈圈徽

（四）满意圈的活动历史

本院品管圈活动从 2008 年开始至 2015 年共进行了七期的活动，每一期的活动主题都不相同，分别为"提升门诊病人领药满意度""提升病人用药正确性""降低紧急调药平均每月次数""降低住诊给药错误率""降低门诊处方开错药品药师未审出率""降低住院紧急药嘱单给药未及时率""降低门诊病人多重用药的比率"，每一期活动的目标设定结合实际，制定合理，取得的成绩较好，进步率较高，目标达成率前六期均不小于 100%，第七期的达成率为 40.74%。基本上在院内评比中都取得了良好的成绩。此次各个时期的活动历史采用数据表格的形式呈现，直观明确，具体的内容见表 7 - 1 - 2。

表 7 - 1 - 2 满意圈活动历史

No	期数	活动主题	活动时间	目 标	成绩	达成率	进步率	院内外荣耀
1	一期	提升门诊病人领药满意度	2008.10.2 ~ 2009.4.30	85.8%→87.9%	89.40%	171%	42%	院内第三名
2	二期	提升病人用药正确性	2009.8.1 ~ 10.3.20	69.05%→83%	84.75%	113%	23%	院内第二名
3	三期	降低紧急调药平均每月次数	2011.7.24 ~ 2012.1.31	61 件→35 件	34 件	104%	44%	院内第四名
4	四期	降低住诊给药错误率	2012.2.1 ~ 2012.10.31	核对错误率为 0.004%→0，调配错误率为 0.015% ~ 0.004%	0 / 0.01%	100% / 116%	100% / 73%	院内第三名
5	五期	降低门诊处方开错药品药师未审出率	2013.2.1 ~ 2013.10.31	98ppm→0（1ppm = 10^{-6}）	0ppm	100%	100%	无
6	六期	降低住院紧急药嘱单给药未及时率	2014.2.1 ~ 2014.10.31	58.7%→21.4%	11.10%	128%	81%	院内第二名
7	七期	降低门诊病人多重用药的比率	2015.2.1 ~ 2015.10.31	1.5%→1.23%	1.39%	40.74%	7.33%	院内第四名

（五）上期活动成果追踪

1. 上期活动主题 降低门诊病人多重用药的比率。

2. 上期活动期间 2015 年 2 月至 2015 年 10 月。

3. 上期活动目标 门诊病人多重用药的比率由 1.5% 降低至 1.23%。

4. 上期效果追踪 在连续几个月的时间内，满意圈对病人多重用药的效果维持水平基本在 1.35 ~ 1.5，效果明显，满意圈维持效果见图 7 - 1 - 2。

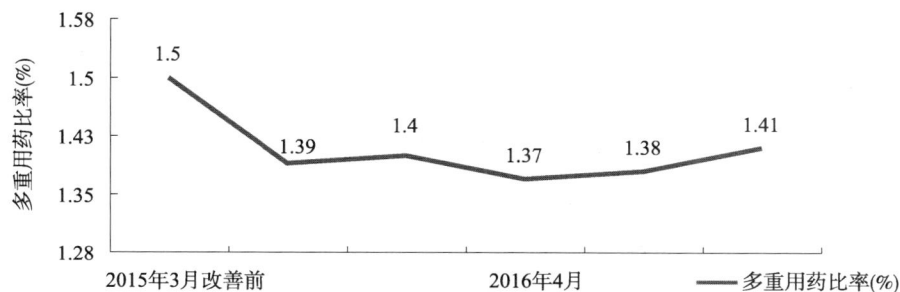

图 7 - 1 - 2 满意圈多重用药比率维持效果

三、满意圈主题选定

(一) 满意圈主题内容一览表

满意圈主题选定是启动品管圈活动的第一个环节,由满意圈的所有圈员根据所在工作岗位或工作中相关内容存在的问题点而提出,圈员提出的主题内容包括提升高血压病人的用药护理、提升药物咨询的满意度、缩短病人领药时间和降低病人多重用药的不安全率。满意圈活动的主题选定通过评价法从急迫性、重要性、可行性、政策性四个方面对提出的四个主题选项进行评分,最终确定主题选定为"降低病人多重用药的不安全率",具体内容见表7-1-3。需要注意的是,选题范围可涉及各个方面的工作内容,如提高服务质量、降低运营成本、优化管理流程、提高工作效率、提高服务对象满意率等。

表 7-1-3 满意圈主题内容

主题	评价项目				提案人	得分	选定
	急迫性	重要性	可行性	政策性			
提升高血压病人的用药护理	18	30	20	20	刘某	88	
提升药物咨询的满意度	16	20	18	14	陈某	70	
缩短病人领药时间	12	16	24	16	李某	68	
降低病人多重用药的不安全率	26	36	22	32	汤某	116	✓

1. 满意圈按照以下主题选定基准来拟定备选主题

(1) 医院管理目标的方向;

(2) 主管的意愿,上级领导的指示及指引;

(3) 浪费、不均的问题;

(4) 提高效率或品质;

(5) 考虑自行可解决的问题;

(6) 身边有关的问题;

(7) 不要涉及太大的范围或者太长的活动时间;

(8) 最好可以以实际的数据来选题。

2. 满意圈选择主题的方法

(1) **评价法** 运用评价法的方式来选择主题,通过评价项目和备选主题制成交叉表,并通过各个评价项目对主题进行评价。此次满意圈采用的就是该方法。每个圈员对提出的所有主题从急迫性、重要性、可行性、政策性四方面,按照优5分,可以3分,差1分三个等级,每个人对每个主题的每个项目均要一一打分,合计得分最高的

"降低病人多重用药的不安全率" 116 分，该内容选定为满意圈的主题。

（2）直接法　即根据现场需求、文献查证所得到的结果、政策导向等来选择最需要改善的项目，或目前公共卫生、医院管理迫切需要解决的议题。安全、有效、合理、经济是采用直接法选定主题的重要依据，需要将政策、大众心理等综合考虑，择优而取。

（3）投票法　用赞成或反对的投票方式，少数服从多数的原则确定活动主题，此法比较直接但主观性过大。因此，我们还可以采用二重或多重投票法等来达成共识，以弥补该方法主观上的缺陷。投票法得出的结果是本圈内大家的共识，但难免出现偏差，发现偏差时需要及时改正。

明确的主题应有具体及可衡量的指标，规范的书写格式应包含："动词（正向或负向）＋名词（改善的主题）＋衡量指标"。

衡量指标的形式可以有"可测量的，如领药时间""可计数的，如计算不安全率""可感知的，如满意度"等，需要结合具体实际进行分析。

（二）满意圈活动主题

1. 满意圈的主题范围

降低病人多重用药不安全率的主题范围——所有××门诊开立的处方，连续处方，开方天数 28 天（含）以上的口服药。

将本次品管圈活动所涉及的改善对象作为主体范围，并对这个范围进行解释，将主题范围的含义、内容予以陈述，即满意圈的对象是某医院门诊和住院的所有病人处方。

2. 满意圈的专有名词

本次活动所涉及的特殊名词，与本次品管圈活动有关的专业名词作为专有名词，为了便于大家理解，需要把这些名词找出来，并进行解释。

在满意圈中所涉及的专有名词有：

（1）多重用药　病人在××门诊使用的药品品项数目≥10 项。

（2）不安全用药　多重用药病人可能发生的相关问题，如药品品项或数量错误，服药配伍禁忌，服药依顺性不佳，存放药品位置不佳等。

（三）满意圈选题理由

1. 环境分析

某医院就医的病人以高龄者居多，高龄病人多为就诊科别多、服用服药多、服药依顺性差、易发生药品保存不佳等问题，导致各种临床护理的不良隐忧发生，进而影响高龄者居家护理的品质和医疗的成效。在交付药品的过程中，常常会发现病人这一类问题的存在。因此，本次活动内容中，希望延续上期题目"降低门诊病人多重用药的比率"，更广泛地让病人注意居家用药安全等信息，达到提升高龄者的服药依顺性和正确的用药观念，进而降低病人多重用药的不安全率。

2. 对病人而言

提升病人正确的用药观念，增进全民的健康。

3. 对同仁而言

提升药师的专业形象，增进病人对药师的信赖感。

4. 对院方而言

提升医疗品质，落实"以病人为中心"的医疗服务。

（四）注意事项

1. 选定的主题应该契合各领域的发展方向，要小而实，避免大而空，同时选题要遵循"先易后难"原则，避免久攻不下；选题要具体明确，避免空洞模糊；选题要有依据，注意来源，也要注意选身边的课题和力所能及的课题。

2. 在一期活动期间选定一个主题即可，不要在一个期间同时解决数个主题。

3. 在主题选定过程中，圈长应引导全体圈员积极参与讨论，如有困难，圈长应及时向辅导员求助。

4. 一个部门同时开展多个品管圈时主题相仿即可，因为探讨的方向不同可萌生出不同的解决对策。

四、满意圈活动计划的拟定

一份好的满意圈活动计划书是品管圈活动顺利进行的有力保障，满意圈活动计划书的拟定应基于某医院的内部环境、医院的背景和运行实际、项目实施要求，并且结合满意圈圈员的工作环境和思维习惯、工作特长等，从而做出具有可行性的行动计划，以此避免满意圈圈项目实施过程与预定计划出现较大的偏离。此次满意圈活动的计划的拟定通过对主题选定、活动计划的拟定、现状把握、目标设定、原因解析、对策拟定、对策实施与检讨、效果确认、标准化、检讨与改进的十大品管圈实施步骤进行时间以及运用工具的计划安排，并指定各部分的负责人。具体的内容和时间进度安排见图 7-1-3。

（一）满意圈步骤说明

1. 确定拟定活动计划书的方式

甘特图是最常用于品管圈活动计划拟定的管理方法，此次满意圈活动采用的管理方法就是甘特图。甘特图是以图示的方法通过活动列表和时间刻度形象地表示出特定项目的活动顺序和持续时间。

表7-1-4 满意圈活动计划拟定

What	When								How	Who
活动项目	3月	4月	5月	6月	7月	8月	9月	10月	工具	负责
	1 2 3 4	1 2 3 4	1 2 3 4	1 2 3 4	1 2 3 4	1 2 3 4	1 2 3 4	1 2 3 4		
主题选定	----								矩阵图	杨某
活动计划拟定	----								甘特图	刘某
现状把握	---	--							流程图	刘某
解析		---							柏拉图 鱼骨图	李某
目标设定		---	-						条形图	王某
对策拟定			---						头脑风暴	汤某
对策实施与检讨			--	--- ---	---				PDCA	颜某
效果确认						--- --			推移图	杨某
标准化							---		无	黄某
检论与改进							---	-	头脑风暴	陈某

Where开会地点：中药局讨论室。

注：现状把握为配合每月21号换班表搜集足一个月的数据。解析、目标设定、对策拟定：因现状把握延后。

------- 表示计划线　　——— 表示实施线

2. 确定活动计划书的内容及顺序

根据品管圈十大步骤按时间顺序确定步骤的活动内容，满意圈根据医院的具体评比管理，增加了成果参加评比的环节。注意十大步骤的时间顺序并不是一成不变的，如某些品管圈开展过程中可能先做现状把握，然后进入到活动计划的拟定步骤，再做目标设定，那么在做计划书的内容时，就应做相应的计划调整。

3. 确定活动计划书的活动日程

活动日程的拟定，应在对以往各期品管圈活动经验的有效回顾分析的基础上，可以将满意圈实行的前六期活动的时间安排作有效参考，或可以借鉴参考其他品管圈活动的计划安排，结合该品管圈的实际进行合理的安排。一般情况下主题选定、活动计划拟定、现状把握、目标设定、解析、对策拟定总共占30%，对策实施与检讨占40%，效果确认和标准化占20%，剩下的检讨改进和成果发表占10%。活动日程是各步骤所需时间，需细化到"周"，也可另外标注相对应的年、月时间，但不要将周末和节假日计算在内。

4. 分工并确定圈员的工作内容

满意圈中各步骤的负责人可通过圈员自荐或圈长根据每位圈员的思维习惯、特长、爱好等进行安排，做到人尽其用、各司其职、分工明确、有条不紊。

（二）注意事项

1. 满意圈成立时，即可拟定该年度的活动计划或该满意圈的活动计划，作为未来满意圈活动进度的依据，活动进度可以由圈员共同讨论拟定，也可以在满意圈活动开始时，由推动人员订立全院共享的活动计划表，提供给不同的品管圈使用，如此可使全院所有品管圈的时间进度一致。

2. 满意圈活动计划可以挂在活动现场，以提醒每位圈员随时注意并了解满意圈的进度，加深印象并控制进度，遇到困难应立即提出研讨，并提出解决办法。

3. 实际上满意圈做到何种进度，可依据实际进度画在计划表上，如计划与实际有差异时，则以备注说明差异的原因，并不一定要求预定与实际实施两者完全一致，发现延误时，应尽可能考虑配合进度。

4. 制作甘特图时应注意的问题：①虚线表示计划线，实线表示实际线；②"解析"和"对策拟定"的线不能重叠，因为没有做好解析是无法做好对策拟定的。

5. 活动计划的拟定应尽可能具体，并量力而行。

6. 某些步骤按照逻辑性在时间上不能重叠，如现状把握和目标值设定。

五、满意圈现状把握

现状把握是针对满意圈所选定的主题，从工作现场出发，应用统计学方法掌握事实真相，并加以客观的系统分析，明确改善重点所在，为下一步目标设定和原因分析提供重要的依据。在此次满意圈活动中，主要采用活动流程图进行系统的归纳和总结。

（一）门诊作业流程简介

满意圈所在某医院门诊部的活动流程：首先由医师开立门诊处方，之后需要门诊药房与诊室同步打印前置处方，前置药师应认真审核处方，做到"四查十对"，即查处方，核对科别、姓名、年龄是否正确；查药品，核对药名、剂型、规格、数量是否准确；查配伍禁忌，检查所配药物是否能够混合使用，核对药品的性状以及用法用量是否合宜，最后查用药合理性，核对处方用药与临床诊断的相符性，规定必须做皮试的药品，处方医师是否注明过敏试验及结果的判定，剂量、用法是否准确，选药剂型和给药途径是否合理，是否有重复给药的现象。在进行处方审查以后，如果发现处方不合理，则应与相应医师联系更改处方，若医师决定更改处方，这时应请病人回诊室让医师重新开立新处方，然后重新划价。此后，发药药师依据处方内容并确认病人身份无误后交付正确的药品，若门诊有连续处方，则询问病人是否回医院取药，若需回医院取药则预约完后相应时间到药房取药，若无连续处方，病人则到药房领药。具体的门诊流程见图7-1-3。

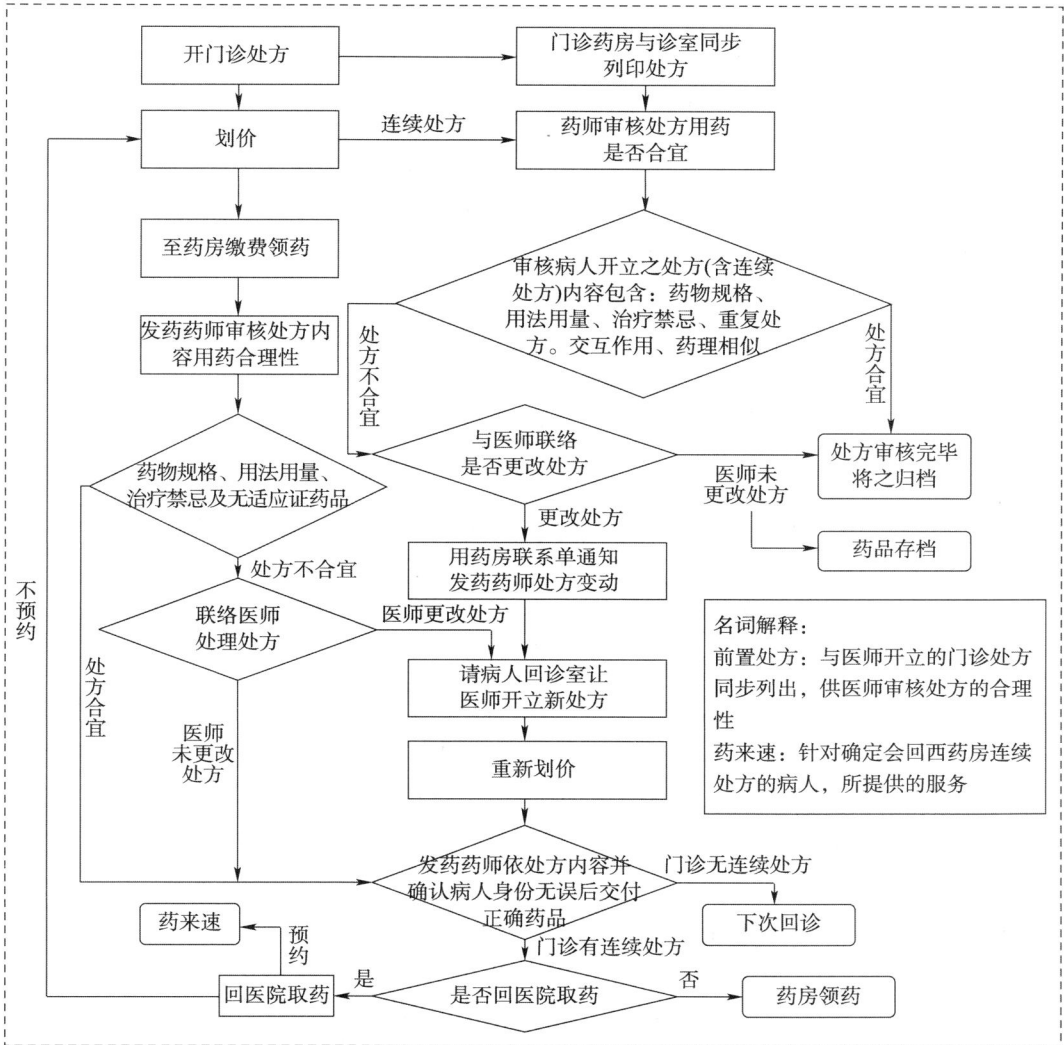

图 7 - 1 - 3   满意圈作业流程图

注：虚线表示本次活动改善的范围

（二）满意圈步骤的实施方法

满意圈在现状把握阶段，其工作大致可分为明确工作流程、查检、确定改善重点三个阶段，也可以根据各圈的特殊性增加不同的阶段。

1. 明确工作流程

在满意圈的实施过程中，为了充分掌握现行工作内容的处方中病人多重用药的现象，全体圈员可通过各种形式的小组讨论，通常利用流程图进行归纳和总结。

2. 查检

查检过程需深入到现场，利用现物，做现实的观察，以事实为基础，把现象与标准的差距以及不对的地方加以观察记录，经过考虑和判断之后采取行动。满意圈成员收集病人在××门诊使用的药品品项数目的所有病人处方，收集数据的方法可多样化，若已有明确的既往记录，可直接引用；若无现成的原始数据，就必须利用查检表进行现场收集，本次满意圈没有以往数据，从启动时开始从处方中筛选的多重用药病人处方。

（1）查检表的制作　①明确所要观察和记录的事件；②利用圈员头脑风暴、层别法、特性要因图（鱼骨图）、文献查证、标杆参考等确定要收集的项目；③最后项必为"其他项"，确保查检过程中不出现事先未预设的项目。

（2）数据收集　①明确数据收集的目的、内容、时间和期限、地点、人员、方法、样本数等（即5W1H）；②遵循"三现"原则，即利用现物、到现场、利用查检表记录现状与标准的差距。

（3）数据统计　对多重用药病人前一阶段内用药数据根据情况进行分类统计。

3. 确定改善重点

在确定满意圈中的改善重点时，根据"80/20"法则（80%的错误结果由20%的原因造成），圈员只需要改善20%的错误项目，就可以纠正80%的错误。满意圈在此步骤利用柏拉图来把握重要原因或寻求改善重点。柏拉图是以数据项目别分类，并按其出现的大小顺序排列的图，通过柏拉图可以明显地看出"哪一个项目有问题"以及"其影响程度如何"。

4. 确定改善重点应注意事项

（1）列出与主题相关的作业流程　不同部门所提出的主题，因其专业性不同，可能会造成其他部门不了解实际的作业情况，故应详细列出与主题相关的作业流程，有助于阅读成果报告时对主题有更进一步的了解。

（2）客观地掌握实际状态　在提出问题时，如果没有办法了解实际状况，也就无法决定目标值及达成期限，因此决定目标值及达成期限前，必须做好现状把握及分析，这是活动步骤中非常重要的一项。

（3）收集并整理问题现状实际资料　对于所收集的数据资料，以5W1H的方式全员分工收集，以获得可观的、符合实际的正确资料，此外，可用问卷、查检表等收集数据。

5. 常见管理手法

（1）查检表　分为记录用和点检用两大类。记录用查检表是把数据分类为数个项目别，以符号记录的表或图。这种表不仅可用来记录，还可在记录完毕后明显看出哪一项数据特别集中。点检用查检表是要把确认的各种事项全部列出来，既对工作的确认有帮助，还可防止事故的发生。

（2）直方图 在一些特定条件下，收集很多数据（一般在 100 个以上），借以调查数据的中心数值及数据的变动差异情形。

（3）柏拉图 确定改善重点时使用较为频繁。

（4）推移图 是以时间轴为横轴，变量为纵轴。其主要目的是观察变量是否随时间变化而呈某种趋势。

（5）条形图 显示各个项目之间的比较情况，组数、组宽度、组限是其绘制三要素。

（三）数据收集

以事实为基础，经过考虑和判断之后采取行动是满意圈活动中的重要过程，而事实必须是以大家都能够了解的方式正确表达出来，即呈现可靠的数据。因此，满意圈均以数据作为分析、判断、采取行动的基础，掌握现状，以决定工作进行的方向。此次数据收集得出结果如下：

Who：某药师。

When：××年××月××日。

Where：××药剂组。

Why：确定门诊多重用药病人的不安全率。

What：××门诊使用所有口服药的品项总数≥10 项的病人。

How：①通过药师逐笔翻阅、挑选出符合多重用药病人，并在处方上做记号；②发药药师交付病人药品时或病人咨询药师时，对不安全的用药行为进行调查。

1. 调查方式

（1）发药药师交付病人药品时，以开放式问句询问病人，如"吃药过程中有没有遇到什么问题"等。病人可能回答"药吃到最后数量不够""吃不完可不可以放冰箱""这次药品跟上次不一样"等问题。

（2）病人咨询药师时，病人主动提出用药疑虑的时候，应询问病人吃药过程中有没有遇到什么问题等。

2. 计算方法

$$多重用药不安全比率 = \frac{多重用药不安全的病人数}{多重用药病人数} \times 100\%$$

3. 结果

调查结果显示，在 3 月 16 日至 3 月 31 日，多重用药人数为 396 人，多重用药不安全数为 23 人，而 4 月 1 日至 4 月 15 日，多重用药人数是 291 人，多重用药不安全数是

14 人，由多重用药不安全比率 =（多重用药不安全的病人数/多重用药病人数）×
100% 可得出不安全率。由计算知，此次满意圈活动中的用药不安全率为 5.38%，计算
的具体内容见表 7 - 1 - 5。

表 7 - 1 - 5　满意圈多重用药病人数数据结果计算

项目	日期		合计
	3 月 16 日至 3 月 31 日	4 月 1 日至 4 月 15 日	
多重用药病人数	396 人	291 人	687 人
多重用药不安全数	23 人	14 人	37 人
多重用药不安全率计算	5.80%	4.81%	5.38%

4. 注意事项

（1）数据收集的常见问题：①数据收集不够准确或者收集的资料太少；②数据的
单位与主题特征值不同；③有效位数不一致；④前后数据条件不一致（例如现状把握
收集一个月的数据，改善后只收集一个星期的数据）；⑤数据异常未做交代或剔除；
⑥数据应层别的未层别；⑦数据统计错误或来源不清。

（2）现状把握最大的要点，除了以经验为基础外，还要到现场对现场做实际的观
察，因为完全靠经验是不够的，必须将事实的基本资料加以客观性的系统分析，以确
定问题的重点所在。

（四）满意圈步骤说明

1. "5W1H"

"5W1H" 的书写方法，即 What、Who、When、Where、Why、How，根据实际情况
将 5W1H 列举并填写完整。

2. 调查方式

详细介绍如何取得数据或资料的方法和过程，必要时可以举例说明。至少提出两
种调查方式，并用 1 - 1，1 - 2 标注清楚。

3. 计算方法

此步骤主要说明数据处理的方法，以及介绍如何得出最后的处理结果。此步骤应
当列出具体的计算公式和计算方法。

4. 结果

此步骤用来表明清晰的计算过程，书写该步骤时应当重新列出计算公式，并代数
计算，在此步骤中应当使用图表的形式清晰地标明各个数据的统计值以及最终结果的
算出过程。

（五）满意圈步骤总结

满意圈活动要取得最佳的改善效果，就应当抓重点、抓关键去解决质量问题，以取得事半功倍的效果。在此步骤中，我们还应关注以下几点：

1. 查检表设计应确保数据收集的简易、迅速、正确。

2. 查检表的项目应随着工作流程的改善或时间的推移而发生变化。如有异常，应马上探明原因，并采取适当措施。

3. 在整个活动过程中，改善前、中、后查检的项目、周期、计算单位等标准应一致，才能进行统计分析。

4. 充分引导圈员灵活运用"80/20"法则，通过区分最关键的与最次要的项目，用最少的努力获得最佳的改进效果。

六、满意圈目标设定

目标设定可影响绩效评估、团队凝聚力、工作积极性。满意圈圈活动设定的目标需考虑活动结束后能否评价或能否被肯定，是否具有可及性，应尽可能具体化、数据化。

依照柏拉图80/20法则，找出前四项改善的真因为：药品保存方式不佳、药物品项或数量不符、病人服药习惯不佳、病人服药依顺性不佳等四项，再考虑圈外为新进药师未接触品管圈者占30%，故圈能力以七成来计算，满意圈目标设定的计算结果如下：5.38% －（5.38%×87.4%×70%）＝2.09%。其他各圈目标值的计算也要先找出改善的真因，再考虑圈能力的大小，得出计算结果。

根据设定的目标所绘制的满意圈的目标设定柱状图，直观地呈现了改善前的多重用药不安全比率以及改善后期望达到的目标比率，在3月份和4月份的多重用药不安全比率为5.38%，到2015年9月份，期望达到的目标值是2.09%。满意圈活动中多重用药不安全比率现状与目标值的比较见图7－1－4。

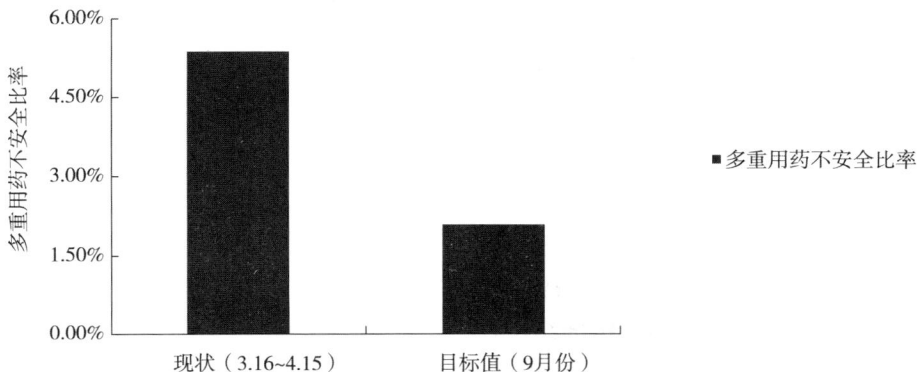

图7－1－4　多重用药不安全比率柱状图

（二）满意圈目标设定的实施步骤

1. 目标设定

满意圈的目标设定在现状把握之后进行，如果其他品管圈在主题选定时已有现成的可追溯的数据可用，则不必通过现状把握阶段收集数据，目标设定可在主题选定之后直接进行。

满意圈活动的目标设定有其固定的目标主体和内容表达方式，规范的叙述方式为"完成期限＋目标项目＋目标值"。例如，此次满意圈的目标设定为2015年11月底，多重用药不安全比率由5.38%降至2.09%。

2. 完成期限

没有期限就等于没有目标。任何目标设定时都应该有相应的完成期限，这是对品管圈活动的约束，也是圈员对改善活动的承诺。完成期限以3个月左右为宜。

3. 计算目标值

（1）主题动词为负向描述（减少或降低）的目标值计算公式：

目标值＝现状值－改善值＝现状值－（现状值×改善重点×圈能力）

（2）主题动词为正向描述（增加或提高）的目标值计算公式：

目标值＝现状值＋改善值＝现状值＋〔（标准值－现状值）×改善重点×圈能力〕

（3）现状值　即现状把握阶段利用查检表收集到的数据，在本次满意圈中以"降低多重用药不安全比率"为主题的活动，通过查检得出现阶段的多重用药不安全比率为5.38%，即为目标设定阶段的现状值。

（4）改善重点　根据查检绘制的柏拉图和"80/20"的法则发现药品保存方式不佳、药品品项和数量不符、病人服药习惯不佳、病人服药依顺性不佳时造成多重用药不安全比率高的主要原因，四者累计占总比率的87.4%，即为改善的重点。

（5）圈能力　即指用一个具体的百分比数值来表示全体圈员完成目标的实际能力。圈能力的计算是通过全体满意圈圈员对圈能力进行评价打分，计算得到的平均分，将其除以满分（5分制），所得到的百分比数值即可以用来表示圈能力。

4. 绘制目标设定柱状图

满意圈的多重用药不安全比率从5.38%降至2.09%，降低了3.29%，直观呈现出改善前数据（现状值）以及改善后数据（目标值）。同时也可用下降或上升箭头等形式标注改善情况，并列出具体改善幅度。结合其他品管圈的具体实际，可绘制更具体的柱状图。

（三）满意圈目标设定常用手法

1. 问题点解析法

运用列举法、亲和法、头脑风暴法等方法根据现状把握、查检存在的问题，如品质、成本、管理、服务等方面存在的问题，结合改善重点和圈能力，计算目标值。

2. 改善能力预估法

根据满意圈开展的程度和圈能力，预估设定的目标值。

3. 标杆学习法

可根据医院的方针及计划、领导指示、文献查证的结果或参考兄弟单位的标准，当然也可以自我挑战，即在已有数据的基础上多加几个百分点。不同的品管圈期开展程度和圈能力都是不同的，可适当借鉴其他品管圈的方法，但更多的要结合本品管圈的特性，进行预估。

（四）满意圈目标设定常用的图表法

1. 直方图

直方图又称质量分布图，它是在某种条件下，收集很多数据（约 100 个以上），借以调查数据的中心数值，并能很明显地表示出数据的变动差异情况。

2. 柏拉图

柏拉图是以数据项目分类，并按其出现的大小顺序排列。从柏拉图中可以很清楚地看出"哪一项目有问题""其影响程度如何"等，运用的次数相对较多。

3. 条形图

条形图用于显示各个项目之间的比较情况。轴标签过长或显示的数值是持续性的运用条形图能够更好地反映数据之间的关系。

（五）满意圈目标设定应注意事项

目标值设定的是否合适，可由后面的"效果确认"时的"目标达成率"的高低来做初步判断。当目标的达成率太高时，表示我们在设定目标值时对自己的信心不够，以至于目标值设定过低；目标达成率太低可能是因为目标值设定过高，但更多的是内部环节出现问题，需要仔细查找。

1. 造成目标达成率太低的原因

（1）在设定目标值时高估了本圈可改善的程度，也就是对自己的信心过高而忽略了客观条件的约束；

（2）在解析这一步骤做得不够彻底，即查找原因、要因分析和真因验证需要更加的严密，这要求品管圈的圈员在头脑风暴等过程中认真思考得更深入；

（3）在对策拟定时所选出的对策不够有效，不够有创意，或者只是治标的对策，无法真正地解决问题；

（4）对策真正在实施过程中不够彻底，导致对策效果不佳；

（5）任何主题决定之后，必须研定活动目标，目标值与改善项目的多少及活动效益绝对有关，因此必须特别重视目标设定的方法。

2. 设定活动目标的方法

（1）根据医院或部门方针及计划，在考虑圈目前的水平，由全体圈员自主地设立目标值；

（2）研讨目标达成的可能性，是否力所能及，是否有共同的方向，是否能在活动期限内完成；

（3）目标尽可能数据化、具体化，考虑活动结束后是否能评价，能够被肯定；

（4）尽量以活用的统计方法来决定目标，如柏拉图、条形图、推移图，或其他图表的应用，使得目标具有挑战性；

（5）不能收集数据时，以文字来叙述欲达成的目标；

（6）若在主题选定时就有现成的数据可用，目标设定可以在主题选定完成之后接着进行。

3. 目标值设定的参考依据

（1）配合公司或部门的方针计划；

（2）可依据主管指示制定；

（3）考虑消除重点问题的可能性；

（4）以医学或管理文献查证的结果设定；

（5）自我挑战。

七、满意圈解析

解析即是对满意圈在对某医院现状把握中所得到的改善重点进行对应的分析，找出问题产生的要因，为下一步对策拟定提供依据。在解析过程中，实施者可灵活运用多种图形及遴选方法，确定要因，并进行真因分析。

为了深入剖析造成问题的原因，解析过程一般需要绘制表示因果关系的图形。解析一般都可分为三个阶段，即查找原因、要因分析和真因验证。

（一）满意圈解析手法

1. 查找原因

此次满意圈查找原因运用的是绘制特性要因图（鱼骨图）的手法，圈长杨某药师带领圈员运用头脑风暴法、心智图、曼陀罗图等提出和收集原因，从各种不同角度找出问题产生的原因。

首先以为什么会产生病人使用多重药品不安全问题开始思考，找出大原因（即"大鱼骨"）为人、事、物三方面产生了问题；然后再对大原因进行深究，找出中原因（即"中鱼骨"），如人可能是在药师、病人两方面产生了问题；最后再对找出的中原因进行分析，找出小原因（即"小鱼骨"），如药师方面可能会产生未审核出问题的处方、跳过计算机提示、未给予用药指导、药品品项或数量不符等小原因，病人方面存在自行购买成药、病人不认字、服药不妥当等问题，甚至是导致服药不妥当的服药依从性不佳、服药习惯不佳等更小的小原因。在"事"方面可能存在药品用法复杂、病人看病科别多、计算机系统疏失等原因，以及"物"方面可能存在药袋提示复杂、药品种类多、药品外观相似等原因。以上种种原因并不是此次满意圈找出的全部问题，还有更多的原因被提出。各品管圈的圈员在进行头脑风暴时要积极发言，并提出更多的原因进行思考分析，才能更准确地找出解决的方法。满意圈查找病人多重用药不安全问题的原因的具体内容见图 7 - 1 - 5。

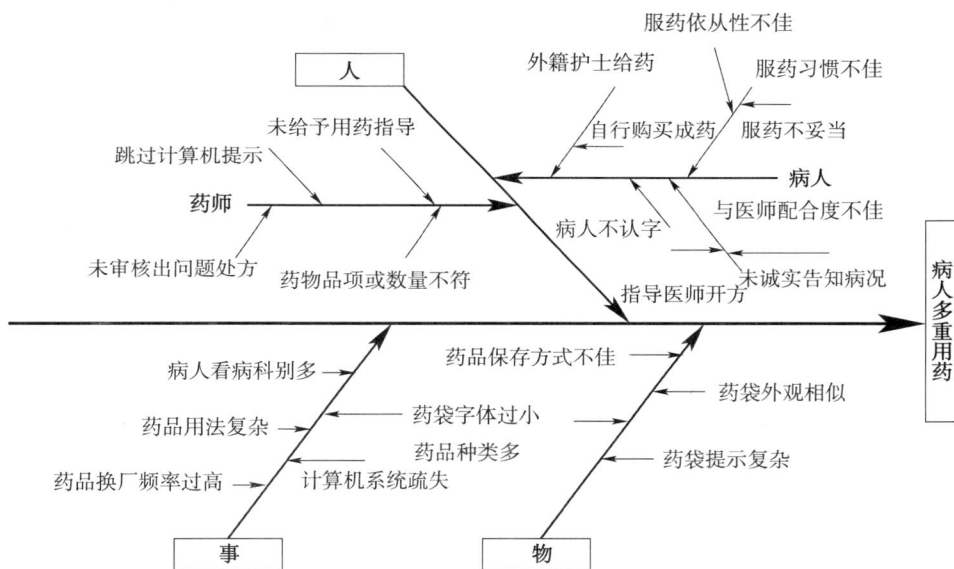

图 7 - 1 - 5　产生病人多重用药不安全问题特性要因图

2. 运用特性要因图应注意事项

（1）必须画上箭头记号；

（2）保证因果关系明确，不要放入无关联的要因；

（3）要因必须追求到真正原因；

（4）鱼骨图内用词要清晰明确；

（5）采用顺位排列观念，应将"其他"这一项目排在最后；

（6）主要原因要经确认再以主观的判断来圈选、确定；

（7）将中要因加以细分成小要因，从而保证小要因数量充足；

（8）绘制特性要因图应先列出所要讨论的问题，一般要以"为什么"开头，依次画出大骨（即大箭头标识大原因）、中骨（即中箭头标识中原因）、小骨（即小箭头标识小原因）；

（9）大原因一般从"人员""方法""材料""设备""环境"等方面考虑；中原因一般可将每个大原因细分成若干要素，如"人员"方面在医院内可细分为"病人及其家属""医生""药师""护理人员"等；

（10）小原因是针对每个中原因进行具体分析，如在"医生"要素可能存在的小原因有"处方书写不规范""字迹潦草""开错处方""输入错误"等。

（二）满意圈要因分析

1. 满意圈投票法要因分析

"要因"即关键的"小原因"，满意圈是按照"80/20"法则进行选定排名在前20%的原因，一般多采用投票法和评价法。

此次满意圈活动采用投票法进行要因分析，经过8人票选，5票以上作为圈选的要因。从人（药师、病人）、事、物三个方面对查找出的要因进行分类，包括药师方面的跳过计算机提示、未给予用药指导、未审核出问题处方、药品品项或数量不符4项原因，病人方面的要因有病人不识字、外籍护士给药等8项原因。"事"方面的药品用法复杂、药袋字体过小等5项原因以及"物"方面的药品保存方式不佳等4项原因，对其进行投票，其中药品品相或数量不符、服药依从性不佳、服药习惯不佳、计算机系统疏失、药品保存方式不佳、药袋显示复杂6项票数超过5票，将其圈选为满意圈的问题要因。满意圈要因分析具体内容见表7-1-6。

表7-1-6 满意圈要因分析

因 素		项 目	票 数
人	药师	跳过计算机提示	1
		未给予用药指导	1
		未审核出问题处方	3
		药品品项或数量不符	6
	病人	病人不识字	1
		外籍护士给药	4
		服药依从性不佳	6
		自行购买成药	3
		服药习惯不佳	7
		缺乏耐心聆听医嘱	2
		指导医师开方	2
		未诚实告知病情	1

因　素	项　目	票　数
事	看病科别多	4
	药品用法复杂	3
	药品换厂频率高	4
	药袋字体过小	2
	计算机系统疏失	6
物	药品存放方式不佳	7
	药品种类多	4
	药品外观相似	4
	药袋指示复杂	5

2. 满意圈采用要因分析方法的说明

（1）投票法　由满意圈每个圈员分别圈选出几个原因，把票数较高的原因确定为要因。此法虽然操作简单、省时、省力，但是不够严谨、科学，随机性较强。因此，可采用多重投票法进行修正。

（2）评价法　由满意圈全体人员对每一个小原因按照重要程度进行评价打分，重要的打 5 分，一般的打 3 分，不重要的打 1 分；然后统计出每个小原因的总得分，进行排序，提名靠前的即为要因。

3. 因果分析图法应用时的注意事项

（1）一个质量特性或一个质量问题应使用一张图分析；

（2）通常采用品管小组活动的方式进行，集思广益，共同分析；

（3）必要时可以邀请小组以外的有关人员参与，广泛听取意见；

（4）分析时要充分发表意见，层层深入，排除所有可能的原因；

（5）在充分分析的基础上，由各参与人员采用投票或其他方式，从中选择 1～5 项多数人达成共识的最主要原因。

（三）满意圈真因的验证

要因如果没有通过现场收集的数据加以验证，会存在主观性强、说服力低的状况，较易忽略真正原因。在满意圈实施过程中为了精益求精，需要进行更进一步的"真因验证"，即针对可查检的要因到现场再次进行数据收集、验证，经过柏拉图分析，把不合格的"伪要因"剔除，得出真正原因。

模板说明

Who：某某药师。

When：××年××月××日——××年××月××日。

Where：××药剂组。

What：××门诊使用所有口服药的品项总数≥10项的病人。

Why：确定门诊多重用药病人的不安全要因。

How：以问卷方式进行不安全原因的调查。

资料收集：统计32件，分析如下。

此次满意圈活动通过现场数据收集，有571个多重用药病人数和28人认为是不安全件数，针对要因分析步骤中选出的6项进行再次投票，"药品保存方式不佳"成为得票数最多的项目，然后再结合数据绘制柏拉图进行分析，满意圈真因的验证具体内容见表7-1-7、满意圈柏拉图7-1-6。

表7-1-7　满意圈真因的验证

项目		数量
多重用药病人数		571
认为不安全件数		28
原因	药品品项或数量不符	5
	病人服药习惯不佳	4
	病人服药依从性不佳	4
	药品存放方式不佳	15
	药袋指示复杂	2
	计算机系统疏失	2
合计		32

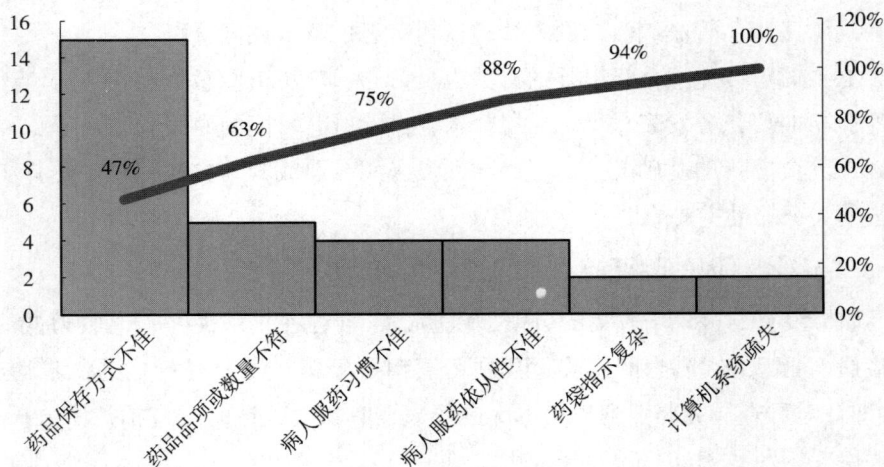

图7-1-6　满意圈柏拉图

（四）满意圈步骤说明

1. 满意圈在现状把握时已获得事实的情报，再以头脑风暴的会议方式，找寻影响问题的原因，做成"特性要因图"，也就是鱼骨图或称石川馨图，此步骤亦可应用现代品管手法中的系统图。

2. 全部的原因寻找出来后，可以再追求其"主要因"或"真要因"，所以可以利用5W1H及5WHY的自问自答方式，通过整理、筛选后找出真正的"主要因"。

（五）满意圈注意事项

"解析"这一步骤十分重要，因为如果没有找到问题背后的真正原因，会造成对策实施后出现事倍功半的情形，在努力了许久之后，仍然无法彻底地解决问题，所以我们宁可在前面几个计划的步骤中花费较多的时间，去找出真正影响问题的原因，这几个步骤做得完整与正确，将有助于后面几个步骤的发展。

步骤一，解析步骤一般只需要一周时间，但要进行真因验证，需要延长时间。大部分问题可以在一次圈会上解决。这次圈会是整个品管圈过程中最重要的圈会之一。

步骤二，圈长和本次圈会的组织者，需要充分学习特性要因图、柏拉图等的特点和绘制方法，预先要求圈员思考问题产生的原因，甚至可以先画好草图，并且在圈会上充分调动全体圈员的积极性，才能开好这次圈会，找出问题的主要原因，为后续步骤打好基础。

步骤三，解析成败直接影响效果确认，如果效果不佳，就需要重新回到这一步骤，查找原因，并进行深入分析，找出隐藏在其中的真正原因。

步骤四，绘制特性要因图的方法称为演绎法，此图绘制速度快，但也容易造成圈员的思考方向局限在这几个大原因上，而忽略其他原因。因此，也可以采用归纳法，先请每位圈员写下若干原因，再将所有原因集合起来，删去重复的部分，加以分类。此法所总结出的原因较完整，不太会局限在某一范围内，但是所花费的实践会比演绎法多。

八、满意圈对策拟定

通过上一步的解析，明确了哪些因素是导致病人多重用药的关键性因素，所以这一步的对策拟定就是根据这些因素思考针对性的解决方案，并提出确切、有效且可行的策略。

满意圈的全体圈员在圈长的带领下运用头脑风暴、员工访谈、文献查证等多种方法进行思考并提出对策，全体圈员采用对策拟定评分表，依据评价指标和评价等级对所有的对策进行打分，即针对寻找出的真因药品保存方式不佳、药品品项或数量不符、病人服药依顺性不佳、病人服药习惯不佳等方面提出对策，满意圈圈员从可行性、经济性、效益性三个方面进行打分，制订负责人实施计划，具体对策拟定内容见表7-1-8。

表7-1-8　对策拟定评分表

真因	对策方案	评价			总分	采纳	提案人	实施计划						负责人	对策编号
		可行性	经济性	效益性				5月下	6月上	6月下	7月上	7月下	8月上		
药物存放方式不佳	赠送干燥剂、防潮剂	20	20	22	62		王某								
	于需冰存的药品药袋上贴"冰"字提示，并与发药时叮咛病人	32	30	30	96		黄某								1-1
	非片装药赠送夹链袋	40	26	40	106		蔡某								1-2
药品品项或数量不符	增设审核处方调配正确性	36	38	36	106		汤某								2-1
	药品是不同剂量或不同厂牌时，于药袋的学名加注，以提升调配的正确性	36	38	36	110		陈某								2-2
	对调配错误的药师罚款	40	36	38	114		蔡某								
	调配错误率高的药师重考认药	22	24	20	66		王某								
病人服药依从性不佳	发放宣传传单	22	40	18	80		颜某								
	举办用药安全讲座	36	30	20	86		陈某								3
	致电到病人家中	38	34	40	112		陈某								
	每周居家访视	24	26	20	70		王某								
服药习惯不佳	发药时进行个别教育，并发放服药小叮咛	34	40	38	112		刘某								4
	每位病人领药发放杯水	36	22	26	84		颜某								

注：评价方式：优：5分、可：3分、差：1分，圈员投票人数：8人；总分为120分，取96分（80%）以上作为可行对策。

（一）步骤说明

1. 思考并提出对策

满意圈的全体圈员针对要因或真因提出多种可能的解决策略，为了展开想象的空间，尽可能多地提出解决对策。其运用的方法主要如下。

（1）头脑风暴法　全体成员共同参加、共同思考，提出有效的对策。

（2）**员工访谈法**　了解同行的经验及做法，寻求同类问题的解决办法。

（3）**文献查证法**　通过文献检索，借鉴已有成果及经验。

2. 选择并确定对策

在满意圈中所提出的策略并非都是切实可行的。如有些对策可能解决的问题的成本过高，经济性不强；有些可能超出了团队成员的能力范围，实际操作起来未必能达到预期效果，可行性不强。因此，需要从之前提出的各种对策中，选取并确定能够解决问题的对策，加以落实和开展。主要方法为满意圈全体圈员运用头脑风暴法、员工访谈法、文献查证法等进行思考并提出对策，采用对策拟定评分表，依据评价指标和评价等级对所有的对策进行打分，步骤如下。

（1）**确定评价指标和评价等级**　对策的确定需要遵循科学的评价指标，依据统一的等级分数进行打分确定。评价指标和等级分数可由品管圈推动小组等机构统一制定，或由各品管圈成员自行制定。此次满意圈的评价指标包括可行性、经济性、效益性。其他各圈可依据管理内容的特殊性对评价指标进行更改。

（2）**打分**　满意圈全体圈员（包括圈长）依据前面确定的评价指标来打分，列表并统计得分的高低，根据"80/20"法则选择合适方案。

（3）**确定人员和实施方案**　实施者要确定对策实施的方案（5W1H法），明确对策负责人。负责人应确保所负责的对策具有可操作性，并对其进行有效管理。

（4）拟定对策实施计划书。

（5）送请主管核定及协商必要的支援。

（二）注意事项

（1）提出对策时要满意圈的全员共同参与，共同思考。

（2）提出的对策要考虑具体可行性，避免抽象、笼统。

（3）要符合经济效益。

（4）要以圈员能力可解决的为改善范围。

（5）须考虑执行者的接受性及时效性。

（6）对策必须考虑长久、有效，并且能有持续性的效果，也就是对策最好是治本而非治标。

（7）多利用"愚巧法"来拟定对策。

（8）对策方案构思的要件：①专业知识与技能；②充分运用改善方法；③创造性思考。

九、满意圈对策的实施与检讨

（一）满意圈对策的实施

在对策确定后，进一步根据对策拟定具体的改进措施，再次组织满意圈圈员进行头脑风暴，针对确定的对策进行追踪评估，对措施内容进行全面的把握，确保不偏离目标，不与基本政策相悖。本次满意圈对策的实施与研讨所得出的结果，根据 PDCA 循环列表所得具体内容见表 7 – 1 –9 至表 7 – 1 –12。

表 7 – 1 – 9   满意圈 PDCA 循环图对策 1

对策 1	对策名称	1 –1 在需冷藏药品的药袋贴上"冰"字提示，并于发药时提示病人
		1 –2 交付非片装药时，给予夹链袋
	真因	药品保存方式不佳

计划（P）

现况说明：1 –1 病人将常温储存的药品误放冰箱

1 –2 非片装药包装撕开后无法密封，易受潮或掉落

对策内容：1 –1 调配药时在药袋上加注保存提示

1 –2 调配时非片装药附夹链袋

创意来源：吃不完的糖果放置于糖果密封罐

实施（D）

1 –1 在需冷藏药品的药袋贴上"冰"字提示，并与发药时提示病人

Who：刘某、陈某、颜某、黄某、李某

When：5 月 21 日至 7 月 20 日

Where：西药房

How：调配需冷藏药品时，在药袋左上角贴上黄底红字贴纸。以粉红圆点贴纸贴在第一笔药袋左上角，提示发药药师。发药药师以问卷方式询问病人"未吃完的药品都放于何处"，若回答不正确，则下次回诊再次询问。同时向病人说明"冰"字贴纸作用1 ~ 2 交付非片装药时，给予夹链袋

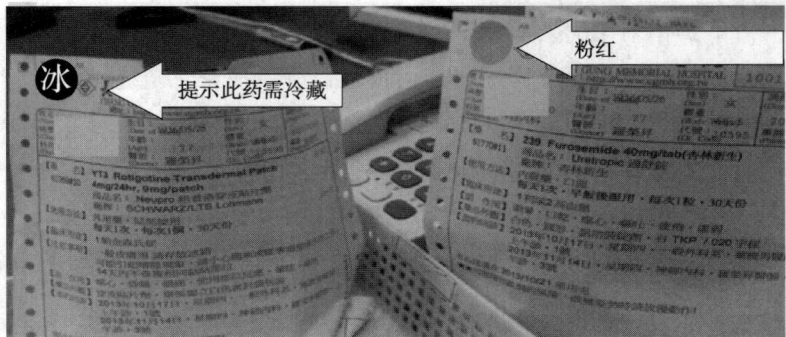

Who：刘某、陈某、颜某、黄某、李某

When：6 月 21 日至 7 月 20 日

Where：西药房

How：发药药师交付非片装药品时，主动提供病人夹链袋，并询问病人提供的夹链袋对于药品的保存是否有帮助？并统计件数

续表

效果（C）	1－1 于需冰存药品的药袋贴上"冰"字提示，并于发药时宣教病人	
	5 月 21 日至 6 月 20 日发出 85 张问卷，6 月 21 日至 7 月 20 日发出 65 张问卷，其中 3 人表示将药品放到冰箱内，答错比率为 $3/(85+65) \times 100\% = 2\%$；下次回诊再次询问，则全数答对，答错比率下降为 0	
	1－2 交付非片装药时，给予夹链袋	
	6 月 21 日至 7 月 20 日非片装药提供夹链袋，65 名病人中认为对药品存放有帮助的共 50 名，不需要提供夹链袋的则有 15 名	
	认同度为（50/65）$\times 100\% = 76.9\%$	
处理（A）	①需冷藏的药品的药袋上贴上"冰"字提示，增列到工作规范	
	②非片装药主动给予夹链袋，列入常规	

表 7 – 1 – 10　满意圈 PDCA 循环图对策 2

对策 2	对策	2－1 增设审核处方调配的正确性
	名称	2－2 药品是不同剂量或不同厂牌时，给药袋的通用名加注，以提升调配的正确性
	真因	药品品项或数量不符
计划（P）		现况说明：病人反映上次领药时药品数量不足，或药品与上次外观不同
		对策内容：
		2－1 增设前置药师 2 名，从原先 1 名增加为 3 名
		2－2 变更药袋学名提示方式，以利药师辨认
		创意来源：依据改善四大原则（ECRS）之一的重组原则
		1－1 调配药时在药袋上加注保存提示
		1－2 调配时非片装药附夹链袋
		创意来源：吃不完的糖果放置于糖果密封罐
实施（D）		2－1 Who：前置药师　When：5 月 21 日至 8 月 20 日　Where：西药房
		How：将原先只有 1 名药师同步审核处方，增设为 2 名前置药师，完成审核调配正确性。流程如：于前置审核区先完成审核处方开立的合理性，再审核调配正确性，若有异议处方或调配错误，修正后并在 HIS 留存记录

2－2 Who：leader 药师　When：5 月 21 日至 8 月 10 日

Where：西药房

续表

How：①当有新进药品与现场药品为不同厂牌的通用名药时，或是已存在多种规格的品项时，则进行"药袋通用名更改"

药品编号	药品规格	更改名称后
PSA051M	Isotretinoin 10mg/cap	【罗可坦】Isotretinoin 10mg/cap
PTA112S	Isosorbide solution 700mg/ml,500m	【溶液】Isosorbide solution 700mg/m
PUA032M	Sodium fluoride 1mg(f)/tab,120's/bot	1mg Sodium fluoride 1mg(f)/tab,120's/b
PUA040M	Sodium fluoride 0.25mg(f)/tab,100's/	0.25mg(f)/tab Sodium fluoride ,100's/bot
PUA048E	Benzydamine HCL spray 1.5mg/ml,	【去喉痛】Benzydamine HCL spray 1
PUA078E	Benzydamine HCL spray 3mg/ml,15	【得伏灵】Benzydamine HCL spray 3
PVD004E	Brimonidine oph.soln 0.15% 5ml/bot	【爱弗目】Bromonidine oph.soln 0.15% 5
PWH032E	Sertaconazole nitrate cream 2%,15g	【乳膏】Sertaconazole nitrate cream 2%,
PWI040E	Sertaconazole nitrate 500mg/vagina	【塞剂】Sertaconazole nitrate 500mg/vag
PZA016M	Mycophenolate mofetil 250mg/cap	250mg/cap Mycophenolate mofetil
PZA017M	Mycophenolate sodium 180mg/tab	180mg/tab Mycophenolate sodium

②变更药袋通用名提示方式，以利药师辨认

效果（C） 根据内部调配异常统计：3 月份为 41 笔，4 月份为 31 笔；5 月份实施对策后增加为 53 笔，对策实施后 6 月份为 35 笔，7 月份又下降为 28 笔。调配异常件数减少，病人拿到与品项或数量不符的药品件数也相对减少，进而提升病人服药的依从性

处理（A） 当有新近药品与现场药品为不同厂牌的通用名药，或是已存在多种规格的品项时进行"药袋通用名更改"。将此项作业列入工作规范

表 7 – 1 – 11 满意圈 PDCA 循环图对策 3

对策 3	对策名称	举办用药安全讲座
	真因	服药依从性不佳

计划（P） 情况说明：多重用药慢性病的病人，常常落入"久病成良医"的迷思里，也会依据自己的喜好增减药品。然而有些药品在自行增减剂量后，可能让病情产生控制不良的现象，再加上医患关系信任不足与沟通不良的情况，往往导致用药数量越来越多亦或浪费保健资源等问题

对策内容：以高龄者为主要对象，举办用药安全讲座，从最基层宣传正确用药观念，并以前测及后测问卷的方式来纠正大众错误的观念，希望提升用药依从性

实施（D） 配合乡会举办的"农村高龄者生活改善计划"进行用药安全宣教，强化"用药五大核心"观念，也将本次"改善病人服药依从性不佳"的观念带入

Who：咨询药师　　　When：2015 年 6 月 5 日共 3 小时　　　Where：龟山乡农会

How：用药安全讲座宣教前发放问卷，让大众做前测得 5 个用药问题，宣教期间员工帮助不认字的大爷、大妈做测验。讲座内容包含用药五大核心，宣教结束后再请大众填写后测 5 个用药问题。参加人数：约 50 人，员工 10 人，回收有效问卷 30 份

续表

效果（C）	经过药师用药安全宣教及员工的协助，正确用药观念由前测 30% 提升至 100%
处理（A）	由于院外场次成效良好，2016 年将在院内增加 6 场"用药五大核心"的用药安全讲座场次

表 7 - 1 - 12　满意圈 PDCA 循环图对策 4

	对策名称	发药时进行个别宣教，并发放"服药小叮咛"
对策 4	真因	服药习惯不佳
计划（P）		情况说明：病人服用药品时，依照自己习性随意搭配除了白开水以外的饮品 对策内容：药师发药时对病人进行个别宣教，并发放宣教单——服药小叮咛 创意来源：警察抓小偷
实施（D）		Who：杨某、刘某、陈某、颜某、汤某、黄某、蔡某、李某 When：5 月 21 日至 7 月 30 日　　　Where：西药房 How：当药师发现病人领取 10 笔以上（含跨科）药品时，发药药师即向病人询问吃药时都搭配何种饮料服用，若病人回答平时吃药时，选择搭配白开水，此为正解，病人若回答搭配茶或饮料等，答案则为不正确。药师对此病人进行再教育，同样也留下药单及问卷并给予宣教单，记录下次预约回诊时间，于下次领药时进行后测

> **服药小叮咛**
>
> 1. 服药前，请详读药袋上【使用方法】
> 2. 服药时，请以温开水配服
> 3. 抗生素请遵循医嘱按时服用，勿因病况改善而自行停药
> 4. 如有任何药物方面的问题，请洽询药物咨询专线：
>   ××××××× 转 ××××

效果（C）	此次于 5 月 21 日至 6 月 20 日回收 85 张问卷，6 月 21 日至 7 月 20 日回收 65 张问卷，其中有 9 张问卷答错，答错比率为 $9/(85+65) \times 100\% = 6\%$。其中，包含配豆浆、果汁等，待下次会诊再次询问则全数答对，答错比率下降为 0
处理（A）	将服药小叮咛的宣教单放在发药药师宣教表单框中

（二）满意圈步骤说明

1. 实施对策准备

将所有的对策经评估、排序后，应讨论决定对策实施的次序。并非所有对策都要同时实施，尤其是相互干扰的对策。对干扰效果大而实施困难的对策不能够轻易放弃，可和上级主管共同讨论，寻求解决办法。对策实施前应注意如下事项：①必须获得上级主管的同意；②在试行之前必须做好准备，包括应明确需收集记录的数据、各对策

实施的负责人；③对有关人员实施培训教育，如应密切注意实施状况，对发生的任何状况，无论正面还是反面的，都必须详细记录。

2. 对策的动态追踪

对于每一个改善过程，满意圈圈员务必掌握其动态，对于未能赶上进度的，或者数据不完整、对策不具体或对策实施发生困扰，而无法产生预期效果的，满意圈圈长或辅导员或负责人应特别予以辅导、督促，以使满意圈的活动落到实处。

3. 对策研讨

对策实施后的改善结果应尽可能以数据表示。如效果不佳，可视实际情况再做解析的步骤，重新拟定对策，直到达到预期效果。此次满意圈应用 PDCA 循环对对策实施过程加以记录，其中 PDCA 中的 P、D、C、A 分别代表如下含义。

P——对策内容：可说明改善前的状况，并说明如何改善，将对策的内容具体化。

D——对策实施：说明对策执行负责人、执行日期、执行过程及对策详细实施的过程。

C——效果确认：①写实施结果；②附带效果说明；③对策效果确认尽量以数据图表表示；④资料收集的时间及数量需要与现状把握或真相验证收集的时间与数量相同，例如在现状把握时花费两星期以上的时间，收集了 100 份数据，在效果确认时也要收集两星期以上的时间，至少 100 份数据；⑤此阶段的效果确认是检查个别对策是否有效，若等到所有对策都实施完毕后才进行效果确认，会不知道哪一个对策较为有效，所以在这个阶段便要仔细地做效果确认。

A——对策处理：如若效果良好（达到目标）时，可列入标准化；而如果效果不好（未达到目标）时，则需修正做法或另行拟定对策。

4. 注意事项

（1）收集改善结果的数据，要有客观性，避免只收集对自己有利的数据，并且要收集最近时间的数据，才能真实地反映现状和客观事实。

（2）须做好准备，包括应明确需收集记录的数据、各对策实施的负责人。

掌握实施变化（对策→实施→确认→对策→实施→确认），引导改善方案按 PDCA 循环实施。

（3）运用有效的统计方法，以数据表示实施成效，一旦发现实施方案无效，则应立即停止，并重新拟定对策或修正对策。

（4）让圈长或辅导员了解对策实施情况。

（5）若遇到了无法在短期内解决的难题，考虑修正改善案及完成日期。

（6）对策必须考虑长久有效，并可以持续效果。

（7）不一定所有有效的对策都要标准化。

（8）尽可能分段实施及追踪研讨。

（9）尽可能详细记录实施过程与结果。

（三）满意圈效果确认

对策实施完毕以后应进行效果确认，观察改善前、中、后有无显著的改善效果，若无改善迹象时，表示对策无效，必须利用要因分析重新研讨原因，思考对策继续进行改善，若有显著效果，则进行成果研讨。

在此阶段，效果确认是全部对策都实施完毕一段时间后所得到的效果，某些对策也许会有相辅相成的效果，所以在这一阶段是做"总效果"的确认。其次，效果可分为有形效果和无形效果。在进行效果确认时，应选择正确的比较参数及合适的表现形式，如查检表、柱状图、推移图、柏拉图及雷达图等。此次满意圈运用柱状图来表示改善效果，病人多重用药不安全率的现况是 5.38%，目标值是 2.09%，最终达成率是 0.99%，获得较大的进步，具体成果见图 7 - 1 - 7。

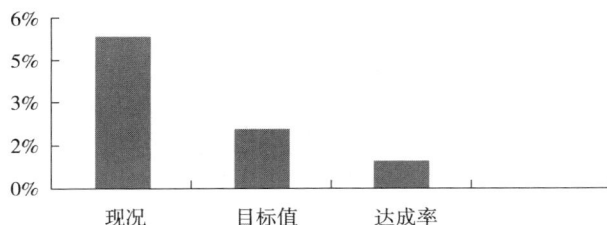

图 7 - 1 - 7　满意圈达成情况柱状图

确认形式一般可分为有形成果确认、无形成果确认和附加成果确认。

1. 有形成果确认

此次满意圈有形成果计算步骤及结果如下：

（1）数据收集　Who：负责收集数据之圈员。

某某药师 When（收集数据起讫期间）：2016 年 9 月 1 日至 9 月 30 日。

Where（收集数据地点）：某某药剂组。

What（收集对象）：某门诊使用所有口服药的品项总数≥10 项的病人。

Why（收集数据之原因）：了解病人多重用药的不安全率。

How（收集数据之方法）：①通过前置药师逐笔翻阅，挑选出符合多重用药病人，并于处方上做记号；②发药药师交付药品时或咨询药师接获咨询时，对不安全的用药行为进行调查并统计其数量。

（2）发药药师交付药品时，以开放式问句询问病人　如吃药过程有没有遇到什么问题等。病人可能会回答"药吃到最后数量不够""吃不完可不可以放冰箱""这次药品跟上次不一样"等问题。

咨询药师接获咨询时，病人主动提出用药疑虑。

（3）计算方法　多重用药不安全比率 $= \dfrac{\text{多重用药不安全的病人数}}{\text{多重用药病人数}} \times 100\%$

结果：①9月份多重用药的病人数 = 704 张处方

多重用药不安全病人数 = 7 人

多重用药不安全比率 $= \dfrac{\text{多重用药不安全的病人数}}{\text{多重用药病人数}} \times 100\% = (7/704) \times 100\% = 0.99\%$

②目标达成率、进步率目标　达成率 $= [(5.38 - 0.99)/(5.38 - 2.09)] \times 100\% = 110\%$

进步率 $= [(5.38 - 0.99)/5.38)] \times 100\% = 81.6\%$

2. 无形成果确认

无形成果往往是与有形成果相伴而生的，因此应该在满意圈活动后，整理成果时认真总结提炼。例如无形成果可体现在一些具体的方面，如协助药师更进一步了解大众用药的需求等，满意圈具体无形成果见图7-1-8。

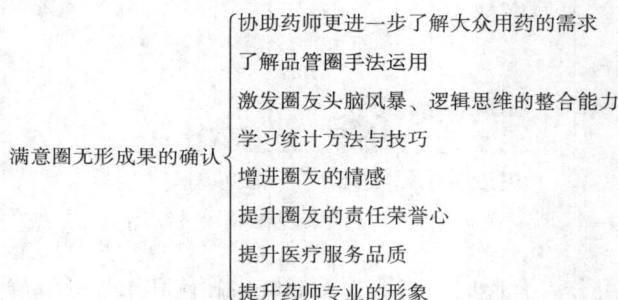

协助药师更进一步了解大众用药的需求
了解品管圈手法运用
激发圈友头脑风暴、逻辑思维的整合能力
满意圈无形成果的确认　学习统计方法与技巧
增进圈友的情感
提升圈友的责任荣誉心
提升医疗服务品质
提升药师专业的形象

图7-1-8　满意圈无形成果的确认

3. 附加成果确认

满意圈在活动过程中获得的其他产出。如奖励、著作、课题、论文、专利等。

4. 注意事项

有形成果可用改善前后柏拉图或其他适合的图表来予以比较，切衡量换算成金额，无形成果则由上级主管或全体圈员共同认定后列出，同时再计算目标达成情形，以显示目标达成的情况及业绩。效果表示的方法列举如下：

（1）有形成果　①改善前后的比较方法：可运用推移图，柏拉图，条形图，雷达图等表示；②目标达成率的计算：达成率 = [（改善后的数据 - 改善前的数据）/（目标设定值 - 改善前的数据）] × 100%；③能将改善成果换算为金额，则更加具体。

（2）无形成果　①加强不同组织层次的内外沟通，增加人际关系；②加强向心力的互动，是团队减少冲突和摩擦；③更合乎人性而有朝气的工作环境；④对人力资源做更佳的运用；⑤减少人员流动、缺席、怠惰；⑥增加工作上的安全感；⑦对企业组织的目标与产品有更大的认同感。

十、满意圈标准化

满意圈效果确认以后，如果对策切实有效，就应当将改善后的操作方法加以标准化，以供后来者参考和使用，标准化是品管圈获得改善成果的重要步骤之一，它的目的在于提高效率，技术储备，防范再次发生相同的错误，保证对策效果得以长期稳定维持，并发挥同质化培训的作用，提高整体素质。根据满意圈的标准化针对处方调配等项目进行标准制定，列出修订前和修订后的内容，进行相互比对，形成标准流程。满意圈标准化的具体内容见表7-1-14。

表7-1-14　满意圈标准化流程表

项次	修订前	修订后	说明
四、调配作业 1. 处方调配 1-1 标准调配作业三读准则 2. 调剂时操作说明	药物调配均应遵守三读原则，以免调配错误 标准调配作业三读准则 （1）取出药物时　①先阅读药袋上的资料，包括料位号、药品名称、药品规格、数量 ②找出药品储位　非自动药包机药品：利用药品料号位、药品名称、药品规格 自动药包机药品：利用自动药包纸上所列印的领药号、病人姓名、药品料位号、药品名称、药品规格 （2）调剂时按照药袋上的料位号、药品名称、药品规格，放入正确数量的药品 （3）送出药品前进行下一个动作前，再检查一次所调配的药品其料位号、药品名称、药品规格、数量，是否与药袋列印内容相符	药物调配均应遵守三读原则，以免调配错误 标准调配作业三读准则 （1）取出药物时　①先阅读药袋上的资料，包括料位号、药品名称、药品规格、数量 ②找出药品储位　非自动药包机药品：利用药品料号位、药品名称、药品规格 自动药包机药品：利用自动药包纸上所列印的领药号、病人姓名、药品料位号、药品名称、药品规格 （2）调剂时按照药袋上的料位号、药品名称、药品规格，放入正确数量的药品，若此药品为冷藏药，则于药袋左上角贴上"冰"字贴纸 （3）送出药品前进行下一个动作前，再检查一次所调配的药品其料位号、药品名称、药品规格、数量，是否与药袋列印内容相符	按实际工作，增修条文
五、调配作业 处方调配1-5	同一病人之药袋，依序排列装订妥当，方便后面作业	同一病人之药袋，依序排列装订妥当，方便后面作业，若此药品为冷藏药，则于药袋左上角贴上"冰"字贴纸	按实际增修条文
六、药品管理 药品异动管理	（1）把即将锁档的药品调制耗用量较高的库台 （2）开始配发新品后，需更改计算机设定的药品外观	（1）把即将锁档药品调制耗用量较高的库台 （2）开始配发新品后，需更改计算机设定的药品外观 当有新进药品是不同剂量或不同厂牌时，可于HIS门诊给药-药袋通用名更改进行加注	按实际工作，增修条文

（一）标准化步骤的实施方法

1. 建立标准操作流程

满意圈通过进行小组会议的形式进行讨论，选择可规范化、精细化的有效对策，逐一进行标准化操作流程设置，并明确标准化操作中的每个环节的使用者以及监督者。

2. 统一标准文件式样

新制定的标准（规章制度、标准操作流程）的主要内容应当包括目的、通用范围、操作程序及要点说明、附则、制定的年月日等。

3. 上报主管审核批准

新制定的标准化必须经上级主管审核批准后，方可纳入制度，并按院科制度编订标准序号。

4. 遵循并加以落实

实施者在实际操作过程中必须严格遵循经上级审核批准的标准化，并将其纳入教育培训内容，达到品管圈全员知晓，达到全程执行的状态。

（二）标准化步骤实施注意事项

1. 标准化不是制定一个或一组标准就能完成的，标准化后的对策需持续进行监控并转化为日常管理项目，以防问题再度发生。

2. 任何一个好的标准或标准化体系没有被应用就没有效果。

3. 标准化不是一个孤立的事物，而是一项活动过程，通过制定标准、贯彻标准，进而修订标准，又实施标准，如此反复循环，螺旋式上升，每完成一次循环，就提高了一步标准化水平。

4. 标准化应形成主管签发认可的正式文件，并纳入院科制度。

十一、满意圈效果维持

标准化不是一个短期的活动，它需要长期的坚持和完善，标准化后的对策需要持续进行监控并将之转化为日常的管理项目，以防问题再次发生。此次满意圈成果的标准化通过制定标准、贯彻标准，在实践基础上修改标准，复又实施标准，使得产生的对策效果能够长期保持在合理的范围之内，达到运用品管圈的目的。通过推移图反映标准化效果的维持情况，可看出多重用药不安全率始终保持在目标值以下。满意圈标准化效果维持的推移图见图 7 - 1 - 9。

十二、满意圈检讨与改进

检讨与改进是对满意圈实施的整个过程进行全面的反省与评价，是一个 PDCA 循环的终结，也是新的 PDCA 改善循环的开始。通过研讨与改进，可明确此次满意圈活动残留的问题，发掘新问题点，同时全面追踪本次标准化的遵守情况，定期检查预期效果的维持情况。以下是满意圈进行研讨与改进所形成的报告，具体说明了在活动过程中每一步骤的优点以及今后努力的方向，见表7-1-15。

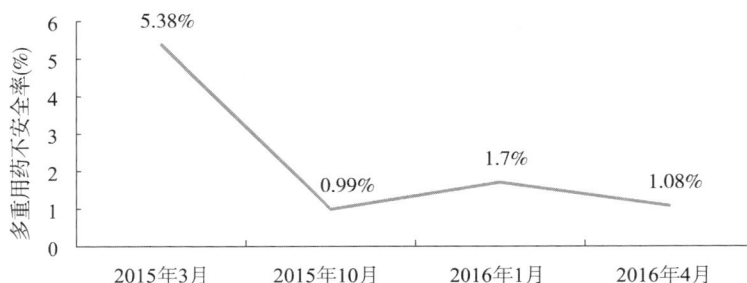

图7-1-9　标准化效果维持推移图

表7-1-15　满意圈检讨与改进报告

活动步骤	优　点	今后努力的方向
主题选定	延续上一期品管圈题目"降低病人多重用药比率"，再进行"降低病人用药不安全率"	持续研究寻找题目的方向
活动计划拟定	能按照计划循序渐进地执行，并维持两周开一次会议，计划有延误皆有明确的原因说明	继续保持下去
现状把握	通过与病人的简短访问，增加药师与病人的互动	设计病人不愿意接受访谈、现场忙碌等问题，即使收集数量不够多，也可以再想更好的办法加以改善。在寻找多重用药病人的过程里，如资管课有建立多重用药病人资料库等方法，会对资料收集及人力运用有大大帮助
解析	使用问卷调查真因，增加内容真实性，能更加了解病人居家用药情况	采用头脑风暴法
目标设定	依照圈员预估能力来设定目标	难以有标杆学习的参考资料，下次选题前可先寻找参考资料
对策拟定	可以增加圈员头脑风暴与逻辑思维能力	针对真因希望能头脑风暴出更多的对策
对策实施与检讨	问卷内容简短明确，可以缩短药师取得问卷结果的时间，增加药师与病人的互动，可提升药师的专业形象	涉及病人是否愿意接受访谈，领药者也可能非本人无法回答，或领药高峰时段无法进行问卷调查等，因此问卷收集数量不够多
效果确认	数据效果良好	资料太过庞大，药师要在有限时间内，进行审阅处方与找出多重用药病人，难免有些匆忙，期待资管课能有资料库或其他工具辅助

（一）步骤实施方法

满意圈活动结束后，应以满意圈活动步骤为基础，讨论并发掘各活动环节中存在的优缺点，作为下一期品管圈活动的参考，具体流程如下。

1. 信息收集

信息收集可以通过开圈会座谈、圈员访谈、问卷调查等多种形式进行。

注：信息收集的面要广，收集的信息要全面，切不可只侧重一些重点环节。

2. 总结评价

总结评价可以采用亲和图等品管手法，归纳总结每一个步骤实施的优点以及存在的一些缺陷，由此明确今后将要努力的方向。

3. 形成报告

经过全体圈员一致认可后，研讨与改进的成果可用表格的形式形成报告，并在后续品管圈活动中进行分享。

（二）残留问题

一般品管圈活动结束后可能会有"残留问题"，就如同满意圈所残留的问题一样，举办安全讲座的部分，对象虽为附近小区居民，但并非所有居民皆于××就诊；但对深入开展大众用药安全教育，应有不错的成果。

（三）活动感想

医院工作忙碌，发药过程中可能无法深入地与病人进行沟通。凭此次活动能够增加与病人之间的对话，增加病人对药师的信赖感，也通过本次活动了解品管圈的手法运用。

（四）下期活动主题的选定

主要是为下一期的品管圈活动确定好主题，确定主题的过程和方法与满意圈最开始确定的活动主题一样。

此次满意圈所拟定的下期活动主题为提升高血压病人的用药护理，如表 7 - 1 - 16 所示。

表 7 - 1 - 16　满意圈下期主题内容

主题	评价项目				提案人	得分	选定
	急迫性	重要性	可行性	政策性			
提升高血压病人的用药护理	31	33	33	33	刘某	130	
提升药物咨询满意度	25	27	21	21	陈某	94	
缩短病人领药时间	21	21	23	15	颜某	80	
缩短门诊病人准备时间	17	15	17	17	杨某	66	

1. 主题范围

所有××门诊高血压病人：高血压病人即血管收缩压 140mmHg、血管舒张压大于 90mmHg 的病人。

2. 专有名词

（1）血压 是指血管内的血液对于单位面积血管壁的侧压力，也即压强。

（2）收缩压 收缩压是用于检查血压是否正常的一项辅助检查方法，是当心脏收缩时，从心室摄入的血液对血管壁产生的侧压力，这时血压最大，此时内壁的压力称为收缩压，亦称高压。

（3）舒张压 舒张压就是当人的心脏舒张时，动脉血管弹性回缩时，产生的压力，又叫低压。

3. 选题理由

（1）对病人而言 病人可以维持正常血压，减少并发症。

（2）对同仁而言 提升药师专业形象，提升药房满意度。

（3）对院方而言 提升医院形象，拓展医疗业务。

4. 基本步骤

（1）列举问题点 运用头脑风暴法，列出工作场所的问题点以及这期品管圈活动残留的问题。

（2）主题的归纳 将收集到的大量问题点进行加工整理，把繁多的问题点集中在少数几个问题上，便于后面的评价和选择。

（3）选定主题 圈员们列出一系列问题点后，采用直接法、投票法、评价法确定一个最适当的问题为下一期的活动主题。

实例二　湘药圈——提高门店日均来客数

一、湘药圈摘要

本次品管圈的名称是湘药圈，本次活动改善的主题是"以自然月为计算标准，提高门店日均来客数"，活动时间为 2016 年 8 月至 2016 年 12 月。负责本次湘药圈活动的单位是某大药房××店。

本次湘药圈活动的主要工作是通过改善除了营销活动以外，某大药房××店在"用药咨询""缺药供应""药品陈列的合理性"方面的营业现场的药学服务，目的是提高门店日均来客数。湘药圈活动期间共召开会议 11 次，开展的品管步骤包含主题选定、活动计划拟定、现状把握、解析、目标设定与对策拟定、对策实施与效果确认、检讨与改进。

湘药圈的成员共7人，其中包括圈长1人，辅导员1人，圈员5人。其中，圈长曾某人际交流能力强，态度积极乐观，工作认真负责，辅导员张某老师工作细致，业务娴熟，工作经验丰富，记录员廖某为重点大学本科毕业生，具有良好的数据统计、归纳总结和语言表达能力。

本次湘药圈活动范围包括活动期间询问每日抽查出的购药顾客对用药咨询的意见、记录每日及时和未及时调药次数，询问每日抽查出的购药顾客对药品陈列的满意程度，并统计普通会员日、会员会员日和日常宣传活动日次数。湘药圈通过数据统计得到2016年8月份门店日均来客数233人/日，在综合考虑客观因素后，将目标设定为提高门店日均来客数到280人/日。在对策拟定阶段，针对用药咨询问题，圈员夏某提出"常用药品使用培训"方案，针对短缺药品供应问题，圈员刘某提出"专人负责，供货流程标准化"方案，针对找不到要买的药品问题，圈员王某提出"了解当下热销产品，将产品放在醒目位置，或制作明显标志"方案，这些对策方案经湘药圈全体圈员通过评价法，针对可行性、体验性、经济性指标进行打分最终全部确定下来。

在圈长的带领下，经过全体湘药圈成员2个月的努力改善，本次湘药圈活动取得优异效果，湘药圈成员通过记录得到2016年10月份日均来客数为287人/天，超过设定的目标7人次/天。

二、湘药圈介绍

（一）湘药圈的组成

湘药圈由某大药房××店于2016年8月组建，成员共有七人，圈长曾某为品管圈的代表，负责组织湘药圈的活动，统一圈员的意见，并制定决策方案。辅导员张某协助圈长管理圈员，对品管圈活动给予指导并监督品管圈活动的进度。记录员廖某负责记录活动中收集的数据和每次会议的内容，并对其进行归纳整理，以直观的形式向其他圈成员展现。其他圈员要听从圈长和辅导员的管理，积极投入到品管圈的活动中，保证本次活动的效率，湘药圈基本信息见表7-2-1。

表7-2-1　湘药圈基本信息

圈名	湘药圈	成立日期	2016 年 8 月
活动单位	某大药房××店		
成员人数	7 人	平均年龄	27 岁
圈　　长	曾某	辅导员	张某

续表

	姓名	年龄	工作年限	学历
圈员	廖某	26 岁	3 年	本科
	刘某	28 岁	5 年	本科
	夏某	38 岁	19 年	大专
	王某	24 岁	5 年	大专
	宋某	21 岁	3 年	大专
活动时间	2016 年 8 月至 2016 年 12 月张某			
记录员	廖某			

（二）湘药圈圈名的意义

本次品管圈的圈名为湘药圈，圈名的每一个字都具有一种特殊的含义。

【湘】　起源、初心，"湘"是湖南省简称，既是某连锁大药房连锁总部的所在地，也是本次活动的所在地，它象征着本次活动的初心是服务于老百姓。

【药】　专业、方向，"药"是药品，即药店销售的主要产品，药店的一切基本经营活动都是围绕药品展开的，它代表本次活动的方向是提高门店药品的销售量。

【圈】　质量、服务，"圈"是封闭的几何图形，它寓意着本次活动所改善的服务将会是满意、周到的。

（三）湘药圈圈徽及意义

1. 圈徽组成

湘药圈圈徽是一只正面站立的白色和平鸽，在白色和平鸽的肩上跨着标着某大药房字样的丝带，如图 7 - 2 - 1 所示。

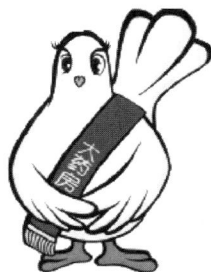

2. 圈徽的意义

始终保持"务实创新"的精神。始终团结友好合作，推动项目前进。

图 7 - 2 - 1　湘药圈圈徽

（四）湘药圈圈歌及意义

1. 湘药圈圈歌

放心微微笑

Hearty Smile

轻快、流畅地

1 = C　4/4

词、曲：王黎

| 3　4　5　- | 6·5　4　- | 2·5　2　2 | 11　2　3 30 |
(童声) 微　微　笑，　放　心　吧，　健康生活春冬秋夏，

| 3 4 5 - | i 7 6 - | 2·5 2 4 | 33 2 1 - |
微微笑，　　放心吧，　　快乐飞入千户万家。

（成人）| 0 11 2 1 | 3·3 3 - | 0 33 4 3 | 2·1 1 - |
用心呵护老百姓，　　幸福洋溢你我他。

| 0 11 2 1 | 3·3 3 - | 0 43 2 1 | 3·2 2 - |
一切为了老百姓，　　亲情白鸽感动他。

| 0 11 2 1 | 3·3 3 - | 0 34 5 i | 7·6 6 - |
平价专业最信赖。　　微笑传递你我他。

| 0 66 5 4 | 4·3 3 - | 0 43 2 7 | 2·1 1 10 |
酷暑寒冬都不怕，　　放心微笑祝福他。

（合唱）| 3 4 5 - | 6·5 4 - | 4 - 2·5 | 2 2 112 |
微微笑，　　放心吧，　　健康生活春冬秋

| 3 30 34 | 5 - i·7 | 6 - 7·6 | 5·4 334 |
夏。微微笑，　　放心吧，　　快乐飞入千户万

| 5 50 34 | 5 - 6·5 | 4 - 2·5 | 2 2 112 |
家。微微笑，　　放心吧，　　健康生活春冬秋

| 3 30 34 | 5 - i·7 | 6 - | 2·5 2 4 |
夏。微微笑，　　放心吧，　　快乐飞入

| 33 2 1 - ||
千户万家。

2. 湘药圈圈歌的意义

湘药圈圈歌"放心微微笑"以儿童和成人合唱的方式并伴随着和旋的音调，极大地增进了音乐的亲切感。"放心微微笑"象征着湘药圈对顾客的一种承诺：让顾客满意所购买药品的价格、放心所购买药品的质量，让每个人都可以带着微笑走在关爱自己健康的道路上，正如歌中所唱"用心呵护老百姓""一切为了老百姓"。

三、湘药圈主题选定

（一）湘药圈选题理由

1. 环境分析

湘药圈成员通过对门店的日均来客数进行数据检索，发现在会员日来客数明显高于非会员日的来客数。针对这一现象，品管圈成员进行了系统的分析，并通过对照实验发现，在会员日的优惠活动是吸引顾客购买药品的主要原因。××门店为了增加在非会员日来客数以提高每月日均的来客数量，故将本次湘药圈的主题选定为"以自然月为标准，提高门店日均来客数"。选题过程可由图7-2-2清晰表达。

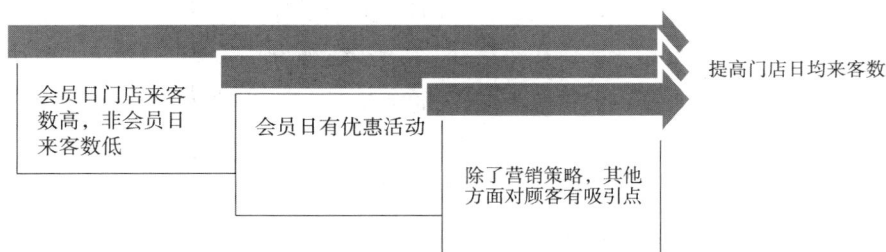

图 7 - 2 - 2　湘药圈主题的选定

2. 对顾客而言

将本次活动的主题选为"以自然月为标准，提高门店日均来客数"，将会使顾客在活动过程中享受到比以往更加优质的服务以及购买到更加实惠的药品。因此，顾客会对××门店非常满意。

3. 对门店而言

本次活动的目的在于提高每月门店的日均来客数，这将直接增加门店药品的销售量。此外，通过改善对顾客的服务，使顾客对门店有良好的评价和印象，增加门店的美誉度，并有助于培养忠诚顾客。

（二）湘药圈活动主题

湘药圈以"以自然月为标准，提高门店日均来客数"为活动主题，主要是为寻找并实施除会员日的营销活动外的门店卖点。经过全体成员参与头脑风暴会议后，筛选出评价最高的三个可用于改善主题的项目，包括"用药咨询""缺药供应""药品陈列的合理性"。因此，本次湘药圈活动将通过对三个项目的积极改善来实现所设定的目标。

（三）湘药圈选题注意事项

1. 本次活动选定的主题应该契合各领域的发展方向，要小而实，日均来客数对于药店具有实用性，也是门店经营业绩的重要指标，避免大而空，同时选题要遵循先易后难原则，避免久攻不下。

2. 选题要具体明确，符合药店经营职能的，避免空洞模糊；选题要有依据，注意来源，也要注意湘药圈成员都来自门店，圈成员的工作职责是负责经营和营业，药店营业现场改善是身边力所能及的主题。

3. 在主题选定过程中，由圈长引导全体圈员积极参与讨论，采用头脑风暴法、德尔菲法等方法鼓励圈员说出自己的想法，力求从多个方面、多个角度选题。

四、湘药圈活动计划的拟定

（一）湘药圈计划拟定的理由

活动计划拟定是极为重要的品管步骤，它是品管圈活动流程的展现，也是品管圈活动顺利实施的有力保障。湘药圈活动计划书的拟定是基于某大药房××门店的社会环境、药店背景、运行能力、项目实施要求，并且结合湘药圈圈员的营业现场环境和思维习惯、工作特长等，做出的具有可行性的活动计划。本次湘药圈活动的计划拟定规定在每月的第一周召开一次会议，帮助各圈员进行规划和沟通，并通过对主题选定、活动计划拟定、现状把握、原因解析、目标设定与对策拟定、对策实施与效果确认、检讨与改进的品管圈步骤进行时间进度的计划安排，指定各部分的负责人。活动计划拟定的具体内容和时间进度安排见图7-2-2。

表7-2-2　湘药圈预定进度甘特图

	区　分	8月				9月				10月				11月				12月		
		1周	2周	3周	4周	1周	2周	3周	4周	1周	2周	3周	4周	1周	2周	3周	4周	1周	2周	3周
1	规划与沟通	√				√				√				√				√		
2	主题选定	√																		
3 P	计划拟定		√	√																
4 D	现状把握与解析			√	√															
5 C	目标与对策拟定					√	√	√												
6 A	实施与效果确认							√	√	√	√	√	√	√						
7	检讨与改进													√	√	√				
8	效果展示																		√	√
	预计进度（累计数）	12%（12%）				24%（36%）				26%（62%）				28%（90%）				10%（100%）		

（二）湘药圈计划拟定的步骤

1. 确定活动计划拟定的工具

甘特图是最常用于品管圈活动计划拟定的工具手法，它可以直观地展现活动计划拟定的内容，使观测者一目了然。因此，本次湘药圈活动采用的品管工具手法为甘特图。

2. 确定活动计划书的内容及顺序

本次湘药圈活动的计划拟定书规定在每月的第1周，由圈长曾某组织召开一次全体圈员会议，在会议中总结上个月活动的完成情况，并制定新月份活动的具体实施方法，加强品管成员之间的沟通交流，提高湘药圈整体的凝聚力。此外，计划拟定书还根据常用品管圈十大步骤的顺序确定本次品管圈活动具体的内容及顺序，按照主题选定、活动计划拟定、现状把握、解析、目标设定与对策拟定、对策实施与效果确认、检讨与改进的品管圈实施步骤进行排序和分配活动日程。

3. 确定活动计划书的活动日程

活动日程的拟定，应基于对以往各期品管圈活动经验的有效回顾分析的基础上，在有丰富经验的辅导员张某的协助下，湘药圈对其活动日程做了如下安排。

（1）规划与沟通　在每月的第1周进行，时长为5周时间。

（2）主题选定　在8月的第1周进行，时长为1周时间。

（3）计划拟定　在8月的第2周到第4周，时长为3周时间。

（4）现状把握与解析　在8月的第4周到9月的第1周，时长为2周时间。

（5）目标设定与对策拟定　在9月的第2周到第4周，时长为3周时间。

（6）对策实施与效果确认　在9月的第4周到11月的第2周，时长为7周时间。

（7）检讨与改进　在11月的第3周到12月的第1周，时长为3周时间。

（8）效果展示　在12月的第3周到第4周，时长为2周时间。

活动日程是各步骤所需时间，需细化到"周"，也可另外标注相对应的年月时间，但不要将周末和节假日计算在内。

4. 分工并确定圈员的工作内容

湘药圈中各活动步骤的负责人通过圈员自荐，也可以由圈长根据每位圈员的思维习惯、特长爱好等进行安排，要做到人尽其用、各司其职、分工明确、有条不紊。

（三）湘药圈计划拟定的注意事项

1. 湘药圈在使用甘特图制作活动计划拟定时，首先要培训品管圈成员熟悉甘特图。

2. 注意品管圈常用的十大步骤的时间顺序并不是一成不变的，如本次湘药圈活动将现状掌握与解析、目标设定与对策拟定、对策实施与效果确认同时进行。

3. 湘药圈各个步骤的活动日程由辅导员老师与各步骤负责人商议确定。

4. 湘药圈活动计划可以挂在门店里显眼的地方，以提醒每位圈员随时注意并了解湘药圈的进度，加深印象并控制进度，遇到困难应立即提出研讨，并提出对策方案。

五、湘药圈现状把握与解析

（一）湘药圈现状把握与解析理由

现状把握是针对湘药圈所选定的主题，从活动现场出发，要求记录员应用统计学方法记录现阶段某门店实际的日来客数，再由湘药圈全体成员加以客观地分析系统，明确改善重点所在，为下一步目标设定和原因分析提供重要的依据。在此次湘药圈活动中，主要采用直方图和查检表对记录得到的数据进行系统的归纳和总结。

解析即是对湘药圈在对××门店现状把握中所得到的改善重点进行对应的分析，找出问题产生的要因，为下一步对策拟定提供依据。在解析过程中，实施者可灵活运用多种图形及遴选方法，确定要因。

（二）湘药圈现状把握的实施步骤

1. 确定现状把握的工具

（1）直方图　本次湘药圈活动中，由记录员廖某统计2016年8月每日来××门店购药的顾客数，并以时间为横轴，来客数为纵轴绘制出 2016 年 8 月份的每日来客数直方图，如图 7 - 2 - 3 所示。通过直方图可以直观地展示 2016 年 8 月份每日的来客数，并能很好地反映出每日来客数之间的差异，同时还能方便湘药圈成员对每日来客数与日均来客数做比对。

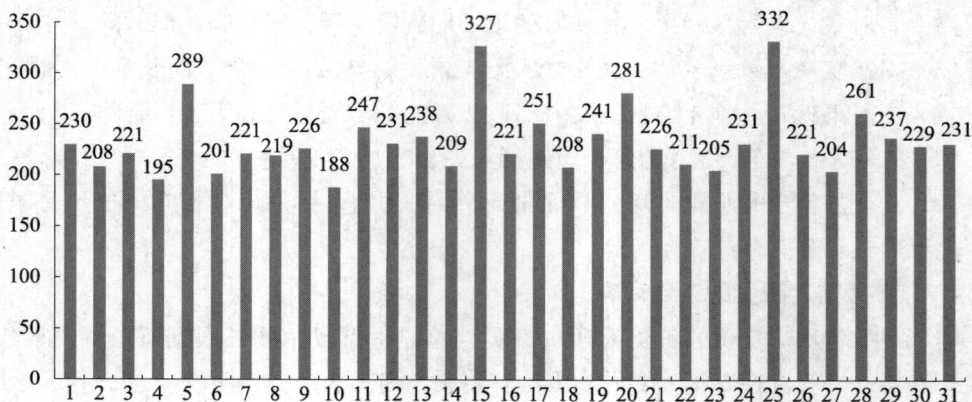

图 7 - 2 - 3　2016 年 8 月 × × 门店日来客数

（2）查检表　由圈长指派特定的湘药圈成员对 2016 年 8 月期间来门店的非会员顾客对以下几个项目的反馈情况，并使用查检表做统计，如表 7 - 2 - 3 所示。通过查检表的记录，可以将选定的相关项目和收集的数据加以汇总，便于湘药圈成员掌握与了解现状。

表 7 - 2 - 3　改善前项目查检表

一级项目	二级项目	统计方式	统计情况
营销	会员日活动	记录	普通会员日 3 次，会员会员日 3 次
	日常宣传活动	记录	4 次
服务	用药咨询	每天随机抽查 10 例	合理建议 227 次，无法建议 83 次
	缺药供应	记录	及时调货 59 次，未及时调货 52 次（缺货 12 次，遇货不及时 40 次）
	药品陈列合理性	每天随机抽查 10 例	满意陈货 219 次，不满意陈列 91 次

2. 确定改善的重点

在确定湘药圈中的改善重点时，根据 "80/20" 法则（80% 的错误结果由 20% 的原因造成），圈员只需要改善 20% 的错误项目，就可以纠正 80% 的错误。湘药圈成员通过头脑风暴会议，并经最终系统分析整理出 "用药咨询" "缺药供应" 与 "药品陈列合理性" 为重点改善项目。在确定改善重点的同时需注意以下几个方面。

（1）详细列出改善方案的原因与实现方式　不同成员所提出的改善重点，因其个人认知的差异，可能会与其他成员提出的改善重点存在矛盾，甚至相互对立，这时采用头脑风暴法就会避免这种矛盾，所有成员只提出自己的想法而对其他人提出的想法只做补充，不做评价，使所有成员的想法都有被执行的可能，故提出方案的成员要详细列出自己想要改善项目的原因以及实现途径，帮助审阅者对自己提出的改善方案进一步了解。

（2）客观地掌握实际状态　在提出问题时，如果没有办法了解实际状况，也就无法决定目标值及达成期限，因此决定目标值及达成期限前，必须做好现状把握及分析，这是湘药圈活动非常重要的一步。

（3）收集并整理问题现状的实际资料　对于所要收集的数据、资料，以5W1H的方式，由圈长指派湘药圈成员进行具体的收集工作，可用访谈、查检表等收集数据和现场资料。

（三）湘药圈解析的实施步骤

1. 湘药圈解析的工具

本次湘药圈解析的工具为特性要因图，由圈长曾某组织圈员举行头脑风暴会议，收集各要因，如图7-2-4所示，通过绘制特性要因图可以系统地整理头脑风暴法得到的要因，它用箭头表示结果（特性）和原因（要因）之间的关系，箭头前端标注结果，能够清楚直观地表示多个要因与一个结果之间关系。

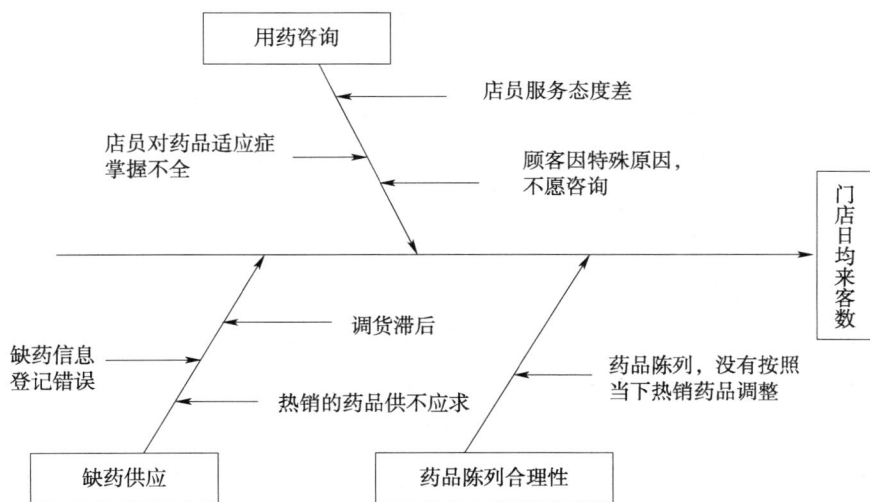

图7-2-4　门店日均来客数特性要因图

2. 要因分析

"要因"即关键的"小原因"，湘药圈是按照"80/20"法则选定排名在前20%的原因。

本次湘药圈活动采用投票法进行要因分析，经过 7 人投票，5 票以上的原因选为本圈主题的要因。从用药咨询、缺药供应、药品陈列的合理性三个方面对收集到的要因进行分类。用药咨询方面包括店员服务态度差、顾客因特殊原因不愿咨询、店员对药品适应证掌握不全、缺药供应方面包括缺药信息登记错误、调货滞后、热销的药品供不应求等原因。药品陈列合理性包括药品陈列，没有按照当下热销药品调整。经过湘药圈全体成员的投票，结果内容见表 7 – 2 – 4。

表 7 – 2 – 4　湘药圈原因解析投票结果

项　目	原　因	票　数
用药咨询	店员服务态度差	3
	顾客因特殊原因不愿咨询	2
	店员对药品适应证掌握不全	6
缺药供应	缺药信息登记错误	5
	调货滞后	6
	热销的药品供不应求	3
药品陈列合理性	药品陈列没有按照当下热销药品调整	7

（四）湘药圈现状把握与解析注意事项

1. 本次湘药圈活动解析步骤分析的原因应由对现状把握收集到的数据系统分析得来，两个步骤的顺序极为关键。

2. 湘药圈成员在现状把握阶段收集的数据，是围绕改善的重点来收集数据，例如，针对用药咨询项目，询问每日抽查出的购药顾客进行用药咨询的意见收集；针对缺药供应项目，记录每日及时和未及时调药次数；针对药品陈列的合理性项目，询问每日抽查出的购药顾客对药品陈列的满意程度等，收集了顾客和营业现场的第一手资料。

3. 绘制特性要因图的方法称为演绎法，此图绘制速度快，但特性要因图中圈选的要因很大程度受到人们主观因素的影响，容易脱离实际，故还应在湘药圈的实际活动中检验圈选要因的合理性，本次是通过投票法确定的。

4. 圈长需要充分学习重要的品管工具手法，预先要求圈员思考问题产生的原因，并且在圈会上充分调动全体圈员的积极性，才能开好这次圈会，找出问题的主要原因，为后续步骤打好基础。

六、湘药圈目标设定与对策拟定

（一）湘药圈目标设定与对策拟定理由

在湘药圈活动中，一个好的目标往往可以影响活动的最终成果、团队的凝聚力和成员的工作积极性。对策拟定是一个承上启下的品管圈活动步骤，上一步解析通过特性要因图已选出较为系统的要因，这时针对这些要因需要由品管圈成员提出可能的对策方案，也就是为下一步的对策实施提出改善对策。为了提出全面正确且有效的策略，圈员必须使用发散性思维，发挥自身创造能力并充分利用之前介绍过的头脑风暴法等有效思考的方法。

（二）湘药圈目标设定的步骤

湘药圈活动设定的目标应考虑××门店的基本经营能力和项目改善能力，目标应具体并且要将其以数据的形式表现。

湘药圈成员在现状把握中，计算得到 2016 年 8 月的××门店日均来客数为 233 人／日，在综合考虑××门店各项运营和管理能力后，湘药圈将活动目标设定为"门店日均来客数提高到 280 人／日"。

（三）湘药圈对策拟定的步骤

湘药圈的全体成员在圈长曾某的带领下运用头脑风暴、员工访谈等多种方法进行思考并提出对策，全体成员采用对策拟定评分表，依据评价指标和评价等级对所有的对策进行打分，即针对寻找出的要因：店员对药品适应证掌握不全、缺药信息登记错误、调货滞后、药品陈列、没有按照当下热销药品调整等方面提出对策。之后，湘药圈成员从可行性、体验性、经济性三个方面进行打分，并制订负责人实施计划，具体对策拟定内容见表 7 - 2 - 5。

表 7 - 2 - 5 湘药圈对策拟定一览表

问题点	原因分析	对策方案	评价			总分	采行	提案人	实施计划	负责人
			可行性	体验性	经济性					
用药咨询得不到合适的建议	店员对药品适应证掌握不全	常用药品使用培训	25	25	17	67	采取	夏某	每周三下午进行一次疾病病理及用药培训	夏某
短缺药品供应问题	①缺药信息登记错误 ②调货滞后	专人负责，提供流程标准化	21	25	25	71	采取	刘某	短缺药品供应标准化	刘某
找不到要买的药品	药品陈列，没有按照当下热销药品调整	了解当下热销产品，将产品放在醒目位置，或制作明显标志	25	17	21	63	采取	王某	应季调整货架	王某 宋某

评价标准：优 5 分，一般 3 分，差 1 分。圈员 5 人，总分 75 分/项，按照 80/20 原则，达到 60 分即可采取。

（四）湘药圈目标设定与对策拟定的注意事项

1. 目标值设定的适不适当，可由后面的"效果确认"时的"目标达成率"的高低来做初步的判断。当目标的达成率太高时，表示我们在设定目标值时对自己的信心不够，以至于目标值设定过低；目标达成率太低可能是因为目标值设定过高，但更多的是内部环节出现问题，需要仔细查找。

2. 对策拟定过程中，湘药圈某个成员在提出一个思路时，圈长应发动全体成员共同思考该方案的可行性、体验性和经济性，可进行适当的补充和修正。

3. 设定的目标要充分从实际出发，要与××门店的实际情况和员工的实际能力相结合。

4. 提出的对策要有持续性的效果，避免对要解决的问题点治标不治本。

七、湘药圈对策实施与效果确认

（一）湘药圈对策实施与效果确认理由

在对策拟定后，圈长需要组织全体圈员再次使用头脑风暴法、菲德尔法等根据对策拟定具体的改善措施。对策实施是本次品管圈活动达成设定目标的实现途径，故针对改善措施的实施必须拟定好一份关于××门店人、财、物的方案，以求发挥各方面最大的优势。

对策实施完毕一段时间以后，首先，圈长要带领圈员们进行改善前、中、后的效果确认，通过计算目标达成率和进步率来确定改善前、中、后有无明显的改善效果，若在实施改善措施后，一般来说，目标达成率过高（大于150%）时，表示湘药圈在目标设定时对自己信心不足，以致目标值设定太低；而目标达成率太低（小于80%）的原因可能是在设定目标值时高估本次活动的改善能力，故在湘药圈下次活动设定目标值时，请圈员根据实际情况共同商讨湘药圈的圈能力。其次，效果确认可分为有形效果确认和无形效果确认，本次湘药圈活动使用查检表和直方图进行有形效果确认，使用雷达图进行无形效果确认。

（二）湘药圈对策实施步骤

1. 品管圈项目说明

圈长和辅导员组织全体圈员召开对策实施会议，利用头脑风暴法提出拟定对策的具体实施方案，由记录员廖某收集整理圈员提出的方案，最后由圈长和辅导员进行决策，记录员将选中的实施方案整理成正式文件，并分发给各项目负责圈员。

2. 具体工作说明

各项目责任圈员自行对实施本项工作的圈员进行项目实施方案的相关说明和培训，

进行相关说明和培训时应做好记录，之后交于圈长和辅导员审阅。

3. 定期对门店所有店员进行培训

在对策实施过程中，××门店药师要定期给门店店员做常用药品的使用培训，以改善店员对药品适应证掌握不全的问题。

4. 商品陈列应季调整

药店对于陈列的商品应该伴随季节有所变化，但××门店存在一年到头都陈列同样商品的现象，这也是让来店购药顾客有"药品陈列不合理"感觉的重要原因。故湘药圈成员依据春、夏、秋、冬四季变换改变要陈列的商品。

（1）春　春季是感冒多发期，商品陈列宜以防流感、清肠、排毒、瘦身的商品为主，对应的商品有抗病毒口服液、板蓝根、肠清茶、常润茶、减肥茶、左旋肉碱、芦荟软胶囊、膳食纤维等。另外，很多学生要准备参加考试，益智抗疲劳的产品也是本季的亮点，对应的商品有 DHA、氨基酸、抗疲劳口服液等。

（2）夏　夏季的主题是清热解毒、防暑降温、防晒止痒、补水保湿等，对应的商品有凉茶、金银茶露、龟苓膏、仁丹、风油精、清凉油、十滴水、防晒霜、花露水、芦荟胶、面膜等，在这个季节，团购也较多，相应的商品需要备足货。

（3）秋　秋季的主题应是滋补、润燥，对应的商品便是以中药为主，如阿胶、西洋参、枸杞、红枣、蜂蜜等。

（4）冬　冬天寒冷，护肤、防冻、保暖是本季的主题，对应的商品有尿素霜、甘油、橄榄油、唇膏、冻疮膏、暖宝宝、口罩、保暖拖鞋、手套等。

5. 短缺药品供应

针对"药品供应短缺"供应的问题，湘药圈决定采取以下实施方案：①指定固定负责人；②按表格登记—ERP 系统查询货源—顾客电话再确认—仓库配送或其他门店调货—送货/通知顾客上门取药。

（三）湘药圈效果确认实施步骤

1. 确定效果确定的工具

（1）查检表　有形效果确认过程中使用查检表可以将得到的数据资料完整而且系统地整理在表格中，便于观测者由查检表对改善后的成果一目了然，如表 7 - 2 - 6 所示。通过表 7 - 2 - 6 可以发现相对于 2016 年 8 月，10 月份来店顾客对于"用药咨询"的项目，合理建议率由 73% 提高为 88%、对于"缺药供应"的项目，供货率 53% 提高为 84%、对于"药品陈列合理性"的项目，满意率由 71% 提高到 86%，由此可见，所有项目都得到了一定程度的改善。

表 7 - 2 - 6　改善后项目查检表

一级项目	二级项目	统计情况	结果对比
营销	会员日活动	普通会员日 3 次，会员会员日 3 次	—
	日常宣传活动	4 次	—
服务	用药咨询	合理建议 264 次，无法建议 36 次	合理建议率由 73% 提高为 88%
	缺药供应	及时供货 102 次，未及时供货 19 次（缺货 9 次）	供货率 53% 提高为 84%
	药品陈列合理性	满意陈列 259 次，不满意陈列 41 次	满意率由 71% 提高到 86%

（2）直方图　使用直方图来反映 2016 年 10 月份每日来店顾客数可以让观察者轻松地找到每日数据，同时也有助于观测者比较不同时间来店顾客的数量，它能很好地反映出 2016 年 10 月每日来客数的方差值，如图 7 - 2 - 5 所示。

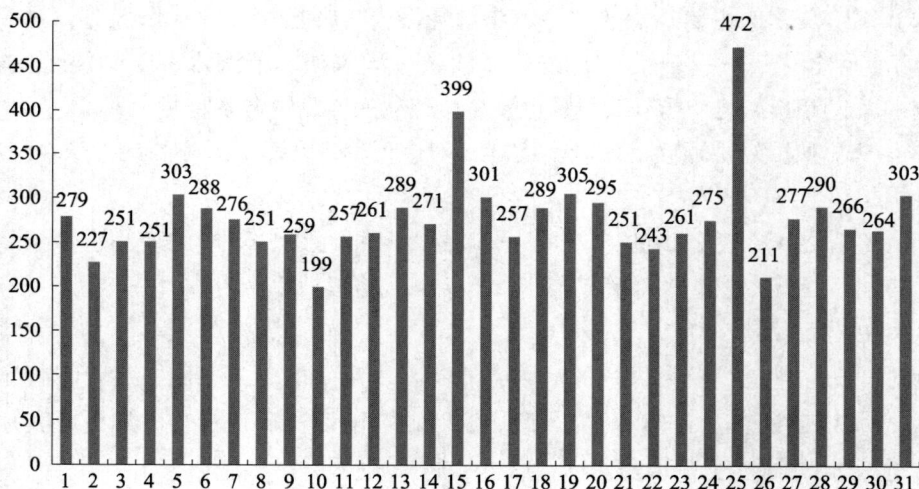

图 7 - 2 - 5　2016 年 10 月 ×× 门店日均来客数直方图

（3）雷达图　在本次湘药圈的活动中，除了提高 ×× 门店来客数之外，在活动中湘药圈成员也得到了一定的成长，圈能力得到了一定的提高，这就是无形效果。经过湘药圈全体成员系统的分析，总结出无形效果主要体现在圈员凝聚力、圈员荣誉感、圈员组织性、圈员责任心、圈员积极性六个方面，再由圈长组织全体成员使用评价法对这六个方面给出了相应的评分，并通过雷达图表示出来，如图 7 - 2 - 6 所示。

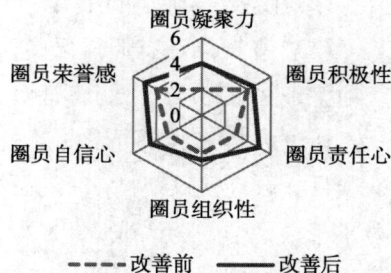

图 7 - 2 - 6　无形效果提升雷达图

2. 效果确认的计算

经过计算出改善后数据为××门店日均来客数为287人/日，改善前数据为233人/日，目标设定值为280人/次。

（1）计算方法

$$目标达成率 = \left(\frac{改善后数据 - 改善前数据}{目标设定值 - 改善前数据}\right) \times 100\% = 114.89\%$$

$$进步率 = \left(\frac{改善后数据 - 改善前数据}{改善前数据}\right) \times 100\% = 3.00\%$$

（2）结果分析　本次湘药圈活动的目标达成率为114.89%，进步率为3.00%，成功实现了所设定的目标，而且目标达成率介于150%与80%之间，这说明本次活动设定的目标十分适宜，没有过高或过低地估计本圈的改善能力。

（四）湘药圈对策实施与效果确认注意事项

1. 在对策实施阶段，由圈员所提的改善方案要围绕所选定的要因，不能偏离，但鼓励能同时解决多个问题的方案。

2. 各项目负责人要积极与圈长和辅导员交流活动的进展，及时反映遇到的困难，当改善方案难以进行下去时，可以对原来方案进行适当修改。

3. 有形效果应该用具体可衡量并带有量纲的数据表示，本次湘药圈活动则以顾客对药学服务评价的次数、每日来××门店实际顾客人数作为有形效果。

4. 无形效果确认起来难度较大，其评价的项目多侧重于圈员的个人能力，包括自信心、组织性、人际关系、组织能力等。因此，圈员们进行评价时会带有主观效果，这时就可以找一些非圈员的活动参与者来一起评价，但对他们最好采用匿名评价法。

八、湘药圈检讨与改进

（一）湘药圈检讨与改进的理由

研讨与改进品管圈活动的最后一个步骤，是对一个品管圈活动最终成果的反省和评价。虽然本次湘药圈活动实现了要达到的目标，取得了令人满意的成果，但依旧有一些需要改进的地方，以下是湘药圈全体成员对本次活动进行检讨与改进所形成的报告，具体说明了在活动过程中所有改善方案的优点以及今后努力的方向，如表7-2-7所示。

表7-2-7　活动检讨一览表

活动项目	优点	今后努力方向
常用药使用培训	专业都提升	加强培训
短缺药品供应	流程标准化	坚持执行，并不断优化
药品应季摆放	具有灵活性	根据市场需求及时调整

（二）湘药圈检讨与改进的步骤

1. 收集情报

在本次湘药圈活动结束后，由圈长和辅导员再次组织全体圈员参加会议，并且鼓励大家畅所欲言，说出经历本次活动后的所有感想，由记录员记录圈成员对本次活动的评价。

2. 总结评价

由圈长亲自参与，在所收集到的信息基础上归纳总结每一个改善方案的优点以及存在的一些缺陷，由此明确今后将要努力的方向。

3. 形成图表

经过辅导员的全体圈成员的审阅后，将所有改善方案的优、缺点制成一个表格保存起来。

（三）湘药圈检讨与改进的注意事项

1. 本次湘药圈活动在进行检讨和提出意见时，所有的圈员都必须参加。

2. 圈长和辅导员鼓励大家说心里话，可以自我检讨，也允许对整个品管圈进行批评，这样获得的情报才真实、完整。

3. 记录员廖某要准确记录大家的发言，对于所归纳出改善方案的优缺点要制成图表保存起来，以便为下次活动作参考。

实例三　优乐圈——提高门店会员占比

一、优乐圈摘要

本次品管圈的名称是优乐圈，活动改善的主题是"提高门店会员占比"。本次是优乐圈第一次品管圈活动，时间是 2016 年 8 月 1 日至 2016 年 10 月 31 日。负责本次优乐圈活动的单位是某大药房××门店。

优乐圈由 2016 年 3 月 1 日提出，2016 年 7 月开始组建，2016 年 7 月 16 日成立。本次活动针对的主要工作是某大药房××门店针对会员顾客提供优惠产品和专享服务。本次优乐圈活动期间共开会 8 次，活动开展包括主题选定、活动计划拟定、现状把握、目标设定、原因解析、对策拟定、对策实施与检讨、效果确认、效果维持、检论与改进十个品管步骤。

优乐圈的成员共 9 人，其中包括圈长 1 人，辅导员 1 人，圈员 7 人。圈长李某药师任××门店店长职务，其沟通能力强，态度乐观向上，工作认真负责，故担任圈长的职务，辅导员王某药师工作细致，业务娴熟，曾经多次参加品管圈活动，有丰富的管理经验，故担任辅导员职务。

本次活动的主题范围包括了"制定库存管理登记制度""增加所销售的医疗器械种类""提高门店会员占比""药品销售后的追踪服务""提高门店每日来客数""缩短陈列药品更换的时间"。优乐圈活动的主题选定通过评价法从急迫性、重要性、可行性、政策性四个方面对提出的四个主题选项进行评分，最终确定主题选定为"提高门店会员占比"。

圈员通过对××门店数据的检索发现，优乐圈活动前调查结果显示，2016 年 8 月 1 日至 8 月 31 日，××门店日均来客数为 152 人次，平均每日会员 52 人次，平均会员人次比为 34%。××门店平均客单价为 56.4 元，平均会员客单价为 30.3 元，平均会员金额比为 53%。对此现象进行解析，通过查找原因、要因分析以及真因验证，找出会员注册人数少的问题出现的原因主要是"人"方面的"店员缺少良好的服务意识""缺少专业知识""过度推销""服务药师专业度不够""操作不规范""责任心不强，服务态度不好"五项原因。"事"方面的"药店周围竞争环境激烈""环境卫生状态不佳""药品陈列摆放无序""对店员惩罚激励制度不完善""会员优惠力度不够" 5 项原因以及"物"方面的"设备先进程度不够""近效期药品过多""药品调货滞后""药品客单价较高"四项原因。然后依照柏拉图 80/20 法则，找出前四项改善的真因为："缺少良好的服务意识""缺少专业知识""过度推销""药品调货滞后"等四项，计算出圈能力的大小为 60%，最终运用公式得出目标值为提高平均会员人次比为 50%。为达到这一目标，优乐圈的圈员针对要因提出相应对策，经过实施后验证发现，9 月份日均来客数为 122 人次，其中会员人数 65 人，会员人次比为 53.3%，目标的达成率为 159%，进步率为 69.6%。相应的无形成果主要有"协助门店工作者更好地了解顾客的实际需求""加强圈员对品管圈手法地运用""激发圈员头脑风暴，逻辑思维的整合能力""帮助圈员学习统计方法与技巧""增进圈友的情感""提升圈友的责任荣誉心和工作安全感""提升门店服务品质""提升门店的品牌形象"。××门店由此建立了提高门店会员注册的标准化流程。

经过 1 个月的连续跟踪观察，本次优乐圈活动的效果维持良好，2016 年 10 月日均来客数为 139 人次，其中会员人数 82 人次，会员占比为 59%，处于目标值以上。故此，决定进行下一次品管圈活动，活动的主题为"制定库存管理登记制度"。

二、优乐圈介绍

（一）优乐圈的组成

优乐圈组成时间是 2016 年 8 月，活动结束时间是 2016 年 10 月，为本次品管圈第 1 期活动。优乐圈组成人员共 9 人，其中博士 1 名，研究生 2 名，本科毕业 6 名。优乐圈组成的相关内容见表 7 - 3 - 1。

表 7 - 3 - 1　优乐圈组成

圈名	优乐圈	成立时间	2016 年 7 月
圈长	李某药师	活动时间	2015 年 8 月至 10 月
辅导员	王某药师	圈　员	郝某、张某、黄某、石某、高某、陈某、任某
活动单位	某大药房××门店		
活动主题	提高门店会员占比		

1. 优乐圈辅导员王某药师对此次活动进行课题指导，圈长李某药师作为该品管圈的代表人，全面协调负责整体工作的安排，组织活动的实施。

2. 圈员郝某负责圈会组织安排及会议内容记录、图表制定；张某、黄某负责数据收集；石某、陈某负责图表制作、效果确认；高某、任某负责对策实施监督。

（二）优乐圈圈名及意义

此次品管圈的名称定为优乐圈，其中"优"代表了某大药房××门店员工承诺为家乡的老百姓提供优质的服务，在关爱老百姓健康方面能够做到最优；"乐"代表了全体员工乐观积极、奋发向上的工作态度，以提供良好的服务质量为乐，也是某大药房人的工作精神；"优乐"代表整个品管圈团队对自己职责的一份坚守与希望。

（三）优乐圈圈徽及意义

优乐圈的圈徽如图 7 - 3 - 1 所示，圈徽中，"优"以拼音"YOU"表示，代表优乐圈力求优质服务的同时，也代表着"优乐圈关注你"的含义，"YOU"中间的"O"以笑脸的形式表示，代表了"乐"的含义。

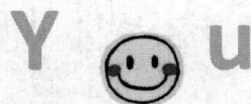

图 7 - 3 - 1　优乐圈圈徽

三、优乐圈主题选定

（一）优乐圈主题选定的理由

主题选定是本次优乐圈活动的第一个实施步骤。我们在进行品管圈活动时，明确圈活动所要改善的对象是万分重要的，没有主题就没法开展接下来的活动步骤。因此，在某大药房进行优乐圈品管活动的第一步中，我们通过组织全体圈员召开头脑风暴会议，集思广益，拓宽思路，来划定优乐圈的主题范围。具体包括："制定库存管理登记制度""增加所销售的医疗器械种类""提高门店会员占比""药品销售后的追踪服务""提高门店每日来客数""缩短陈列药品更换的时间"。优乐圈活动的主题选定通过评价法从急迫性、重要性、可行性、政策性四个方面对提出的四个主题选项进行评分，最终确定主题选定为"提高门店会员注册人数",具体内容见表7-3-2。

表7-3-2　优乐圈主题内容一览表

主　题	评价项目				提案人	得分	选定
	急迫性	重要性	可行性	政策性			
制定库存管理登记制度	26	17	25	30	李某	98	
增加所销售的医疗器械种类	20	24	20	15	张某	79	
提高门店会员占比	30	26	27	16	黄某	99	⃝
药品销售后的追踪服务	18	25	23	20	石某	86	
提高门店每日来客数	24	30	21	13	高某	88	
缩短陈列药品更换的时间	19	26	15	16	任某	76	

1. 环境分析

某大药房××店是某大药房其连锁公司在沈阳市近期开办的门店,经过一段时间的经营,该门店的销售理念已很好地适应了周围环境,并且其地处沈阳市市中心地区,拥有极好的顾客资源。在药品服务方面,某大药房也有着自身的特点和优势,会员制在某大药房的管理体系中的地位也逐渐增高。我们将本次活动的主题选定为"提高门店会员占比",这样可以进一步掌握顾客动态的需求,便于门店针对顾客变化的需求及时采取策略,提升门店的环境适应能力。

2. 对顾客而言

我们为了提高本店的顾客服务能力,将本次活动的主题选定为"提高门店会员占比"。顾客可以通过自己的身份证免费办理某大药房××店的会员,这样顾客就可以享受到门店会员的许多优惠政策,能够购买到更实惠的药品,享受更贴心的服务。

3. 对门店而言

会员顾客是门店的忠诚顾客,我们必须珍惜他们。我们将本次活动的主题选定为"提高门店会员占比",这对门店而言虽然会付出一定的成本,但是能够获得顾客的赞扬、顾客的信赖、顾客的口碑。总而言之,是利大于弊的。

(二) 优乐圈主题选定步骤

1. 主题选定依据

(1) 连锁总部对门店管理的目标;

(2) 是切合门店的未来发展的问题;

(3) 借鉴其他运行较成功的药店而制定;

(4) 有利于提高门店运营效率或品质;

(5) 日常工作中亟待解决的问题;

（6）可以明显增加门店收益的方面；

（7）具有真实可靠数据的问题。

2. 主题选定的实施

本次优乐圈活动首先在圈长李某药师的带领下召开头脑风暴会议，划定出主题选定的范围。之后，优乐圈圈员运用评价法的方式来选择主题，通过评价项目和备选主题制成交叉表，并通过各个评价项目对主题进行评价。每个圈员对提出的所有主题从急迫性、重要性、可行性、政策性四方面，按照优5分，可以3分，差1分三个等级，每个人对每个主题的每个项目均要一一打分，合计得分最高的"提高门店会员注册人数"99分，该内容选定为优乐圈的主题。

3. 主题书写格式

明确的主题应有具体及可衡量的指标，规范的书写格式应包含：

"动词（正向或负向）＋名词（改善的主题）＋衡量指标"。

衡量指标的形式可以是"可测量的，如门店会员注册人数""可计数的，如计算门店平均客单价""可感知的，如顾客对门店的满意度"等，需要结合具体实际进行分析。

（三）优乐圈主题选定的注意事项

1. 优乐圈提出的主题应该契合门店的发展方向，应具备可行性和政策性。所选定的主题要具体明确，避免空洞模糊。

2. 优乐圈在召开头脑风暴会议时，每位圈员各自发表独特的见解，但对别人的见解不作评论。

3. 优乐圈选定主题在使用投票法时，采用匿名投票的方式，以保证投票的公正性。

4. 本次品管圈活动期间选定一个主题即可，不在一个期间同时解决数个主题。

5. 在优乐圈主题选定过程中，圈长李某药师是核心，她引导全体圈员积极参与讨论，当遇到难以解决的问题时，圈长会及时向辅导员求助。

四、优乐圈活动计划的拟定

（一）优乐圈活动计划拟定理由

主题选定好了，便可以开始拟定活动计划书，事先做好活动的计划为品管圈活动顺利进行提供了有力地保障。优乐圈活动计划书的拟定应基于某大药房××门店的内外环境、经营现状、项目特点和优乐圈活动的步骤要求，拟定具有可行性和政策性的活动计划。本次活动我们用甘特图来表示优乐圈的活动计划，并以此监控优乐圈活动步骤实施过程与预定计划是否出现较大的偏离。此次优乐圈活动的计划拟定通过对主题选定、活动计划拟定、现状把握、目标设定、解析、对策拟定、对策实施与检讨、效果确认、标准化、检讨与改进的十大品管圈实施步骤进行时间以及运用工具的计划安排，并指定各部分的负责人。具体的内容和时间进度安排见表 7 - 3 - 3。

表 7 - 3 - 3　优乐圈活动计划书

步骤	2016 年 8 月				2016 年 9 月				2016 年 10 月				负责人
	第1周	第2周	第3周	第4周	第1周	第2周	第3周	第4周	第1周	第2周	第3周	第4周	
主题选定	-------												李某
计划拟定		-------											王某
现状把握			-----------------										张某
目标设定				----									黄某
解析					----								石某
对策拟定						-----							陈某
对策实施与检讨							---------------						高某
效果确认									------──				任某
标准化										-------			郝某
检讨与改进											-------		李某
成果发表												----	王某

　　注：-------表示计划日程；——表示实际日程。

（二）优乐圈活动计划拟定步骤

1. 确定拟定活动计划书的方式

　　甘特图是最常用于品管圈活动计划拟定的工具手法，此次优乐圈活动采用的工具就是甘特图。甘特图是以品管圈活动步骤与品管圈活动期限制成的项目交叉表，以虚线长度表示计划实施的期限，实线长度表示实际实施的期限，形象而具体地反映出活动的进度，从而使观察者一目了然。

2. 确定活动计划书的内容及顺序

　　优乐圈是根据品管圈十大步骤按时间顺序确定步骤的活动内容及顺序。因为本次活动是优乐圈的第一次品管圈活动，圈长及圈员对品管圈的活动内容不是很熟悉，所以优乐圈参考了品管圈十大步骤的内容及时间顺序来拟定活动计划书。

3. 确定活动计划书的活动日程

　　活动日程的拟定，应在对其他品管圈活动经验有效学习与分析的基础上，结合门店的实际与优乐圈的改善能力进行合理的安排。本次优乐圈活动日程安排如下：主题选定、活动计划拟定、现状把握、目标设定、解析、对策拟定，总共占30%；对策实施与检讨占40%；效果确认和标准化占20%；剩下的检讨与改进和成果发表占10%。

活动日程是各步骤所需时间，我们将时间细化到"周"。

（三）优乐圈活动计划拟定的注意事项

1. 活动计划的拟定是品管圈十大步骤中关键的一步，可以起到"未雨绸缪"的效果。本次是优乐圈的第一次品管圈活动，通过第一次拟定活动计划书过程，优乐圈圈员将熟悉具体的拟定过程。

2. 优乐圈在实施接下来的步骤，遇到难以解决的问题导致实际进度与计划有很大偏差时，优乐圈必须立即召开圈会进行研讨，并提出应对办法。

3. 优乐圈在进行活动计划拟定的前一天，对全体圈员进行了甘特图制作方法的培训，且重点关注了以下问题：①纵向的项目应按照步骤顺序排列，横向的项目应按照时间顺序排列；②虚线表示计划线，实线表示实际线；③某些步骤按照逻辑性在时间上不能重叠，例如解析和对策拟定的线不能重叠，因为没有做好解析是无法做好对策拟定的。

4. 优乐圈活动步骤负责人的指派需做到人尽其用、各司其职、分工明确、有条不紊。

五、优乐圈现状把握

（一）优乐圈现状把握的理由

优乐圈现状把握是针对目前××门店会员人数的现状，从 2016 年 8 月份的运营实际出发，应用统计学工具统计每天所接待来店顾客中会员顾客的人数和客单价，并加以客观的系统分析，明确改善重点所在，为下一步目标设定和原因分析提供重要的依据。在此次优乐圈活动中，主要采用条形图对××门店 8 月份日来店会员人数和客单价的现状进行系统的统计。具体内容见图 7-3-2、图 7-3-3。

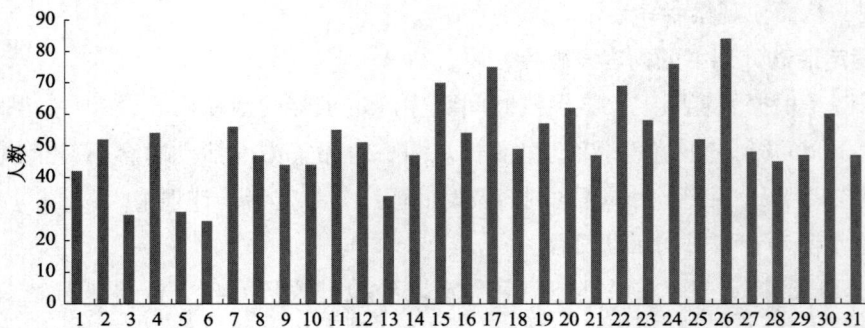

图 7-3-2　××门店 8 月日来店会员人数

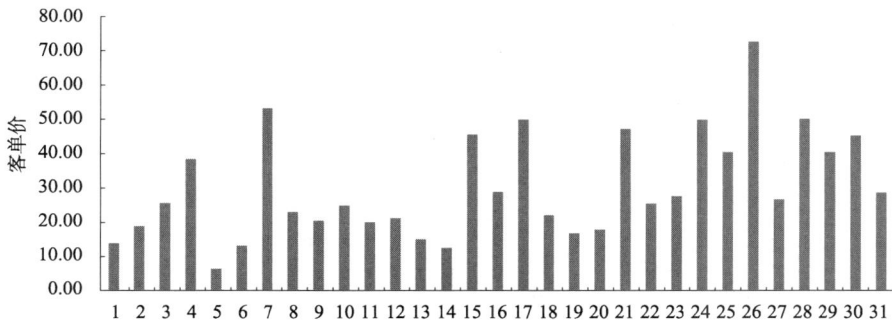

图 7 - 3 - 3　××门店 8 月日来店会员客单价

（二）优乐圈现状把握的步骤

优乐圈在现状把握阶段，其工作大致可分为明确工作流程、数据收集、查检、确定改善重点四个阶段。

1. 明确工作流程

在优乐圈现状把握的实施过程中，我们为了充分掌握××门店现行的会员制度，通过绘制会员办理和维系流程图进行归纳和总结。具体内容见图 7 - 3 - 4。

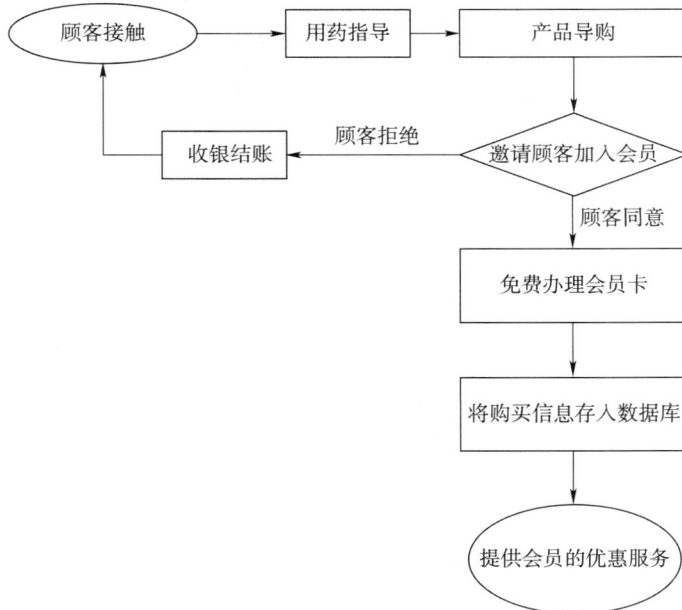

图 7 - 3 - 4　××门店会员管理制度流程图

2. 数据收集

优乐圈现状把握以事实可靠的数据为基础，经过全体圈员考虑和判断之后设定本次活动的目标。因此，优乐圈均以数据作为分析、判断、采取行动的基础，掌握现状并决定工作进行的方向。此次数据收集得出如下结果。

Who：张某药师。

When：2016 年 8 月。

Where：某大药房××门店。

Why：确定××门店会员人次比、金额比。

What：2016 年 8 月每日到××门店的会员人数及消费金额。

How：通过每日柜台的收银记录统计每日来客数、会员数、客单价及会员单价。

（1）调查方式　优乐圈圈员通过某大药房××门店柜台的收银记录统计出每日来客数、会员数、客单价及会员单价，再通过一定的计算公式算出××门店 2016 年8 月份平均每日来客的会员人次比、金额比，从而掌握××门店的会员现状。

（2）计算方法　$平均会员人次比 = \dfrac{平均每日来店会员人数}{平均每日来店顾客人数} \times 100\%$

$$平均会员金额比 = \dfrac{平均会员客单价}{平均客单价} \times 100\%$$

（3）结果　调查结果显示，8 月 1 日至 8 月 31 日，××门店平均每日来客数 152人次，平均每日会员 52 人次，平均会员人次比为 34%。××门店平均客单价为 56.4元，平均会员客单价为 30.3 元，平均会员金额比为 53%。具体内容见表 7－3－4。

表 7－3－4　优乐圈统计数据一览表

项目	客流量	项目	客单价	统计时间
门店平均每日来客数	152 人次	门店平均客单价	56.4 元	2016 年 8 月
门店平均每日会员数	52 人次	门店平均会员客单价	30.3 元	
门店平均每日会员人次比	34%	门店平均会员金额比	53%	

3. 查检

查检过程需深入到优乐圈活动现场，对现场活动做现实的观察。圈员要以事实为基础，把现象与标准的差距以及不对的地方加以观察记录，经过考虑和判断之后采取改善措施。优乐圈成员收集每日会员来客数及每日会员平均客单价时，收集得到的数据与标准水平有较大的差距，故由圈长组织圈员采用头脑风暴法尽可能多地提出改善的对策，继而确定改善的重点。

（三）优乐圈现状把握的注意事项

1. 优乐圈现状把握是以××门店的实际数据为基础的，可以通过柜台的收银记录统计出每日来客数、会员数、客单价及会员单价。数据记录一定要具体准确，人数保留整数，钱数保留一位小数。

2. 优乐圈现状把握过程中，圈长带领全体圈员到××门店对现场做实际的观察。因为圈员完全靠以往的记录是不够的，必须重新收集目前的数据加以客观性的系统分析，以确定问题的重点所在。

六、优乐圈目标设定

目标设定对于优乐圈整体的影响至关重要，是把握优乐圈整体进度的一个标杆，它可以影响绩效评估、团队凝聚力、工作积极性。优乐圈圈活动设定的目标结合某大药房××门店的实际环境和情况，充分考虑活动结束后能否评价或能否被肯定，是否具有可及性，尽可能做到具体化、数据化。

（一）优乐圈目标设定的实施步骤

1. 目标设定时间

我们在进行现状把握时，通过现场勘查和数据分析，就已经对门店整体的情况达成深入的了解。在确定了优乐圈的活动主题之后，我们便进入了目标设定步骤。

2. 目标项目明确

目标设定的首要内容就是要明确目标项目，并且明确整个目标的主题。此次优乐圈的目标主题是"提高门店会员占比"。

3. 目标设定内容

根据品管圈目标设定的固有方式，我们可以将门店品管圈的设定内容，表现为"完成期限+目标项目+目标值"，此次优乐圈的目标内容"在10月31日之前将门店的会员数量提高16%"。

4. 目标设定的完成期限

目标设定的完成期限是根据实际情况来确定的，我们此次的优乐圈活动目的是为了采取有效合理的方法来提高门店的会员占比，因此，我们需要在较短的时间内找到有效的方法和策略，最终选定10月31日为完成期限。

5. 目标值计算

（1）现况值　即现状把握阶段利用查检表收集到的数据，在本次优乐圈中以"提高门店会员占比"为主题的活动，通过查检得出现阶段门店的会员占比为34%，即为目标设定阶段的现状值。

（2）改善重点　改善重点是现状把握中需要改善项目的累计影响度，数值可根据之前的柏拉图得到。

首先，以周为单位进行调查，影响会员占比的因素大致分为店员服务质量不够、会员制度不够完善、药品购买方式单一、门店环境不佳，造成门店会员占比较低的主要原因，见表7-3-5。

表7-3-5 造成门店会员占比较低的原因

查检时间	药品调货滞后	过度销售	店员服务质量不够	门店环境不佳	合计
2016. 6. 6 ~ 2016. 6. 12	6	4	1	0	11
2016. 6. 13 ~ 2016. 6. 19	5	5	2	1	13
2016. 6. 20 ~ 2016. 6. 26	4	4	2	2	12
2016. 6. 27 ~ 2016. 7. 3	5	4	1	2	13
2016. 7. 4 ~ 2016. 7. 10	6	3	1	1	11
合计	26	21	7	6	60
每周平均出现次数	5. 2	4. 2	1. 4	1. 2	12
累积百分比（%）	43	78	90	100	

在本次"提高门店会员占比"的品管圈活动中，我们选取了四个主要原因类别。其中，"药品调货滞后"和"过度销售"为最主要因素，累计百分比达到78%。因此，将这两个原因作为改善重点，具体数值以78%表示，见图7-3-5。

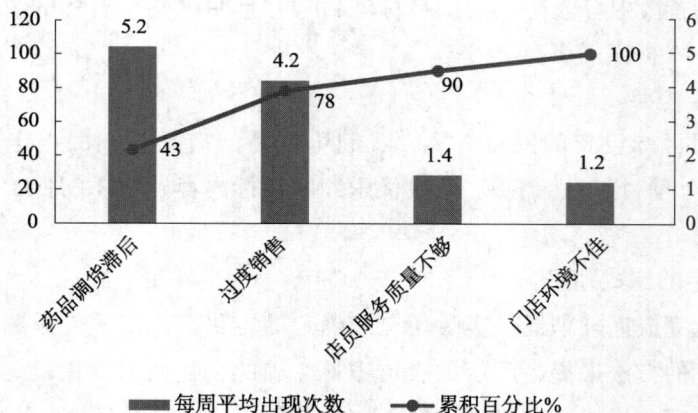

图7-3-5 优乐圈改善重点柏拉图

（3）圈能力 目标值设定时务必要检查目标达成的可能性，是否为能力所及，是否有共同的方向，是否能于活动期限内完成。其中，是否能力所及与圈能力相关，亦即员工品质意识及发现问题、解决问题的能力。在主题选定步骤时，圈能力是评价主题是否合适的重要指标，而在目标值设定时，圈能力同样是重要因素。下面以5分制为满分，对圈内成员的能力进行打分，"能够自行解决"为5分，"需要一个单位帮助"为3分，"需要多个单位帮助"为1分。因此，我们可以计算圈能力为60%，见表7-3-6。

表 7 – 3 – 6 圈能力评价表

圈员	郝某	张某	黄某	石某	高某	陈某	任某	合计
分值	3	5	1	5	1	4	2	21
平均分值	3							

（4）计算结果　主题动词为正向描述，优乐圈的目标值计算公式：

$$目标值 = 现状值 + 改善值$$
$$= 现状值 + （现状值 \times 改善重点 \times 圈能力）$$
$$= 34\% + （34\% \times 0.78 \times 0.6）= 50\%$$

七、优乐圈解析

解析即是对优乐圈所得到的改善重点进行对应的分析，找出问题产生的要因，为下一步对策的拟定提供依据。在解析过程中，实施者可灵活运用多种图形及遴选方法，确定要因，并进行真因分析。

为了深入剖析造成问题的原因，解析过程一般需要绘制表示因果关系的图形。解析一般都可分为三个阶段，即查找原因、要因分析和真因验证。

（一）优乐圈解析手法

1. 查找原因

此次，优乐圈查找原因运用的是系统图的手法，圈长带领圈员运用头脑风暴法、心智图、曼陀罗法等提出和收集原因，从各种不同角度找出问题产生的原因。首先就影响药店的会员占比为中心展开思考，找出大原因为人、事、物三方面出现了问题；然后再对大原因进行深究，找出中原因，如"人"方面可能是在店员和服务药师两方面产生了问题；最后再对找出的中原因进行分析，找出小原因，如店员缺乏良好的服务意识、缺少专业知识、过度推销等，服务药师方面存在专业度不够、责任心不强、服务意识不够等。在"事"方面可能存在药店周围竞争环境激烈、环境卫生状态不佳、药品陈列无序等原因。这些原因都是各品管圈的圈员在进行头脑风暴时要积极思考的结果，只有提出更多的原因进行思考分析，才能更准确地找出解决问题的方法。

图 7 – 3 – 6 是优乐圈针对"影响药店会员占比的因素"的系统图分析。

2. 运用系统图应注意事项

（1）原因之间要有清楚的逻辑关系；

（2）保证因果关系明确，不要放入无关联的要因；

（3）要因必须追求到真正原因；

（4）系统图内用词要清晰明确；

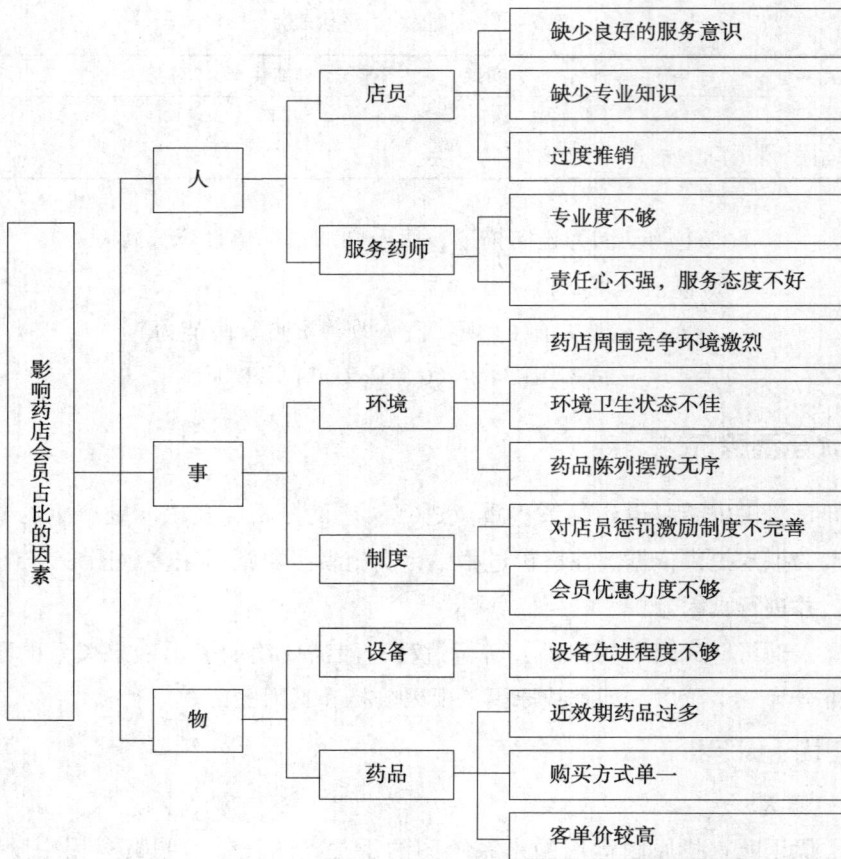

图 7 - 3 - 6　影响药店会员占比因素的系统图

（5）采用顺位排列观念，应将"其他"这一项目排在最后；

（6）主要原因要经确认再以主观的判断来圈选、确定；

（7）最小的原因分析要细致，尽量不放过任何一个方面；

（8）大原因一般从"人员""方法""材料""设备""环境"等方面考虑；中原因一般有每个大原因细分成若干要素，如"人员"方面在医药药房内可细分为"店员""顾客""服务药师"等；

（9）小原因是针对每个中原因进行具体分析，如在"药品"要素可能存在的小原因有"近效期药品过多""药品缺货""客单价较高"等。

（二）优乐圈要因分析

1. 优乐圈投票法要因分析

"要因"即关键的"小原因"，优乐圈是按照"80/20"法则进行选定排名在前20%的原因，一般多采用投票法和评价法。

　　此次优乐圈活动采用投票法进行要因分析，经过 8 人票选，5 票以上作为圈选的要要从"人、事、物"三个方面对查找出的要因进行分类，"人"方面的"店员缺少良好的服务意识""缺少专业知识""过度推销""服务药师专业度不够""操作不规范""责任心不强，服务态度不好" 5 项原因。"事"方面的"药店周围竞争环境激烈""环境卫生状态不佳""药品陈列摆放无序""对店员惩罚激励制度不完善""会员优惠力度不够" 5 项原因以及"物"方面的"设备先进程度不够""近效期药品过多""药品调货滞后""药品客单价较高" 4 项原因，对其进行投票，其中缺少良好的服务意识、缺少专业知识、过度推销、药品调货滞后 4 项票数超过 6 票，将其圈选为优乐圈的问题要因。优乐圈具体内容见表 7 - 3 - 7。

表 7 - 3 - 7　优乐圈要因分析图

大　类	小　类	内　容	票　数
人	店员	缺少良好的服务意识	7
		缺少专业知识	8
		过度推销	6
	服务药师	专业度不够，操作不规范	5
		责任心不强，服务态度不好	4
事	环境	药店周围竞争环境激烈	3
		环境卫生状态不佳	4
		药品陈列摆放无序	2
	制度	对店员惩罚激励制度不完善	1
		会员优惠力度不够	4
物	设备	设备先进程度不够	3
	药品	近效期药品过多	2
		药品调货滞后	8
		药品客单价较高	2

2. 优乐圈采用要因分析方法说明

　　(1) 投票法　由优乐圈每个圈员分别圈选出几个原因，把票数较高的原因确定为要因。此法虽然操作简单、省时、省力，但是不够严谨、科学，随机性较强。因此，可采用多重投票法进行修正。

　　(2) 评价法　由优乐圈全体员对每一个小原因按照重要程度进行评价打分，重要的打 5 分，一般的打 3 分，不重要的打 1 分。然后统计出每个小原因的总得分，进行排序，提名靠前的即为要因。

(三) 优乐圈真因验证

　　此次优乐圈活动以问卷方式进行调查，通过现场数据收集，针对要因分析步骤中选出的 4 项进行再次投票，"过度推销"成为得票数最多的项目，然后再结合数据绘制柏拉图进行分析，优乐圈真因的验证见表 7 – 3 – 8。

表 7 – 3 – 8　优乐圈真因的验证

项　目		数　量
投票人数		50
原　因	缺少良好的服务意识	6
	缺少专业知识	8
	过度推销	10
	药品调货滞后	26

八、优乐圈对策拟定

（一）对策拟定理由

在品管圈活动中，对策拟定是一个承上启下的品管圈活动步骤，上一步解析通过特性要因图已选出较为系统的要因，这时针对这些要因需要由品管圈成员提出可能的对策方案，也就是为下一步的对策实施提出改善对策。为了提出全面正确且有效的策略，圈员必须使用发散性思维，发挥自身创造能力并充分利用之前介绍过的头脑风暴法等有效思考方法。

（二）对策拟定的步骤

优乐圈全体成员在圈长的带领下运用头脑风暴、员工访谈、查证等多种方法进行思考并提出对策，全体成员采用对策拟定评分表，依据评价指标和评价等级对所有的对策进行打分，即针对寻找出的要因：缺少专业知识，过度推销，店员服务态度低。优乐圈成员从可行性、体验性、经济性三个方面进行打分，并制定负责人实施计划，具体对策拟定内容见表 7 – 3 – 9。

表 7 – 3 – 9　优乐圈对策拟定一览表

问题点	原因分析	对策方案	可行性	体验性	经济性	总分	采行	提案人	实施计划	负责人
缺少专业知识	店员对药品适应证掌握不全	对店员进行联合用药培训指导	26	26	18	70	采取	郝某	每周二下午进行一次疾病病理及用药培训	郝某 李某
药品短缺问题	调货滞后	增加为顾客从连锁其他门店调药，快递邮药	23	23	24	70	采取	高某	短缺药品供应标准化	高某 张某

问题点	原因分析	对策方案	评价			总分	采行	提案人	实施计划	负责人
			可行性	体验性	经济性					
缺少良好服务意识	店员服务意识低	提高店员服务态度	25	18	22	65	采取	陈某	每周一店员服务意识培训	陈某黄某
过度推销	收银员语言技巧欠缺	对店员进行为顾客办理会员卡的语言技巧培训	22	23	20	65	采取	王某	每周六上午进行收银员培训	王某石某

评价标准：优 5 分，一般 3 分，差 1 分。圈员 5 人，总分 75 分/项，按照 80/20 原则，达到 60 分即可采取。

（三）对策拟定的注意事项

1. 对策拟定过程中，优乐圈某个成员在提出一个思路时，圈长发动全体成员共同思考该方案的可行性、体验性和经济性，可进行适当的补充和修正；

2. 设定的目标要充分从实际出发，与××门店的实际情况和员工的实际能力相结合；

3. 提出的对策有持续性的效果，避免对要解决的问题点治标不治本。

九、优乐圈对策实施

（一）对策实施方法

在对策拟定后，圈长需要组织全体成员再次使用头脑风暴法、菲德尔法等根据对策拟定制定具体的改善措施。对策实施是本次品管圈活动达成设定目标的实现途径，故针对改善措施的实施必须拟定好一份关于××门店人、财、物的方案，以求发挥各方面最大的优势。

（二）对策实施步骤

1. 品管圈项目说明

圈长和辅导员组织全体圈员召开对策实施会议，利用头脑风暴法提出拟定对策的具体实施方案，由记录员郝某收集整理圈员提出的方案，最后由圈长和辅导员进行决策，记录员将选中的实施方案整理成正式文件并分发给各负责项目的圈员。

2. 具体工作说明

负责各项目的圈员可以自行对本项工作实施的成员进行项目实施方案的相关说明和培训，进行相关说明和培训时应做好记录，之后交于圈长和辅导员审阅。

3. 对策实施 PDCA 循环（表 7 - 3 - 10 至表 7 - 3 - 13）

表 7 - 3 - 10 优乐圈 PDCA 循环对策一

对策编号	对策名称	对店员进行联合用药的培训指导
（1）	真因	店员缺少专业知识
	计划（P）	现况说明：①店员不能指导消费者合理购买药品 ②店员不能提供适当的用药嘱咐 对策内容：药师定期给门店店员做常用药品的使用培训
	实施（D）	药师定期给门店店员做常用药品的使用培训 Who：高某，张某 How：培训店员常见病的基本症状和用药对证，药品配伍禁忌，常见药品的注意事项以及用药须知，慢性病用药常识等
	效果（C）	9 月 15 日至 10 月 10 日在门店内进行现场调查，检查店员的联合用药的搭配以及医嘱的提供，每天随机抽取 20 位顾客调查，调查店员用药搭配等的状况 经过调查，优乐圈圈员都能基本掌握用药常识，为顾客提供合理用药服务 顾客认同度达到（15/20）×100% = 75%
	处理（A）	将联合用药培训列入门店的日常管理活动中，圈员轮流进行培训指导工作

表 7 - 3 - 11 优乐圈 PDCA 循环对策二

对策编号	对策名称	对店员进行为顾客办理会员卡的语言技巧培训
（2）	真因	过度推销
	计划（P）	现况说明：店员语言技巧缺失，不能引导消费者办理会员卡 对策内容：对店员为顾客办理会员卡时语言技巧的培训
	实施（D）	药师定期给门店店员做语言技巧培训 Who：石某，王某 When：每周六上午 Where：药店会议室 How：每周对于收银员进行语言技巧培训，内容包括眼神交流、手势、姿势、声音、面部表情等，通过各方面的培训，提高收银员的语言表达能力，提高会员办理率
	效果（C）	9 月 15 日至 10 月 10 日在门店内进行现场调查，每天随机抽取 20 位顾客，请他们对店员的语言等进行评分，总结这段时间的会员办理率 经过调查，消费者的普遍评分在 80 分左右，会员办理量由 60% 上升至 70%，效果显著，认同度为（18/20）×100% = 90%
	处理（A）	将语言技巧培训列入门店的日常管理活动中，圈员轮流进行培训指导工作，每个季度进行相应的语言技巧的经验交流兼展示会

表 7 - 3 - 12　优乐圈 PDCA 循环对策三

对策编号	对策名称	提高店员的服务态度
（3）	真因	员工缺少良好的服务意识
计划（P）		现况说明：店员服务意识低，尤其对年级偏大、对药品知识需求较多的顾客服务态度较差 对策内容：提高店员的服务态度
实施（D）		药师定期从内部和外部两个方面，对员工的服务意识进行培训 Who：黄某，陈某 When：每周一上午 Where：药店会议室 How：①在内部：在门店内进行安全卫生检查常规月活动，检查圈员的仪容、仪表、门店的安全卫生状况，药品的摆放以及宣传材料的整理与摆放等 ②在外部：对于圈员的服务意识进行培训，营造良好的服务氛围，提高顾客满意度
效果（C）		9 月 15 日至 10 月 10 日 ①在安全卫生检查常规月活动中，店员的表现良好，除了个别圈员的工作没有做到位外，其他圈员都完成得非常好 ②抽样调查 100 位顾客对店员的服务满意度，经过调查；90 位顾客对服务表示满意；但 10 位顾客表示，店员服务意识很高，相应的药学、医学知识却不足，不能完全帮助他们解决问题 认同度为（7/8）×100% = 87.5%
处理（A）		定期举行安全卫生常规月或周活动，每月进行一次安全卫生 将店员的服务意识培训列入门店的日常管理活动中，定期邀请顾客对店员的服务进行打分

表 7 - 3 - 13　优乐圈 PDCA 循环对策四

对策编号	对策名称	增加为顾客从连锁其他门店调药，快递邮药
（4）	真因	药品短缺问题
计划（P）		现况说明：①部分常用药品销售速度较快，库存不足 ②部分稀缺药品，由于需要的顾客较少，没有库存 对策内容：针对"药品供应短缺"供应的问题，采取以下实施方案： ①指定负责人； ②按表格登记—ERP 系统查询货源—顾客电话再确认—仓库配送或其他门店调货—送货/通知顾客上门取药

实施（D）	药师定期从内部和外部两个方面，对员工的服务意识进行培训 Who：张某，高某 Where：药店会议室 How：按表格登记—ERP 系统查询货源—顾客电话再确认—仓库配送或其他门店调货—送货/通知顾客上门取药，并统计药品调换、快递邮寄的记录
效果（C）	9 月 15 日至 10 月 10 日 在本月一共进行了 29 次从连锁其他门店调药、快递邮药的状况，其中 17 次为常用药品短缺问题，12 次为稀缺问题，另有 3 次顾客购买进口糖尿病药物，连锁门店内都没有此种药物而不能为消费者提供服务。总体而言，调货速度以及调货成功率都有大幅度的提高，效果明显，认同度为（29/32）×100% =90.63%
处理（A）	将增加为顾客从连锁门店调药，快递邮药列入药店工作规范

（三）对策实施步骤说明

1. 实施对策准备

所有的对策经评估、排序后，讨论决定对策实施的次序。并非所有对策都要同时实施，尤其是相互干扰的对策。对干扰效果大而实施困难的对策不能够轻言放弃，和上级主管共同讨论，寻求解决办法。对策实施前注意如下事项：①获得上级主管的同意；②在试行之前必须做好准备，包括明确需收集记录的数据、各对策实施的负责人；③对有关人员实施培训教育，密切注意实施状况，对发生的任何状况，无论正面还是反面的，都必须详细记录。

2. 对策的动态追踪

对于每一个改善过程，优乐圈圈员务必掌握其动态，对于未能赶上进度的，或者数据不完整、对策不具体或对策实施发生困扰，而无法产生预期效果的，圈长或辅导员或负责人特别予以辅导、督促，以使优乐圈的活动落到实处。

3. 对策研讨

对策实施后的改善结果应尽可能以数据表示。如效果不佳，可视实际情况再做解析的步骤，重新拟定对策，直到达到预期效果。

此次应用 PDCA 循环对对策实施过程加以记录，其中 PDCA 中的 P、D、C、A 分别代表如下含义。

P——对策内容：可说明改善前的状况，并说明如何改善，将对策的内容具体化。

D——对策实施：说明对策执行负责人、执行日期、执行过程及对策详细实施的过程。

C——效果确认：①写实施结果；②附带效果说明；③对策效果确认尽量以数据图

表表示；④资料收集的时间及数量需要与现状把握或真相验证收集的时间与数量相同，例如在现状把握时花费两星期以上的时间，收集 100 份数据，在效果确认时也要收集两星期以上的时间，至少 100 份数据；⑤此阶段的效果确认是检查个别对策是否有效，若等到所有对策都实施完毕后才进行效果确认，会不知道哪一个对策较为有效，所以在这个阶段便要仔细地做好效果确认。

A——对策处理：如若效果良好（达到目标）时，可列入标准化；而如果效果不好（未达到目标）时，则需修正做法或另行拟定对策。

十、优乐圈效果确认

对策实施完毕以后应进行效果确认，观察改善前、中、后有无显著的改善效果，若无改善迹象时，表示对策无效，必须利用要因分析重新研讨原因，思考对策继续进行改善，若有显著效果，则进行成果研讨。此次优乐圈运用折线图来表示改善效果，如图 7 - 3 - 7 所示，是 3 个月的实际会员占比情况。

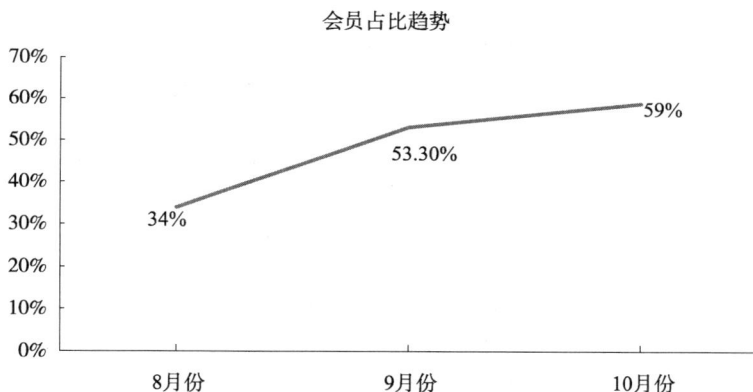

图 7 - 3 - 7　优乐圈效果图

此次"会员占比圈"运用柱状图来表示改善效果，8 月份会员占比日均为 34%，目标值是 50%，最终达成率是 59%，获得较大的进步，具体成果见图 7 - 3 - 8。

1. 有形成果确认

此次"会员占比圈"有形成果计算步骤及结果如下。

（1）数据收集

Who（负责收集数据之圈员）：某大药房店员。

When（收集数据起讫期间）：2016 年 8 月 1 日至 10 月 31 日。

Where（收集数据地点）：某大药房××门店。

What（收集对象）：某大药房药店门店会员。

Why（收集数据之原因）：了解某大药房门店会员占比。

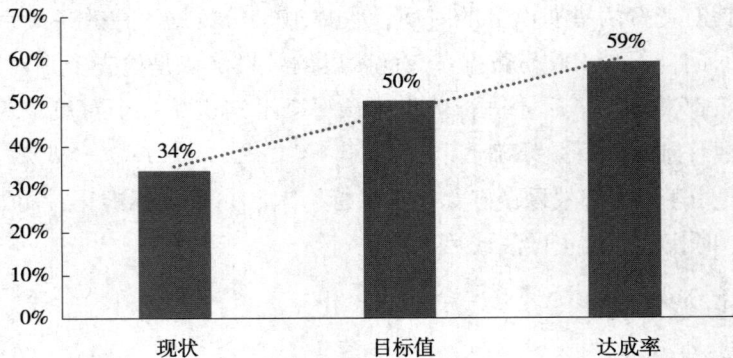

图 7 - 3 - 8　优乐圈目标达成图

How（收集数据之方法）：①通过计算机系统对会员占比进行记录查询；②对不办会员卡的顾客进行原因调查并注明某时间段数量。

（2）计算方法　$会员比例 = \dfrac{日均会员人数}{日均来客总数} \times 100\%$

结果：①8 月份门店来客数 4699，日均来客数约 151；其中会员人数约 52 人。

$$会员比例 = \frac{日均会员人数}{日均总来客数} \times 100\% = 52/151 \times 100\% = 34\%$$

9 月份门店来客数 3800，日均来客数约 122。其中会员人数 65 人。

$$会员比例 = \frac{日均会员人数}{日均总来客数} \times 100\% = 65/122 \times 100\% = 53.3\%$$

10 月份门店来客数 4314，日均来客数 139。其中会员人数 82 人。

$$会员比例 = \frac{日均会员人数}{日均总来客数} \times 100\% = 82/139 \times 100\% = 59\%$$

②目标达成率与进步率

$$达成率 = [\,(34.78 - 59) / (34.78 - 50)\,] \times 100\% = 159\%$$

$$进步率 = [\,(34.78 - 59) / 34.78\,] \times 100\% = 69.6\%$$

2. 无形成果确认

无形成果离不开有形成果，往往两者相互依存，在优乐圈活动之后，需要认真总结经验，将有形的成果转化为借鉴的依据。例如无形成果可体现在一些具体的方面，如协助门店工作者更好地了解顾客的实际需求等，优乐圈具体无形成果内容见图 7 - 3 - 9。

优乐圈无形成果的确认 {
协助门店工作者更好地了解顾客的实际需求

加强圈员对品管圈手法地运用

激发圈友头脑风暴，逻辑思维的整合能力

帮助圈员学习统计方法与技巧

增进圈友的情感

提升圈友的责任荣誉心和工作安全感

提升门店服务品质

提升门店的品牌形象
}

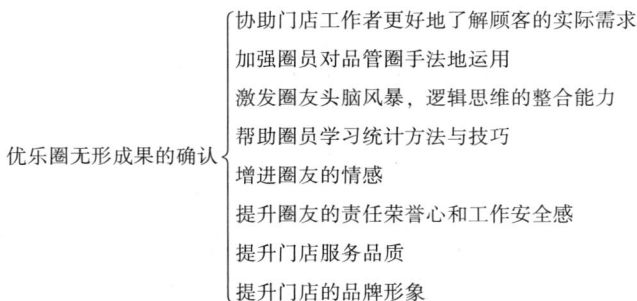

图 7 - 3 - 9 优乐圈无形成果的确认

十一、优乐圈标准化

标准化是优乐圈为维持与坚持改善成果的重要步骤，它的目的在于提高效率，技术储备，防范再次发生相同的错误，保证对策效果得以长期稳定维持，并发挥同质化培训的作用，提高我店整体药事服务素质。优乐圈效果确认以后，证明对策切实有效，将改善后的操作方法加以标准化，以供后来者参考和使用。本期优乐圈活动的标准化一览表如表 7 - 3 - 14 所示。

表 7 - 3 - 14 优乐圈标准化一览表

一	问题点	用药咨询得不到合适的建议
	真因	店员对药品适应证掌握不全
	对策制度	每周二下午进行一次疾病病理及用药培训
二	问题点	顾客对药品购买方法不满意
	真因	药品购买方式单一
	对策制度	增加为顾客从连锁门店调药，快递邮药
三	问题点	店员服务态度低
	真因	店员缺乏服务意识
	对策制度	提高店员的服务态度
四	问题点	会员卡办理比率低
	真因	收银员语言技巧欠缺
	对策制度	对收银员进行为顾客办理会员卡的语言技巧培训

优乐圈标准化步骤实施方法：

（1）拟案 将能够有效改善问题的对策予以标准化，制定或修订标准作业办法、程序、表单。

（2）审查 将标准作业书提交店长审阅，如果有不恰当之处，予以反馈后由拟案人员做出修改。

（3）批准 如果没有不恰当之处，由店长批准，提交至总部负责人处，总部负责人批准标准作业书的确立。

（4）整理编号　如果是涉及总部范围的标准作业书或是涉及多部门的标准作业书，需要由负责文件管理的部门给予一个文件编号。

（5）发布　将内容以及文件编号都确定后的标准化文件进行全店公告。

（6）说明及培训　安排教育培训日程表，针对标准作业书的内容进行教育培训。

（7）实施　按照标准作业书的内容实施，纳入日常管理项目及新进人员培训课程项目。

（8）修改　每3~6个月对标准作业书进行一次检视，并确认效果维持情况。如果发现标准不完全、质量标准改变、执行标准作业有困难、发现更好办法、结果超出管制点或是设备、器具、装置改变等，需对标准作业书进行修改。

十二、优乐圈检讨与改进

检讨与改进是对优乐圈实施的整个过程进行全面的反省与评价，是一个 PDCA 循环的终结，也是新的 PDCA 改善循环的开始。通过研讨与改进，可明确此次优乐圈活动残留的问题，发掘出新问题点，同时全面追踪本次标准化的遵守情况，定期检查预期效果的维持情况。以下是优乐圈进行检讨与改进所形成的报告，具体说明了在圈活动过程中每一步骤的优点以及今后努力的方向，见表 7 – 3 – 15 所示。

表 7 – 3 – 15　优乐圈检讨与改进报告

活动步骤	优　点	今后努力的方向
主题选定	明确门店重点问题	不断解决门店出现的问题
计划拟定	对进度的把握性较强	从量优到质优的努力转变
现状把握	收集数据时顾客与圈员配合度强	工作量较大，有时候对标准判定有冲突，需要两人同时在场讨论
目标设定	根据国家政策要求及圈能力综合制定目标	达成预定目标，以后可以提高难度
解析	能全面考虑到会员对门店的各方面要求	不断满足顾客的要求，力求更优
对策拟定	群策群力，对策的针对性强	还可以进一步拓展
对策实施与检讨	实施对策时得到总部的积极配合，落实掌握实施的要点	实施对策的时间较长
效果确认	根据数据的显示，目标达成	
标准化	将对策制度化、标准化	有待于持续落实并推广
圈会运作情形	圈员皆能按规定时间到会场，会议沟通过程踊跃	形式可以多样化，激发圈员发言热情

（一）步骤实施方法

优乐圈活动结束后，应以优乐圈活动步骤为基础，讨论并发掘各活动环节中存在的优缺点，作为下一期品管圈活动的参考，具体流程如下。

1. 讨论每个步骤的优缺点

进行检讨与改进时，可以开会讨论，或者将检讨与讨论改进表格发给每位圈员填写后再汇总。

2. 列出"残留问题"

残留问题是指在此次优乐圈活动中预计改善却没有改善的问题，或是在进行改善时新产生的问题。活动之后需列出残留问题，以利于后续持续追踪此问题，并且针对残留问题提出解决方案。例如优乐圈的遗留问题：药品销售后的追踪服务，改善的效果并不十分理想。

3. 整理成果报告书

经过全体圈员一致认可后，研讨与改进的成果可用表格的形式形成报告，并在后续门店品管圈活动中进行分享。

（二）活动启示

通过这次品管圈活动，整个品管圈团队都取得了很大的收获，得到了很大成长，增强了团队协作意识、沟通能力及集体荣誉感。通过本次品管圈活动，周边居民对门店加深了印象，销售指标超额完成，顾客的动态需求得到进一步满足。相信，只有坚持不断的努力，才有持之以恒的进步！

（三）下期活动主题的选定

主要是为下一期的品管圈活动确定好主题，确定主题的过程和方法与优乐圈第一期确定活动主题相同。此次优乐圈所拟定的下期活动主题："制定库存管理登记制度"，如表7-3-16所示。

表7-3-16　优乐圈下期活动主题的选定

主题	评价项目				提案人	得分	选定
	急迫性	重要性	可行性	政策性			
制定库存管理登记制度	26	17	25	30	李某	98	*
增加销售的医疗器械种类	20	24	20	15	张某	79	
提高门店每日来客数	24	30	21	13	高某	88	
缩短陈列药品更换时间	19	26	15	16	任某	76	

1. 主题范围

针对门店内所有库存药品。

2. 专有名词

库存管理：对处于储存状态的药品进行安全管理。

3. 选题理由

（1）对顾客而言　享受效率高的药事服务，树立良好的门店与病人关系。

（2）对店员而言　减轻工作强度，有合理的规章制度可遵循。

（3）对门店而言　保证经营需求，避免超储或缺货，控制库存资金占用，降低资源浪费。

实例四　药问圈——提高门诊药师用药交代率

一、药问圈摘要

本次品管圈活动的名称是"药问圈"，本次药问圈活动改善的主题是提高某药房药师的用药交代率，本次药问圈活动时间是 2016 年 3 月至 2016 年 10 月。负责本次"药问圈"活动的单位是某医院药学部门诊药房。"药问圈"由 2016 年 3 月 9 日提出，当月开始组建并成立。药问圈活动是本院药学部进行的第 1 次品管圈活动。

药问圈活动针对的主要工作是某医院本院门诊药房的药师为病人提供的药事服务。本次"药问圈"活动期间共开会 14 次，活动开展包含主题选定、活动计划拟定、现状把握、解析、目标设定、对策拟定、对策实施与检讨、效果确认、标准化和效果维持十个品管步骤。

"药问圈"的成员共 10 人，其中包括圈长 1 人，辅导员 1 人，圈员 8 人。圈长王某药师在本院任××职务，其沟通能力强，态度乐观向上，工作认真负责，故此担任圈长的职务，辅导员邰某药师在本院任××职务，其工作细致，业务娴熟，曾经在××年××月参加过××品管圈活动，有一定的经验，故担任辅导员职务。

药问圈活动的主题范围包含了所有某医院门诊药房目前面临急需解决的问题，本次活动的主题是根据医院管理目标的方向、主管的意愿、上级的指示及指引并考虑自行可解决的问题而提出，经由药问圈全体圈员通过评价法打分所最终确定下来。通过制定查检表对本院目前的处方用药交代率进行调查，得出处方交代率为 40%，对此现象进行解析，通过查找原因、要因分析以及真因验证，找出用药交代率低的处方中含有特殊用药交代对象的处方、需要药学监护药品的处方、有特殊用法用量的处方等。然后依照柏拉图 80/20 法则，找出改善的真因为：单位窗口处方量大，发药流程繁琐，标识不清，病人干扰多，交代内容没有标准化规定等四项，再考虑到圈能力的大小为七成左右，最终运用公式得出目标值为 74%。为达到这一目标，药问圈的圈员针对要因提出相应对策，经过实施后验证 9 月份病人用药交代率为 61%。相应的无形成果有协助药师更进一步增强了自身的知识结构，更好地为病人用药服务，初步对门诊药房的取药环境进行了目视管理，增进了圈员的情感，了解了品管圈手法的运用，激发了圈员头脑风暴、逻辑思维的整合能力，提高了药师的专业形象等；并由此建立了"一句话用药交代内容"和不断改进的循环学习机制。经过1个月的连续跟踪观察，本次"药问圈"活动的效果维持良好，2016年10月的用药交代率为61%，而2016年3月为40%，提高比例达21%。

二、药问圈介绍

（一）品管圈的组成

药问圈成立于2016年3月3日，活动结束日期为××××年×月，组成人员共10名药师，其中副主任药师2名，主管药师4名，药师4名，共有7名硕士，1名本科，2名大专生。

表7-4-1　药问圈管圈组成

圈　名	药问圈	成立日期	2016年3月1日
活动期	第2期	活动期间	2016年3月3日
圈　长	王某	辅导员	郜某
圈　员	某药师，某药师，某药师，某药师，某药师，某药师，某药师，某药师		
活动单位	某医院××科室		
活动主题	提高某药房药师用药交代率		

1. 药问圈圈长王某药师作为该品管圈的代表人，为全体圈员的代表，领导圈员参与活动，起到统一意见、分配工作、追踪进度、向上汇报、培养后继圈长的作用。

2. 药问圈辅导员郜某药师创造性地使品管圈有自主活动的气氛，起到为品管圈助产，对品管圈活动给予指导、建议，安排教育训练，协调工作的作用。

（二）品管圈圈名与圈徽

1. 圈名

此次品管圈的圈名定义为"药问圈"，是药师提出问题，同时也是解决药品相关问题的活动圈，希望能通过此次活动为药房的相关工作提供解决方法。

2. 药问圈的圈徽

本次品管圈是为了解决门诊药房存在的主要问题，圈徽是将"门"变形为心形的丝带，院徽作为"＋"，丝带代表药师是病人与医师的纽带，心形的红色丝带是表示用爱心、真心、细心、关心呵护病人的用药安全，用口服药常见形式胶囊和片剂将丝带围在中心，代表某医院的门诊药师们努力为病人的用药安全保驾护航。（图7-4-1）

三、药问圈主题选定

（一）药问圈主题一览表

药问圈主题选定是启动品管圈活动的第一个环节，由药问圈的所有圈员根据所在工作岗位或工作中相关内容存在的问题点而提出，圈员提出的主题内容，如简化窗口发药秩序，解决一患一筐问题，提高门诊药师用药交代率，减少发药内差等内容。"药问圈"活动的主题选定通过评

图 7 - 4 - 1　"药问圈"圈徽

价法最终确定主题选定为"提高门诊药房药师用药交代率"，具体内容见表 7 - 4 - 2。选题范围涉及各个方面的工作内容，如提高服务质量、优化管理流程、提高工作效率、提高服务对象满意率等。

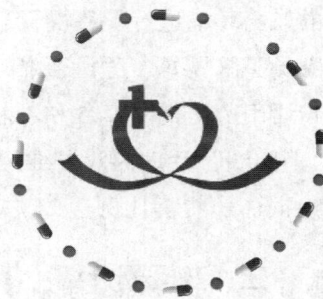

表 7 - 4 - 2　药问圈主题选定一览表

主题	评价项目				总分	提案人	选定
	上级政策	可行性	迫切性	圈能力			
窗口发药秩序	33	36	43	23	135	张某	
解决一患一筐	39	37	29	35	140	刘某	
提高门诊药师用药交代率	37	35	35	35	142	何某	√
减少发药内差	35	35	31	35	136	石某	

评价法：运用评价法的方式来选择主题，将评价项目和备选主题制成交叉表，并通过各个评价项目对主题进行评价。此次药问圈采用的就是该方法。每个圈员对提出的所有主题从急迫性、重要性、可行性、政策性四方面，按照优 5 分，可以 3 分，差 1 分三个等级，每个人对每个主题的每个项目均要一一打分，合计得分最高的"提高门诊药房药师用药交代率"为 142 分，将该内容选定为药问圈的主题。

（二）药问圈活动主题

1. 药问圈主题范围

提高门诊药房药师用药交代率这一主题范围——所有某药房处方中药师给予病人用药较大处方的比率。药问圈的对象是某医院门诊药房所有病人处方。

2. 药问圈专有名词

已交代处方：窗口药师进行用药交代的处方数。

应该交代处方：需对部门规定的重点病人进行交代的处方。

用药交代率：（已交代处方数/应该交代处方总数）×100%。

（三）药问圈选题的理由

1. 社会环境分析

某医院就医的病人以高龄者居多。高龄病人多存在就诊科别多、服用药品多、服药依顺性差、易发生药品保存不佳等问题。在交付药品的过程中，对每种药物的用法、用量、注意事项等进行交代，可以更好地保障病人的合理用药，避免出现不良用药事件，因而尽量提高处方的用药交代率，扩大用药交代范围。

2. 人文环境分析

保障病人的用药安全和依从性，协助医生促进药物的合理应用，提高药师的职业形象和影响力，提升医院的综合素质和竞争力。

四、药问圈活动计划的拟定

"药问圈"活动计划书的拟定基于某医院的内部环境、医院的背景和运行实际、项目实施要求，并且结合药问圈圈员的工作环境和思维习惯、工作特长等，从而做出具有可行性的行动计划，以此避免药问圈圈项目实施过程与预定计划出现较大的偏离。此次"药问圈"活动的计划拟定通过对主题选定、活动计划拟定、现状把握、目标设定、解析、对策拟定、对策实施与检讨、效果确认、标准化、效果维持的十大品管圈实施步骤进行时间以及运用工具的计划安排，并指定各部分的负责人。具体的内容和时间进度安排见表 7 - 4 - 3。

表 7 - 4 - 3 药问圈活动计划的拟定

项目	2016 年 3 月	2016 年 4 月	2016 年 5 月	2016 年 6 月	2016 年 7 月	2016 年 8 月	2016 年 9 月	负责人
	1周 2周 3周 4周 5周	1周 2周 3周 4周	1周 2周 3周 4周	1周 2周 3周 4周 5周	1周 2周 3周 4周	1周 2周 3周 4周	1周 2周 3周 4周 5周	
主题选定	■■							全体圈员
计划拟定	■■							石某
现况把握	■■							何某
目标设定		■■						王某
解析			■■					曲某
对策拟订			■■					刘某
对策实施与检讨				■■■■				胡某
效果确认					■■			张某
标准化						■■■		高某
检讨与改进							■■	王某

药问圈活动计划实施的步骤

1. 确定拟定活动计划书的方式

甘特图是最常用于品管圈活动计划拟定的管理方法，此次"药问圈"活动采用的管理方法就是甘特图。此次药问圈就是通过甘特图将活动顺序和维持时间表示出来。

2. 确定活动计划书的内容及顺序

品管圈十大步骤按时间顺序确定步骤的活动内容，药问圈根据医院的实际情况，将十大步骤逐一进行。

3. 确定活动计划书的活动日程

在总结各部分内容所耗时间和工作内容的基础上，将药问圈的活动计划拟定借鉴其他品管圈活动的计划安排，并结合实际情况进行合理安排。其中主题选定、活动计划拟定、现状把握、目标设定、解析、对策拟定总共占40%，对策实施与检讨占20%，效果确认和标准化占30%，剩下的检讨与改进和成果发表占10%。活动日程是各步骤所需时间，细化到"周"。

4. 分工并确定圈员的工作内容

药问圈中各步骤的负责人通过圈员自荐或他荐，做到人尽其用、各司其职、分工明确、有条不紊。

五、药问圈现状把握

现状把握是针对药问圈所选定的主题，从工作现场出发，应用统计学方法掌握事实真相，并加以客观的系统分析，明确改善重点所在，为下一步目标设定和原因分析提供重要的依据。在此次"药问圈"活动中，主要采用活动流程图进行系统归纳和总结。

（一）门诊药房作业流程

药问圈所在某医院门诊药房的活动流程：首先由医师开门诊处方，缴费之后需要到某药房分配窗口，打印处方，调剂药师接收处方，应认真审核处方，做到"四查十对"，即查处方，核对科别、姓名、年龄是否正确；查药品，核对药名、剂型、规格、数量是否准确；查配伍禁忌，检查所配药物是否能够混合使用，核对药品的性状以及用法用量是否合宜，最后查用药合理性，核对处方用药与临床诊断的相符性，规定必须做皮试的药品，处方医师是否注明过敏试验及结果的判定，剂量、用法是否准确，选药剂型和给药途径是否合理，是否有重复给药的现象。在进行处方审查以后，如果发现处方不合理，请病人回诊室，让医师重新开具新处方，然后退药重新缴费。此后，发药药师依据处方内容并确认病人身份无误后交付正确的药品，并进行用药交代。具体的门诊流程见图7-4-2。

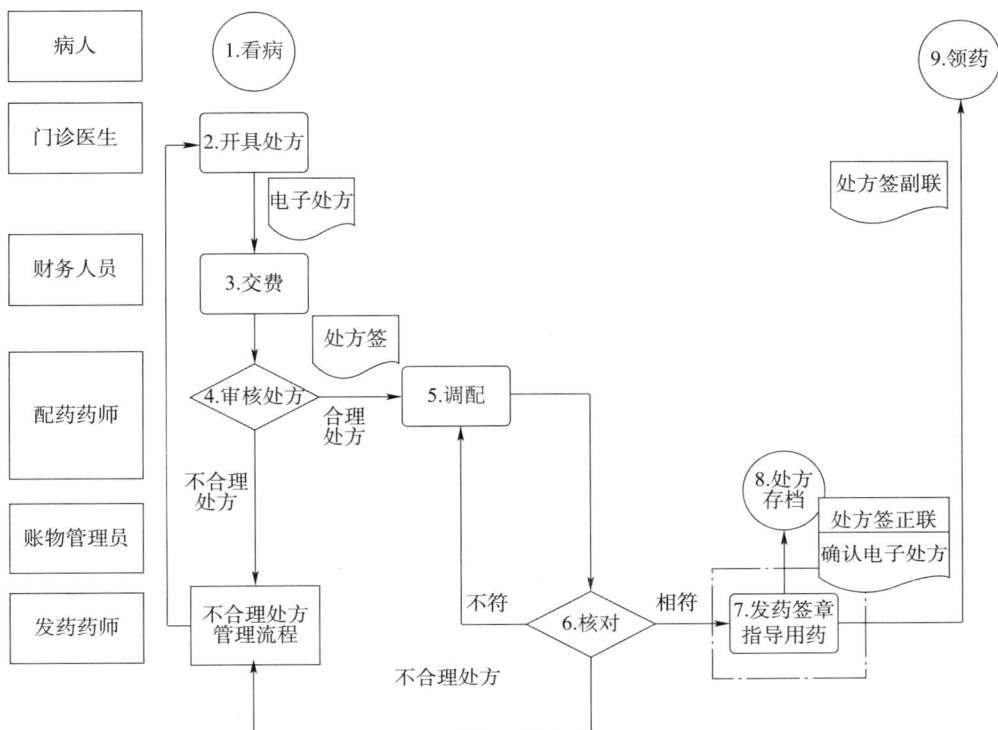

图7-4-2　药问圈作业流程图（虚线内是本次活动的改善范围）

（二）药问圈步骤的实施方法

药问圈在现状把握阶段，其工作大致分为明确工作流程、查检、确定改善重点三个阶段。

1. 明确工作流程

在药问圈的实施过程中，为了充分掌握现行用药交代率，全体圈员通过各种形式的小组讨论，讨论结果利用流程图进行归纳和总结。

2. 查检

药问圈圈员收集门诊药师在发药过程中交代处方的数量和总处方量，根据重点交代病人的分类项目进行统计，多次收集数据并修正查检表。

（1）查检表的制作　①观察和记录表中不同时段门诊药房药师的用药处方交代情况；②利用圈员头脑风暴、院内参考文件等确定要收集的项目。

（2）数据收集　明确数据收集的目的是考察门诊现行处方用药交代率、收集3月末至4月中旬各个时间段不同发药人员的处方交代情况，现场记录收集时间，交代内容。将数据汇总，统计，计算交代率。

（3）数据统计表　见表7-4-4、表7-4-5。

表 7 - 4 - 4 药问圈现状查检表 1

考察时间段	项目内容	日 期				
		月 日	月 日	月 日	月 日	月 日
8:30 ~ 9:30	窗 口 号					
	实际处方量					
	应交代处方量					
	已交代处方量					
	用药交代率					
9:30 ~ 10:30	窗 口 号					
	实际处方量					
	应交代处方量					
	已交代处方量					
	用药交代率					
10:30 ~ 11:30	窗 口 号					
	实际处方量					
	应交代处方量					
	已交代处方量					
	用药交代率					
2:30 ~ 3:30	窗 口 号					
	实际处方量					
	应交代处方量					
	已交代处方量					
	用药交代率					
3:30 ~ 4:30	窗 口 号					
	实际处方量					
	应交代处方量					
	已交代处方量					
	用药交代率					

表 7 - 4 - 5 药问圈现状查检表 2

汇总项目	分项	已交代	未交代
特殊用药对象	65 岁及以上老人	399	1311
	妊娠及哺乳期妇女	4	19
	12 岁以及 12 岁以下	133	342
	肝、肾功能不全	19	399
用药品种量大	品种数≥5 种	95	342

汇总项目	分项	已交代	未交代
包含特殊用法用量药品		817	760
特殊储存的药品	冰箱储存药品	722	19
	避光药品	19	76
	自制药品	285	152
含特殊医疗器械的药品	气雾剂、喷雾剂	190	190
	贴剂	95	114
	皮下注射剂	57	114
严重不良反应	抗抑郁类药	95	475
	抗肿瘤药	38	209
易发不良反应	抗生素类药	323	285
	含激素吸入剂	266	76
	抗过敏药	133	190
需要药学监护的药品	高危药品	38	19
	华法林	3	0
	抗血小板药	57	133
	激素类药	190	285
	高血压药	228	760
合计		4206	6270
交代比率			40.10%

3. 确定改善重点

确定药问圈中的改善重点时，根据"80/20"法则（80%的错误结果由20%的原因造成），圈员只需要改善20%的错误项目，就可以纠正80%的错误。药问圈在此步骤利用柏拉图来把握重要原因，寻求改善重点。通过柏拉图可以明显地看出"哪一个项目有问题"以及"其影响程度如何"。

4. 确定改善重点的注意事项

从药问圈的柏拉图中可以看到，重点改善含有"特殊用药对象""需要药学监护药品""特殊用法用量药品"和"有严重不良反应"的处方就可以明显改善用药交代率，具体内容见图7-4-3。

六、药问圈目标设定

（一）药问圈目标设定内容

药问圈圈活动设定的目标应考虑到活动结束后能否评价或能否被肯定，是否具有

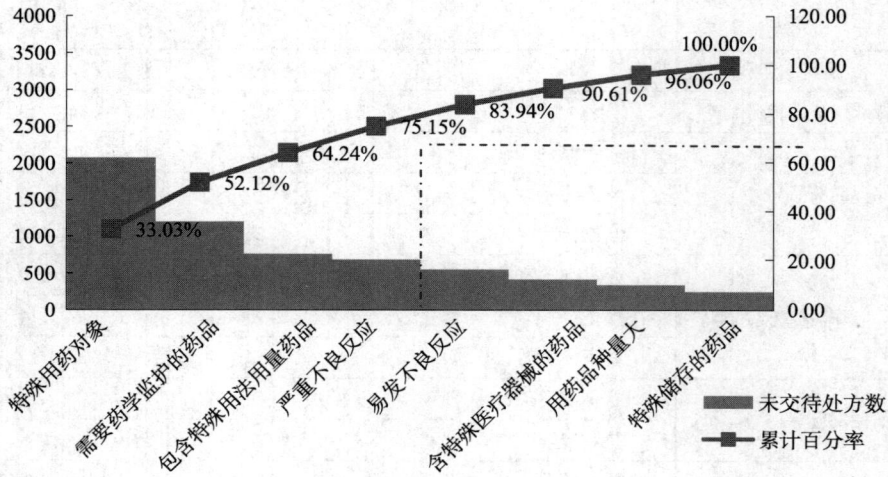

图 7 - 4 - 3　药问圈改善前柏拉图

可及性，目标设定应做到具体化、数据化。依照柏拉图 80/20 法则，找出需要改善的前四项为含有"特殊用药对象""需要药学监护药品""特殊用法用量药品"和"有严重不良反应"的处方。根据设定的目标所绘制的"药问圈"的目标设定柱状图，直观地呈现出改善前的用药交代率以及改善后期望达到的目标比率，在 2016 年 3 月份和 4 月份的用药交代率为 40.15%，到 2016 年 9 月份期望达到的目标值是 73.67%。药问圈活动中用药交代率现状与目标值的比较见图 7 - 4 - 4。

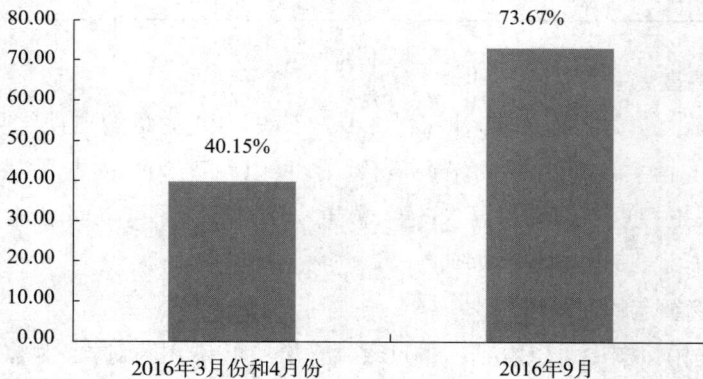

图 7 - 4 - 4　用药交代率柱状图

（二）药问圈目标设定的实施步骤

1. 目标设定

药问圈的目标设定为 2016 年 9 月底，通过 6 个月的品管圈活动，用药交代率由 40.15% 提高至 73.67%。

2. 完成期限

药问圈为督促圈员更好地开展品管圈活动，活动时间为 2016 年 3 月至 10 月，完成时间为 7 个月。

3. 计算目标值

（1）目标值计算公式

目标值＝现状值＋改善值＝现状值＋［（标准值－现状值）×改善重点×圈能力］

（2）现状值　在本次"药问圈"中以"提高门诊药师的用药交代率"为主题的活动，通过查检得出现阶段的用药交代率的为 40.15%。

（3）改善重点　根据查检绘制的柏拉图和"80/20"法则，发现含有"特殊用药对象""需要药学监护药品""特殊用法用量药品"和"有严重不良反应"处方的用药交代率得到改善，即可以改善总体交代率。

（4）圈能力　圈能力的计算是通过全体药问圈圈员对圈能力进行评价打分，选题的圈能力为 78%。

七、药问圈解析

解析即是对药问圈在对某医院现状把握中所得到的改善重点进行对应的分析，找出问题产生的要因，为下一步对策拟定提供依据。为了深入剖析造成问题的原因，药问圈在解析过程中需绘制表示因果关系的图形。解析分为三个阶段，即查找原因、要因分析和真因验证。

（一）药问圈查找原因

药问圈特性要因图

此次"药问圈"查找原因运用的是绘制特性要因图（鱼骨图）的手法，圈长王某药师带领圈员运用头脑风暴法等提出和收集原因，从各种不同角度找出问题产生的原因。

首先以为什么不给病人提供用药交代开始思考，找出大原因（即"大鱼骨"）为人、法、环三方面产生了问题；然后再对大原因进行深究，找出中原因（即"中鱼骨"），如人方面是在药师、病人、医师三方面产生了问题；最后再对找出的中原因进行分析，找出小原因（即"小鱼骨"），如药师方面是处方审核不全、知识储备不足、考虑到病人会找医生而未交代等小原因，病人方面存在其他病人取药过程中的干扰，或易知晓用药情况等小原因，医生存在开方不规范的问题，导致交代有误。在法方面，存在取药步骤繁琐，用药交代内容没有标准化规定，病人为他人开药多，处方量大，单位发药时间短等原因，以及环境方面可能存在取药流程复杂，病人不想咨询过多，取药环境嘈杂，药品种类多等原因。以上种种原因并非此次药问圈找出的全部问题，还有更多的原因被提出。品管圈的圈员在进行头脑风暴时积极发言，提出更多的原因进行思考分析，以便更准确地找出解决的方法。药问圈查找的门诊交代不足的原因见图7-4-5。

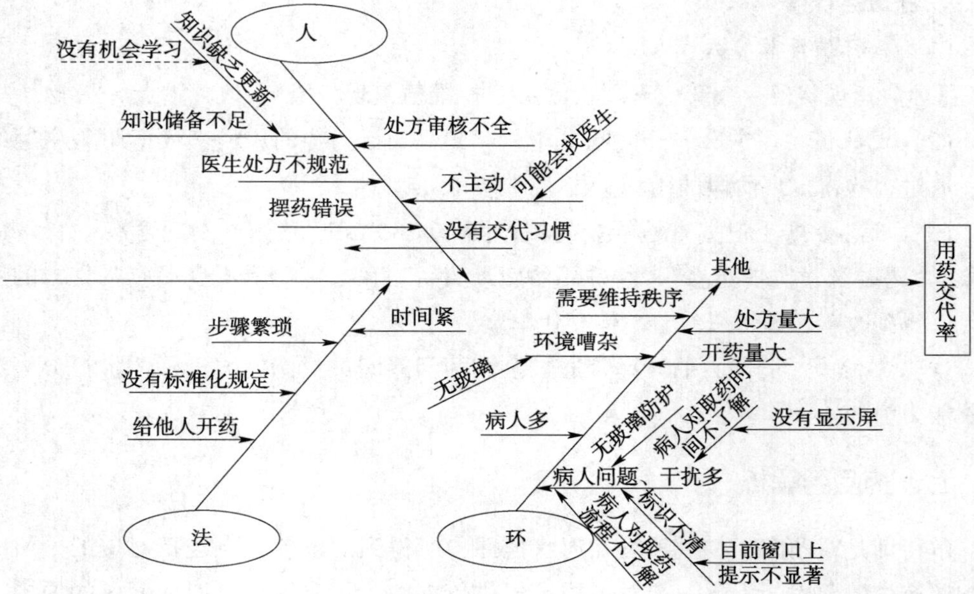

图7-4-5 用药交代率分析鱼骨图

（二）药问圈要因分析

药问圈全体圈员对每一个小原因按照重要程度进行评价打分，重要的打5分，一般的打3分，不重要的打1分。然后统计出每个小原因的总得分，进行排序，提名靠前的为要因。药问圈具体内容见表7-4-6。

表7-4-6　药问圈要因分析图

		A	B	C	D	E	F	G	H	I	总分
1	没有时间和精力学习	3	3	3	4	2	2	3	3	1	24
2	医生处方不规范	1	4	2	3	2	2	3	2	4	23
3	一品多规	3	1	2	1	2	2	2	2	2	17
4	忙中出错	2	2	1	2	1	1	1	4	5	19
5	步骤繁琐	4	5	5	5	4	3	5	4	2	37
6	没有标准化规定	5	3	4	3	4	5	4	4	4	36
7	用其他病人信息开药	1	2	3	1	4	2	2	2	3	20
8	单位病人接待时间短	1	4	3	4	5	4	4	5	5	34

		A	B	C	D	E	F	G	H	I	总分
9	需要维持取药秩序	4	4	5	5	4	5	4	5	5	41
10	标识不清，没有窗口明确划分	5	5	5	5	4	5	5	4	5	43
11	认为病人已知	3	3	2	3	2	2	2	3	2	22
12	病人对自己的取药顺序不了解	5	4	4	4	5	3	5	3	5	38
13	病人开药量大	4	4	4	5	5	2	4	2	5	35
14	单位窗口处方量大	5	4	5	5	5	5	5	5	5	44
15	病人对取药流程不了解	4	3	4	5	3	5	4	5	5	38
16	目前玻璃窗上提示不显著	5	5	4	5	3	5	4	5	3	39
17	干扰多	4	5	3	5	4	4	5	5	5	40

八、药问圈对策拟定

通过上一步的解析，明确了导致用药交代率不足的关键性因素，所以对策拟定就是根据这些因素思考针对性的解决方案，并提出确切、有效且可行的策略。

"药问圈"的全体圈员在圈长的带领下运用头脑风暴、员工访谈等多种方法进行思考并提出对策，全体圈员采用对策拟定评分表，依据评价指标和评价等级对所有的对策进行打分，制订具体实施计划，具体对策拟定内容见表7-4-7。

表7-4-7 药问圈对策拟定评分表

	问题	对策	评分	实施办法
1	单位窗口处方量大	增加窗口数量，增加工作人员	45	
		取消退药	45	
		增加人员（中午班不关口）	41	经过内部人员调配，中午增加一个发药窗口，缓解处方量的压力
2	发药流程繁琐	取消枸橼酸等的配制，建议购买成品	31	
		推进电子印章，取消手工盖章程序	45	
		如果可以病人为唯一取药者（杜绝他人开药），可以取消收据盖章，实施计算机确认取药	39	
		在每个窗口区域配备保安人员	39	跟保卫科协商，每个区域处方量高峰期配备一名保安维持秩序
		审方机优化	37	
		审方处不合理放到支付宝广告处	29	

	问题	对策	评分	实施办法
3	标识不清，干扰多	安装玻璃并在上面明显标注提示信息，上面提示病人取药步骤，排队等候叫号，准备好取药收据或手机界面打开至有药品信息处	45	
		安装电子显示屏	41	
		支付宝、微信等系统更改，统一取药界面	41	
		窗口旁边摆设提示牌（审方，收费，塑料袋）	35	已实施
		标示优化字变大	33	已实施
		8号窗口处加审方提示牌	31	模板已经确定好，已实施
		每两个窗口的墙上增加标识	29	模板已经确定好，已实施
		隔帘放下，标识清晰	27	白色隔帘已经放下，标识清晰
		地面增加标识线	23	
		提高大厅亮度	9	
4	没有标准化交代内容	每人将50种药品归纳为一句标准化用药交代，1月底完成		一句标准化用药交代第一版已经完成。组内员工利用中午休息时间已经学习一遍。初步掌握，第二版正在整理中，预计1月底完成

步骤说明

1. 思考并提出对策

药问圈的全体圈员针对要因或真因提出多种可能的解决策略，为了展开想象的空间，尽可能多地提出解决对策。其运用的方法主要如下。

（1）头脑风暴　全体成员共同参加、共同思考，提出有效的对策。

（2）员工访谈　了解同行的经验及做法，寻求同类问题的解决办法。

2. 选择并确定对策

为使药问圈提出的策略尽可能地都切实可行，药问圈全体圈员运用头脑风暴法、员工访谈法等多种方法进行思考并提出对策，采用对策拟定评分表，依据评价指标和评价等级对所有的对策进行打分，步骤如下。

（1）确定评价指标和评价等级　对策的确定需要遵循科学的评价指标，依据统一的等级分数进行打分确定。评价指标和等级分数可由药问圈圈员自行制定，评价指标包括可行性、经济性、效益性。

（2）打分　药问圈全体圈员（包括圈长）依据前面确定的评价指标来打分，列表并根据统计得分的高低选择合适方案。

（3）确定人员和实施方案。

（4）拟定对策实施计划书。

（5）送请主管核定及协商支援。

九、药问圈对策实施与检讨

（一）药问圈对策实施

在对策确定后，进一步根据对策拟定具体的改进措施，再次组织药问圈圈员进行头脑风暴，针对确定的对策进行追踪评估，对措施内容进行全面的把握，确保不偏离目标，不与基本政策相悖。本次"药问圈"对策实施与研讨所得出的结果，根据 PDCA 循环列表所得具体内容见表 7 – 4 – 8 至表 7 – 4 – 11。

表 7 – 4 – 8　药问圈 PDCA 循环图对策一

对策编号 1	对策名称	处方高峰期增加窗口
	真因	单位窗口处方量大
	计划（P）	经过内部人员调配，中午增加一个发药窗口，缓解处方量的压力
	实施（D）	将其他工作岗位的同事在高峰期调配至窗口取药和发药
	效果（C）	中午增加一个发药窗口，缓解处方量的压力，从平均 150 张/小时减至 120 张/小时

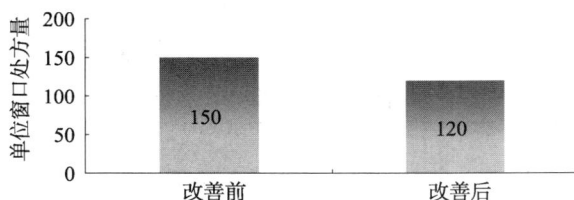

对策编号 1	处理（A）	周一至周三 10:30 ~ 11:30 固定多开一个窗口

表 7 – 4 – 9　药问圈 PDCA 循环图对策二

对策编号 1	对策名称	配备管理人员
	真因	取药流程繁琐，病人问题多
	计划（P）	需要给病人解释许多取药流程的问题，病人取药无序，围在发药人员周围干扰交代
	实施（D）	跟保卫科协商，每个区域处方量高峰期配备一名保安维持秩序并解答取药流程
	效果（C）	增加了保安人员维持秩序，并回答取药流程问题，窗口患者排队有序化，提高了效率
	处理（A）	配备并培训相关保安人员，了解流程，解答常见问题

表 7 – 4 – 10　药问圈 PDCA 循环图对策三

对策编号1	对策名称	定做合适的指示牌，将玻璃后白色隔帘放下
	真因	标识不清，干扰多
计划（P）		空间设计有盲点，病人对窗口序号，取药流程、取药凭证等诸多与用药无关问题咨询问题，致使单位发药时间减少，发药过程经常被打断。通过进行目视管理，减少病人无关的问题干扰
实施（D）		定做合适的指示牌，将玻璃后白色隔帘放下
效果（C）		
处理（A）		定制指示牌，放下隔帘，明晰标识。极大减少病人的其他问题咨询时间，给发药药师创造用药交代时间

表 7 – 4 – 11　药问圈 PDCA 循环图对策四

对策编号1	对策名称	制定切实可行的用药交代规范
	真因	用药交代内容没有明确规定
计划（P）		全体门诊药师参与制定合理可行的一句话用药交代
实施（D）		经历 3 个月，通过查阅说明书，每种药品归纳 1～2 句用药交代内容，一起学习，并逐渐全部学会，固定交代内容

效果（C）

药理分类	药品名称	用量	用法	用药交代事项
磺脲类降糖药	格列吡嗪控释片（5mg＊14 片）	2.5～20mg/d	早餐前 30 分钟口服	注意低血糖，避免饮酒
	格列吡嗪片			
	格列喹酮片（30mg＊60 片）	15～80mg/d	餐前口服	
	格列美脲片（2mg＊15 片）	1～4mg/d	一日 1 次，早餐前立即服用	
	格列齐特缓释片（30mg＊30 片）	40～80mg/d 分 1～2 次	餐前口服	

续表

药理分类	药品名称	用量	用法	用药交代事项
葡萄糖苷酶抑制药	阿卡波糖片（50mg＊30）	50～100mg，一日3次	用餐时即刻整片吞服或与前几口食物一起咀嚼服用	必须吃饭时服用
	伏格列波糖片（0.2mg＊30片）	成人0.2～0.3mg，一日3次	餐前即刻口服	
	米格列醇片（50mg＊24片）	25～100mg，一日3次	三餐开始时口服	
双胍类降糖药	二甲双胍马来酸罗格列酮片（2mg/500mg＊14片）	一日2次，最大不超过8mg/d	与食同服	禁止嚼碎，如需造影检查停止服用
	二甲双胍片（0.5g＊30片）	0.5～2g/d，分1～2次服用	进餐时或餐后吞服	
促胰岛素分泌类	那格列奈片（120mg＊12片）	常用剂量为120mg	餐前口服	
	瑞格列奈片（2mg＊30片）	1～4mg	餐前15分钟口服	
胰岛素增敏剂	盐酸吡格列酮片（30mg＊7片）	15～45mg，一日1次	餐前15分钟口服	配合运动，联合用药
	磷酸西格列汀片（100mg＊14片/盒）	15～45mg	一日1次，餐前口服	肾功能不全者减量
肠促胰岛素类似或拟似物	艾塞那肽注射液（10μg＊60次：2.4ml/支）	5～10μg，一日2次	皮下注射	2～8℃冷藏保存
	艾塞那肽注射液（5μg＊60次：1.2ml/支）			
	利拉鲁肽注射液（3ml：18mg/支）（预填充注射笔）	一日1次，推荐剂量不超过1.8g	可在任意时间皮下注射，无需根据用餐时间给药	
胰岛素类降糖药	地特胰岛素注射液（300单位）	长效胰岛素，睡前一次	皮下注射	2～8℃冷藏保存，注意低血糖
	甘精胰岛素（预填充）注射液（30IU/支）			
	其他胰岛素	餐前15分钟		

处理（A）	发药药师一般对常规储存问题和常见的禁忌问题进行交代，交代药品覆盖面小，制定切实可行的用药交代规范后，要求发药药师在有时间的条件下尽可能按规范交代用药内容，并逐渐学习完善，学习后可以进行下一轮的整理，不断完善，形成持续的学习机制，并形成制度

（二）药问圈活动的步骤说明

1. 实施对策的准备

将所有的对策经评估、排序后，讨论决定对策实施的次序。对干扰效果大而实施困难的对策不轻言放弃，和上级主管共同讨论，寻求解决办法。对策实施前注意如下事项：

（1）获得上级主管的同意；

（2）在试行之前必须做好准备，包括明确需收集记录的数据、各对策实施的负责人；

（3）对有关人员实施培训教育，如密切注意实施状况，对发生的任何状况，无论正面还是反面的，都详细记录。

2. 实施对策的动态追踪

对于每一个改善过程，药问圈圈员都掌握其动态，对于未能赶上进度的，或者数据不完整、对策不具体或对策实施发生困扰，而无法产生预期效果的，药问圈圈长或辅导员或负责人特别予以辅导、督促，以使药问圈的活动落到实处。

3. 实施对策的研讨

对策实施后的改善结果以数据表示。当效果不佳时，视实际情况再做解析的步骤，重新拟定对策，直到达到预期效果。此次"药问圈"应用 PDCA 循环对对策实施过程加以记录，其中 PDCA 中的 P、D、C、A 分别代表如下含义。

P——对策内容：说明改善前的状况，并说明如何改善，将对策的内容具体化。

D——对策实施：说明对策执行负责人、执行日期、执行过程及对策详细实施的过程。

C——效果确认：①写实施结果；②附带效果说明；③对策效果确认以数据图表表示；④资料收集的时间及数量需要与现状把握或真相验证收集的时间与数量相同；⑤此阶段的效果确认是检查个别对策是否有效，若等到所有对策都实施完毕后才进行效果确认，会不知道哪一个对策较为有效，所以在这个阶段便要仔细地做效果确认。

A——对策处理：效果良好（达到目标）的，列入标准化；效果不好（未达到目标）的，则需修正做法或另行拟定对策。

4. 注意事项

（1）收集改善结果的数据，有客观性，避免只收集对自己有利的数据；并且收集近期时间的数据，才能真实地反映现状和客观事实。

（2）掌握实施变化（对策→实施→确认→对策→实施→确认），引导改善方案按 PDCA 循环实施。

（3）运用有效的统计方法，以数据表示实施成效，当发现实施方案无效时，立即停止，并重新拟定对策或修正对策。

（4）圈长或辅导员了解对策实施情况。

（5）分段实施及追踪研讨。

（6）详细记录实施过程与结果。

（三）药问圈效果的确认

在此阶段，效果确认是全部对策都实施完毕一段时间后所得到的效果，在这一阶段是做"总效果"的确认。其次，效果可分为有形效果和无形效果。在进行效果确认时，选择正确的比较参数及合适的表现形式，如查检表、柱状图、推移图、柏拉图及雷达图等。此次"药问圈"运用柱状图来表示改善效果，门诊药房的3月、4月用药交代率的现状值是40%，目标值是74%，最终达成值是61%，获得较大的进步，具体成果见图7-4-6。

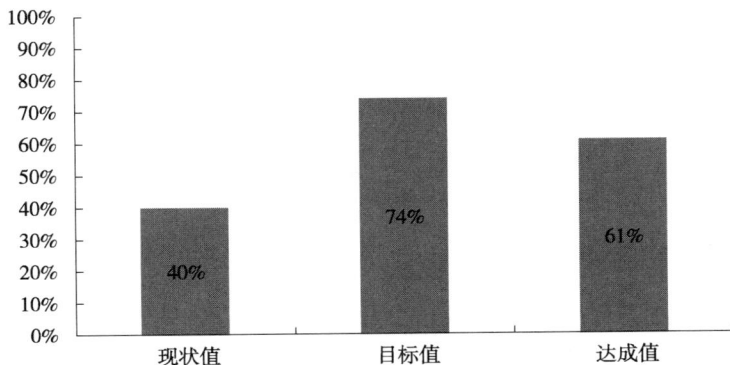

图7-4-6 药问圈达成情况柱状图

确认形式一般可分为有形成果确认、无形成果确认和附加成果确认。

1. 有形成果确认

此次"药问圈"活动的有形成果计算步骤及结果如下。

（1）数据收集

Who（负责收集数据之圈员）：王某药师。

When（收集数据起讫期间）：2016年9月1日至9月30日。

Where（收集数据地点）：××药剂组。

What（收集对象）：××门诊不同时段用药交代率。

Why（收集数据之原因）：了解门诊药房用药交代情况。

How（收集数据之方法）：①通过之前临床药师设立的应交代处方中重点病人进行分项；②设立不同时段收集处方交代情况，分时段的意义在于考察不同处方量时用药交代情况有无区别；③按照不同分项对已交代处方、应该交代处方和处方总数进行计算。

（2）计算方法　用药交代率 $= \dfrac{已交代处方数}{应该交代处方数} \times 100\%$

结果：①9月份共收集应该交代处方12329张，已交代处方数7479张。

处方交代率 ＝（7479/12329）×100% ＝60.66%

②目标达成率与进步率

达成率 ＝（61－40）/（74－40）×100% ＝61.0%

$$进步率 = （61 - 40）/40 × 100\% = 52.5\%$$

2. 无形成果确认

无形成果往往是与有形成果相伴而生的，因此在药问圈活动后，整理成果时需认真总结提炼。药问圈具体无形成果如表 7 - 4 - 12 所示。

表 7 - 4 - 12　药问圈无形成果确认表

编号	评价项目	活动前		活动后		活动成长	正/负向
		合计	平均分	合计	平均分		
1	解决问题能力	36	3.00	50	4.17	1.17	↑
2	责任感	38	3.17	54	4.50	1.33	↑
3	沟通配合	34	2.83	52	4.33	1.50	↑
4	愉悦感	36	3.00	50	4.17	1.17	↑
5	凝聚力	42	3.50	54	4.50	1.00	↑
6	积极性	42	3.50	50	4.17	0.67	↑
7	品管手法	34	2.83	48	4.00	1.17	↑
8	和谐程度	36	3.00	56	4.67	1.67	↑

药问圈无形成果雷达表如图 7 - 4 - 7 所示。

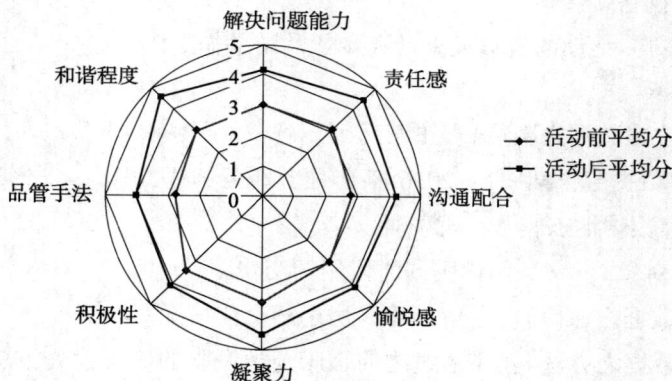

图 7 - 4 - 7　药问圈无形成果雷达表

十、药问圈标准化

药问圈效果确认以后，对于对策切实有效的，将改善后的操作方法加以标准化，以供后来者参考和使用，标准化是品管圈获得改善成果的重要步骤之一，它的目的在于提高效率，技术储备，防范再次发生相同的错误，保证对策效果得以长期稳定维持，并发挥同质化培训的作用，提高整体素质。根据"药问圈"的标准化针对处方调配等项目进行标准制定，列出修订前和修订后的内容，进行相互比对，形成标准流程。药问圈标准化的具体内容见表7-4-13。

表7-4-13　药问圈标准化流程表

项目	修订前	修订后	说明
一	中午处方量高峰期交代率低	在人员许可条件下，增加窗口数，减少单位窗口处方量，增加交代时间	按实际工作调整
二	对于取药流程不了解，导致病人的与药品相关问题少	增加保安维持秩序，并提示病人先审方后取药，取药时有序等候	工作日高峰期基本满足
三	标识不清，发药期间病人较多打扰	增加墙上，操作台上标识牌，增加窗口指示信息	长期实施
四	用药交代内容不明晰	标准的一句话用药交代，持续学习，并持续丰富完善内容	持续进行

十一、药问圈效果的维持

标准化不是一个短期的活动，它需要长期的坚持和完善，标准化后的对策需要持续进行监控并将之转化为日常的管理项目，以防问题再次发生。此次药问圈成果的标准化通过制定标准、贯彻标准，在实践基础上修改标准，复又实施标准，使得产生的对策效果能够长期保持在合理的范围之内，达到运用品管圈的目的。通过推移图反映标准化效果的维持情况，由图7-4-8可看出用药交代率缓慢升高。

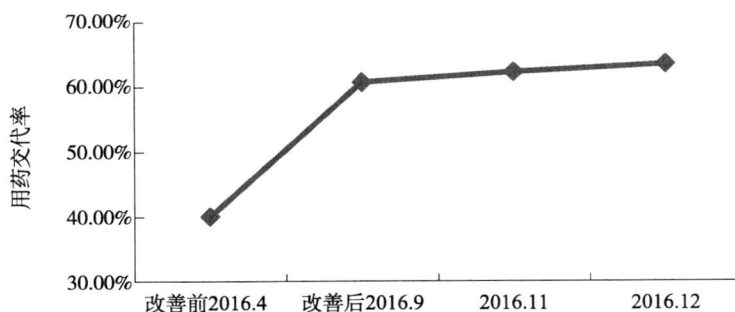

图7-4-8　药问圈标准化效果维持推移图

参考文献

［1］迈克尔.R.所罗门，卢泰宏，杨晓燕.顾客行为学［M］.北京：中国人民大学出版社，2008.

［2］陈玉文.药店营业员必备：素质，知识，技能［M］.北京：中国医药科技出版社，2006.

［3］陈玉文.药店经营管理实务［M］.北京：中国医药科技出版社，2006.

［4］王临润，李盈.医院品管圈圈长手册［M］.杭州：浙江大学出版社，2014.

［5］唐瑞璠，吕晚霞，等.推广品管圈活动 持续改进病案质量［J］.现代医院，2015，（5）：109－110.

［6］许晨耘，符林秋，克妮，等.以点带面全面推行医院护理药学品管圈活动［J］.护理学杂志，2013，28（11）：13.

［7］陈玉文.药店店长手册［M］.北京：人民卫生出版社，2010.

［8］候胜田，王淑玲.医疗服务营销［M］.北京：经济管理出版社，2009.

［9］雷志钧，桂卉，颜红.门店药品陈列管理探讨［J］.中国药房，2008，19（31）：2479－2480.

［10］王淑玲，王楠，张继伟.我国连锁药店品牌评估指标研究［J］.亚洲社会药学，2012，1：30－35.

［11］王淑玲，孙亚男.连锁药店门店评估绩效分析［J］.中国执业药师，2010，7（8）36－40.

［12］王淑玲，杨舒杰.针对药品零售环境制定药店零售战略［J］.中国执业药师，2009，6（2）：38－42.

［13］王淑玲，赵海鹏.新医改连锁药店发展的思考［J］.中国执业药师，2009，6（8）：41－43.

［14］王淑玲，李斌.探析消费者用药行为 提高药店销售成功率［J］.中国执业药师，2009，6（1）：38－41.

［15］王淑玲，李斌.如何设计药店零售交流计划［J］.中国执业药师，2008，54（6）：35－38.

［16］王淑玲，郭彩薇，曲远芳．药店绩效管理步骤及其内容［J］．中国执业药师，2008，49（1）：38－40.

［17］王淑玲，曲远芳．药店员工培训方法对比分析［J］．中国执业药师，2008，51（3）：38－41.

［18］王淑玲，金丹凤．探讨药品零售业态及其发展趋势［J］．中南药学，2007，5（6）：574.

［19］王淑玲，王爽．医保定点零售药店存在的问题及加强管理的措施［J］．中国药业，2008，（18）39－41.

［20］王淑玲，徐赞美．有效管理顾客信息　提高市场占有率［J］．中国执业药师，2008，5（11）：41－43.

［21］王淑玲，金丹凤．药店顾客满意指标体系分析［J］．中国执业药师，2007，43（7）：34－36.

［22］王淑玲，杨舒杰．利用药品配置表　提高药店管理绩效［J］．中国执业药师，2007，44（8）：35－38.

［23］王淑玲，陈大华．药店员工薪酬构成及改进策略［J］．中国执业药师，2007，45（9）：37－40.

［24］王淑玲，王楠．如何用数字管理方法提高经营业绩［J］．中国执业药师，2007，469（10）35－37.

［25］王淑玲，田丽娟，李楠．我国连锁药店的历史发展进程［J］．中国药业，2007，16（22）：20－21.

［26］王淑玲，陈玉文．药店店员工作角色定位探析［J］．中国药房，2006，（7）：558－560.

［27］王淑玲，钟素艳．提升顾客满意度是药店应把握的经营理念［J］．中国药业，2006，（13）：22－22.

［28］李飞立，王淑玲．我国药妆店发展特征及其对策［J］．中国执业药师，2011（11）38－41.

［29］张继伟，王淑玲．我国中药店的现状及其发展趋势探讨［J］．中国执业药师，2012，（2）：44－47.

［30］张继伟，王淑玲．基于层次分析法的连锁药店品牌竞争力评价研究［J］．亚洲社会药学，2014（3）33－37.

［31］王淑玲，孔令宇．药店经营过程中的不当营销分析［J］．中国执业药师，2010，（9）：38－41.

[32] 刘蕊，王淑玲．门诊药房精准配药系统的简介与应用 [J]．药学实践杂志，2013, 2 (2)：148.

[33] 吕冰．与部分国家零售药店监管与药学服务模式的对比分析 [J]．中国药房，2016, 27 (4)：10.

[34] 罗时杰，魏骅．新医改背景下药品零售业发展对策 [J]．药品监管，2016, 16 (9)：1387 - 1388.

[35] 王鑫，谢明．如何提高零售药店员工的满意度 [J]．海峡药学，2016, 27 (1)：259 - 260.